三十六策

——医学科研逻辑方法论

劳昕元 著

化学工业出版社

·北京·

图书在版编目（CIP）数据

三十六策：医学科研逻辑方法论/劳昕元著．—北京：
化学工业出版社，2023.2（2025.4重印）
ISBN 978-7-122-42532-4

Ⅰ.①三… Ⅱ.①劳… Ⅲ.①医学-科学研究-逻辑
方法 Ⅳ.①R-3

中国版本图书馆 CIP 数据核字（2022）第 208772 号

责任编辑：张　琼　高　霞　　　装帧设计：关　飞
责任校对：宋　夏

出版发行：化学工业出版社
　　　　　（北京市东城区青年湖南街 13 号　邮政编码 100011）
印　　装：中煤（北京）印务有限公司
710mm×1000mm　1/16　印张 16　字数 252 千字
2025 年 4 月北京第 1 版第 6 次印刷

购书咨询：010-64518888　　　　售后服务：010-64518899
网　　址：http://www.cip.com.cn
凡购买本书，如有缺损质量问题，本社销售中心负责调换。

定　　价：88.00 元　　　　　　版权所有　违者必究

前言

万般皆有法，科研亦如是。

基础科研的方法论一直遵循着师徒传承体系，经验传播神秘而原始。从硕士研究生到博士研究生毕业，有五年以上的时间我们被熏陶、被冶炼，学术思维逐步从懵懂走向清明。这套成长道路从来没有被完善总结，导致其中自我体悟的效率偏低，过程布满荆棘，不过在无边焦虑困顿中破而后立、晓喻新生，又恰恰是硕博训练带给岁月珍贵的经历。

《三十六策——医学科研逻辑方法论》是医生科研学习需求下的必然产物，正是因为中国的医生群体临床负担重，学习时间紧缺，所以走传统的领悟途径难以通关，缺少一部基础科研的"指南"可谓行业痛点。另一方面，以科研为饭碗的科学家群体，天然地排斥学术工业化，对套路方法讳莫如深。恰如金庸先生笔下《笑傲江湖》中，华山派"气宗"鄙夷"剑宗"的理由：重招式易于速成，但根基不实后劲有亏。到底该先练剑还是先练气呢？在我看来没有绝对标准的答案。如果你想短期能有突破，满足混迹在中流水平，剑宗功法入门快、效率优，适合你！如果是以科研为终身职业，希望探索生命科学的终极奥妙，那还是应该从头练气，夯实基础。对招式套路我们只能借鉴，不可贪恋，一旦上瘾之后，偏好走捷径的思维方式决定了你无法触及学术至臻境界。

职业科研选手不愿意教，业余科研选手又迫切地想学，机缘之下就由我这个本硕博横跨工、理、医三科，既非临床医生又非科研工作者的创业者，承担了这一角色。时间是一条不可逆的单行线，可能冥冥中自有安排，阴差阳错推动了我尝试补位科研方法论的职责。过去五年，个人在互联网上孜孜不倦做着一名科研讲师，"三十六策"这套体系经历了海量学员教学验证，确认了其正确性和有效性。其实科研方法本就在那里，是人类科学智慧的沉淀，很多人都懂。我仅是创造了一种基于理性思维的归纳方法，以逻辑为纲、套路为本，模块化地还原科研规律，实现了医学科研文章和课题的体系化精细化解构。学术论文的外在表现形式虽纷繁复杂，但内在演绎变化却有普遍性，所以方法论不受具体研究方向的限制，规则始终如一。本书同时也为对科研一无所知的初学者，提供了从头建立科研认知的基础营养，整合了必要的科研常识，使初学者无需到处查资料碎片拼凑，一入门便有一套完善的方法论。

本书教授医学基础科研逻辑方法，用于塑造文章、课题的底层思维架构。全书共六章，每章六策，如其名共计三十六策，依据由浅及深的递进层次布局。

第一章"众妙之门"，阐述基础研究体系的八大组成要素——五恒量和三变量之概念，建立学术认知的模块化单元。

第二章"去彼取此"，揭示多个变量构成上下游调控关系代入恒量框架的变量逻辑嵌套模式，掌握间接作用机制的规范论证，匹配入门级的研究套路。

第三章"始制有名"，晋升到直接机制的论证模块，梳理六种不同的分子交互类型，破解分子间经由交互介导调控的科学假设内涵，胜任中游文章水平。

第四章"用之不盈"，跨入多组分子交互嵌套的复杂机制套路，探讨交互之间彼此串联或者相互影响所展现的浩瀚研究深度，领悟高阶课题的故事演绎。

第五章"蔽而新成"，突破单一细胞研究对象，探讨多细胞发生交互的壮丽剧本，创造机制研究的空间场景维度，收获新的套路结构抵达无上之境。

第六章"重为轻根"，将前五章已有的多分子、多交互嵌套格式并行叠加多套，套路加套路形成组合型策略，在融会贯通中实现圆满大成。

领悟科研，优人一步，接下来开始这门科研功法的修炼吧。

劳昕元

2022 年 12 月 28 日傍晚

目录

第四章
用之不盈

第五章
蔽而新成

第六章
重为轻根

悟道有先后，理通无高低，

三阶六重法，其用无穷尽。

第一章 众妙之门

　　《三十六策》第一章，"众妙之门"。语出《道德经》第一章，原文为："道可道，非常道；名可名，非常名。无名天地之始，有名万物之母。故常无欲以观其妙，常有欲以观其徼。此两者同出而异名，同谓之玄，玄之又玄，众妙之门。"《道德经》开篇的总论，形容了"道"这种东西不可言说，十分玄妙，可谓洞悉一切的法门。科技发展至今天，我们对宇宙已经有了一定的认知，但数学定理、物理规律并非"道"，"道"描述的是更本源的法则。按照中国的哲学思想，感知到它存在不难，时也、运也、命也皆为道，但没有人能说清楚。老子用了五千言，我们很多人参悟了半辈子依旧懵懂，确实玄之又玄。

　　自然科学起源于古希腊的西方哲学，生命科学属于自然科学的范畴，医学科研又归为生命科学，只是研究对象限定在疾病。整个西方哲学以理性为根基，其规则是可以准确阐释、逐条理解的。分析整体可从构成的零件拆解，这种化整为零的思维方法虽与中国人的哲学观不同，却也不妨碍兼收并包，化为己用。具体的做法是：第一步，我们先将基础科研最大程度模块化、单元化，识别出复杂体系背后的基本参数。第二步，尽可能总结要素间组合和层次嵌套的运行规律，把这些规律提炼成固定的套路格式。第三步，融合所有的套路变化为一种统一的"道"，道可道非常道，它包含所有既往、现在和未来可能的学术体系发展。在第一章"众妙之门"，我们旨在完成第一步。

　　疾病、表型、模型、检测方法、分子标记称为医学基础科研的五恒量。恒量即相对稳定的研究范式，全世界研究者共同遵守的一套实验方法，用来评价同一类科学问题，以便形成可延续的研究成果。而药物、分子、通路则为三变量，不同的变量代入恒量系统成为自己的创新课题，并且经由多变量组合衍生无穷变化。对于此 8 个参数，首要建立概念认知，像学习一门新学科、掌握一项新技能一样吸收接纳，避免与已有的临床医学思维产生冲突。医生、医学生初接触基础科研，习惯于将科研概念与临床知识比对学习，事实上无论有没有医学常识，都能领悟科研方法，可见在临床与基础两者豁然贯通之前，还是各行其道对初学者更好。

第 1 策

由疾入型

医学生或医生从对基础科研一无所知到懵懂入门，接触的第一个概念便是表型。在本书开篇第 1 策，首先厘清医学科研的研究对象——疾病，与科研术语中描述疾病特征的关键词——表型之间的逻辑关系。医学研究总是从特定疾病（临床问题）出发，阐释表型（科学问题）背后的分子机制。

> 恒量，构成基础科研的研究体系。恒量有五个，分别为疾病（Disease）、表型（Phenotype）、模型（Model）、检测方法（Assay）、分子标记（Biomarker）。疾病和表型是研究的定位参数，决定了研究的细分领域。在特定的疾病和表型组合下，存在确定的细胞、动物模型，在模型上用限定的检测方法和分子标记来证明是否发生变化，后三者属于研究的表征参数。疾病、表型、模型、检测方法和分子标记共同定义了一个具体的医学科研场景，如果你对此见解有明悟，请跃迁至第 3 策从变量开始研习。零基础的新手，清空执念，进入第 1 策。

由疾入型，标题可见两个关键词：疾（疾病），型（表型）。对医生来说"疾病"不难理解，临床上谈及疾病，思维自动关联到相应的诊断及治疗方法。然而在基础科研中，疾病并不是准确的研究分类标签，它仅模糊划分了研究者的"江湖门派"，在申请课题时同一个疾病构成同行竞争。除此之外，一项研究的特征并非由疾病决定，而是受表型影响。表型的概念略微抽象，初学科研容易产生困惑。必须接受一条规则：从学习基础科研开始，我们进入了一套与临床医学完全不同的话语体系，会遇到很多陌生词汇，应该吸收和理解它们，也不需要跟临床医学术语找对应。理解表型有两个要点：其一，表型用于描述一种生物学过程；其二，表型即现象，表型即功能。

表型由英文 Phenotype 翻译而来，又称表现型，字面理解是表现出来的性状特征。在经典遗传学中，基因、基因型、表型为一组孪生的概念，1909 年由丹麦遗传学家约翰森（Wilhelm Johannsen）在其影响力甚广的著作《遗传学原理》（*Elements of Heredity*）中提出，基因型指代了遗传组分（后被证实是 DNA），而表型代表了外在性状。最初提出表型概念以及在随后的半个多世纪里，表型讨论的对象都是宏观水平能观察到的个体性状，这与我们如今在基础科研中认识的维度有所不同。在当前的定义中，表型是发生在疾病背后的一系列生理或者病理的生物学过程，从细胞、分子层面阐释的微观变化。医学研究除了关注病理性质的改变，一些正常的生理过程在疾病发生时可能过度激活或显著抑制，也纳入观察范围内。因此表型实际上包含了疾病背后所有的可被研究评价的生理或病理过程，内涵极其庞大，常见表型有上百种之多。

研究者常常会将功能和表型两个字组合在一起称作功能表型，可见将表型概念形容为细胞或动物的某种功能也说得通。从一项研究的深度来看，表型处于现象（"What"）的层面，没有触及机制（"Why"和"How"）的解释，"发现现象"比"阐述机制"粗浅得多，所以表型变化属于科研最基本的观察层次。而在一种疾病中探讨特定表型改变背后的内在原因，便是标准化的文章课题假设框架。科学进展决定了表型在颗粒度上逐步细化，从最初的生物整体到器官、组织，进而深入到细胞、细胞器，最终到分子水平。当前主流的表型评价多在细胞层面，但有向细胞器和分子演进的趋势。比如某种细胞的形态大了小了、数量多了少了、运动增了减了，类似变化均为表型，同时细胞内线粒体、高尔基体、内质网的形态/数量/功能差异也称作表型，当然蛋白被翻译了、被修饰了、被降解了一样是表型。表型背后总伴随着一系列分子的变化，如同一组动作定义了招式名称一般。

下列词汇在基础科研中作为表型出场频次极高：细胞增殖（Proliferation）、细胞周期（Cell cycle）、细胞凋亡（Apoptosis）、自噬（Autophagy）、衰老（Senescence）、坏死（Necrosis）、铁死亡（Ferroptosis）、代谢（Metabolism）、黏附（Adhesion）、迁移（Migration）、侵袭（Invasion）、缺氧（Hypoxia）。将这些表型关键词在搜索引擎中悉数检索一遍，从它们都描述了什么样的细胞水平生理/病理变化，便能体会表型所圈定的科研问题观察范围。表型术语随着科研经验的累积会储存得越来越多，但是哪怕仅仅精通一个，也足够我们开展长期、系列的研究了，正所谓"弱水三千，一瓢足饮"。

参透了表型的概念，接下来掌握一个关键知识点：决定基础研究套路特征的是表型而非疾病。如果两个研究者研究同一个表型，即使在不同的疾病中研究，他们的实验设计也会如出一辙。不同疾病涉及的细胞、动物模型可能会不一样，但是同一个表型的研究手段却可以跨越疾病而广泛适用。表型一致则实验体系相同，这是一个重要的规律。疾病、表型作为医学科研中的定位参数，恰如地球上要定位一个坐标依赖于经度和纬度，划分一个医学研究的细分领域也只需用到"疾""型"两个参数即可。

在本书开篇先将疾、型两个定位参数提炼出来，用到了一套通用的方法论——模块化思维。模块化思维又叫还原论（Reductionism），属于哲学的概念。还原论强调把一个复杂事物一步步拆解，直至形成最小化的模块单元，梳理出这些基本构件并且总结出模块间彼此联系和有序运行的内在规律，就能够对事物建立全面深刻的认识。基础科研用模块化理念拆解后有五个恒量参数，构成了固定不变的标准单元模块。疾病、表型是首当其冲的两个，用于精准定义细分研究领域，其余三个参数分别是模型、检测方法和分子标记，这三个恒量是评价指定疾、型参数下特定研究方法的格式化套路，将在后续两策中详细分析。

科研格式化痕迹明显，套路无处不在。医学科研相当于命题作文，因为只研究疾病，与病无关的不研究，所以选题模式遵循阐释发病机制、寻找诊疗手段的固定说理逻辑。这种思路的核心是用分子解释一切问题：为什么会发病？因为背后有分子水平的变化。为什么某些病人对治疗敏感而另外一些不敏感？因为他们的分子表达不一样。之所以形成这样一种用分子来解释疾病发生和进展原因的科研逻辑，本质上源于人类认识世界的微观能力正发展到分子的水平。在上万年前的远古时代，原始人对于组织、器官就有了模糊的观念，因为解剖人体其内在构成肉眼可见，所以观察组织结构不需要现代科学。但是从组织到细胞的进步就复杂多了，至少需要借助显微镜，用显微镜观察到细胞是 17 世纪的事，到现在不超过 400 年。然后从细胞再深入到分子变化，这一级质变迄今只有短短不到 100 年的历史。分子生物学是 20 世纪的产物，由最初的两类生物大分子——核酸和蛋白质，慢慢进入到分子调控的维度只有 50 年左右的时间。而对分子产生功能类型上的区分，研究视野从编码的蛋白转到非编码的调控性 RNA 领域，仅用了二十来年。当前的生命科学正好走到经由分子来研究一个疾病中的典型表型、通过分子间的相互调控来对内在机制进行解答的阶段。这一套研究框架决定了疾病、表型作为恒量参数加上分子、机制这些变量参数，共同组成了医学科研的基本要素体系，编织成用分子变化及分子间调控解释疾病背后生理、病理过程的统一故事结构。理解了这一套核心的叙事逻辑，就能掌握科研论文的说理规律，无论表现形式如何纷繁多样，万变不离其宗。

第 1 策 "由疾入型" 除了疾、型两个关键词还有个连接词 "由……入……"，说明了 "疾" 和 "型" 之间的逻辑关系。由疾入型是单向延伸的，先确定疾病然后选择自己感兴趣的表型领域。临床医生做基础科研总是先确定疾病然后考虑做什么表型，这是医生特有的科研思维，受限于临床的专业方向。而科学家们可以绑定表型跨越不同疾病发文章，从表型到疾病是他们的习惯路径，与医生恰好相反。临床工作者用科研人员的方式做学术大概率会走弯路，所以需要适合自己的套路。医学科研的根本目的是揭示疾病发生的内在机制，挖掘有效的应对诊疗策略。一种疾病可以有几种甚至几十种关联的表型，这些表型发生特异性改变是疾病发生、发展进程在细胞、分子水平不同的原因，多种表型促成一种疾病相当于 "百川归海"。另一方面，表型也并非专属于唯一疾病，一种表型牵涉多种疾病的情形十分普遍，这就说明了不同疾病背后的生物学过程可能相似，表型导致疾病的因果传递可以 "同源异流"。

"百川归海" 和 "同源异流" 代表了疾病与表型间彼此都可以一对多

配对的逻辑关系，由疾入型锁定了医学科研从疾病再细分表型的思维方向。我们可以把表型看作解释疾病的学术标签，某一疾病有哪些标签可以用来连线，是科学家们决定的领域。只有顶级科学家才有资格建立新的表型-疾病逻辑关系，普通人理解疾与型之间如何相连依靠常识积累。此类常识最好的学习途径是读综述（Review），一篇综述能够起到类似临床指南的作用，把一个疾病已知的表型连线巨细无遗地告诉你。一种疾病涉及的表型标签虽多但数量毕竟有限，更何况一个研究者只需要精通三五种表型套路便能够形成自己的研究系列，表型涉猎在于精不在于多。

表型还呈现出三个特点。第一个特点，表型可以分裂。随着研究逐步深入，表型不是一成不变的，它可能细化出更多的标签。比如转移是肿瘤的经典表型之一，细胞迁移（Migration）和侵袭（Invasion）是转移大表型分裂出的两个小表型，能运动、能侵犯代表着转移能力更强。近些年研究人员发现肿瘤转移至少有五个步骤：第一步，肿瘤细胞从实体肿瘤组织中迁移出来，上皮-间质转化（Epithelial-mesenchymal transition，EMT）为其中关键的表型；第二步，肿瘤细胞进入淋巴循环或者血液循环中，穿过内皮细胞屏障，涉及血管渗入（Intravasation）表型；第三步，肿瘤细胞在循环系统中存活下来，需要具备一定的干细胞特性（Stemness）；第四步，肿瘤细胞还要接着再从血管里出来，实现血管渗出（Extravasation）到靶器官组织归巢（Homing）；第五步，肿瘤细胞到了靶器官后适应靶器官的微环境，形成 EMT 反向的 MET（间质-上皮转化）过程，再重新恶性增殖，形成一个异位的肿瘤。一个转移的问题就分裂出了非常多的子标签，研究领域越热门，表型的分裂就越频繁，会不断细化。

第二个特点，表型可以嵌套。嵌套即组合，科研术语可称作交互对话（Crosstalk）。表型既然可分裂，就说明有一些表型是同一个娘胎里出来的兄弟姐妹，相互间有关联不意外。一些表型总跟另外几个表型放在一起研究的套路叫表型嵌套，有平行关系和因果关系两种格式。甲晚饭吃了烧鸡和啤酒，与乙晚饭因为有烧鸡就又喝了啤酒，前者是平行关系，后者是因果关系。两种表型因果嵌套时，一种表型催生另一种表型并最终影响疾病，提升了科研故事的层次感。而平行嵌套只是增加了工作量，思维深度没有明显加分，孰优孰劣不难分辨。表型之间挖掘交互是科学家们组织文章的偏好，越是高分文章越热衷于表型之间的交互对话，原来没有关系的表型有一天被发现纠缠在一起，具有颠覆常识、刷新观念的吸睛效果，文章就能登上顶级期刊了。我们医生做科研不需要开创表型嵌套，但可以调配几种有交互关系的表型到一项课题里嵌套设计，直接在科学家们已经铺好的路上开车也有事半功倍的获益。

第三个特点，表型可以移植。上面提到了表型可跨越不同疾病具有通用属性，那么无疑研究者可以把别人已经报道过的表型更换疾病移植到自己的课题中。比如最通俗的表型——细胞增殖，既是肿瘤的主要的表型，同时又跟心血管、神经、皮肤、骨科、内分泌等领域都密切相关。只不过肿瘤研究用的肿瘤细胞模型，到了其他分科就变成了心肌细胞、神经细胞、胶质细胞、上皮细胞、破骨细胞、成骨细胞、胰岛 β 细胞等研究对象，换汤不换药，课题以旧换新。

第 1 策"由疾入型"，核心在于领悟基础科研五恒量中的前两个：疾病与表型。提炼 5 个知识点：①疾、型是研究细分领域的精准定位参数；②是表型而不是疾病决定了研究套路的特征；③医生做科研由疾入型为固定顺序；④疾、型组合规律从综述中提取，重在常识积累；⑤表型具有可分裂、可嵌套、可移植三个特点。第 1 策领悟的标志，是把自己研究疾病领域的相关表型穷举完毕，尽皆收录到笔记中。

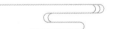

第 2 策

化型为模

承接第 1 策"由疾入型",本策旨在领悟五恒量"模型"的概念内涵。疾病和表型两个参数共同决定了模型的特征,模型则提供了课题研究的具体场所,是获取实验数据的现实来源。医学研究的全部数据都来自细胞、动物、组织三个模型层次,根据数据的模型来源可辨识其论证目的。

化型为模,型还是表型的概念,模是模型(Model)。第 1 策用了"由……入……"的结构,表达了医学科研的选题规律总是从疾病推演至表型;第 2 策用了"化……为……"的句式,表达了等同于的意思,即一旦由疾入型明确,模型属于一种延伸性的关联常识。疾病、表型两个参数共同决定了模型的选择,疾病决定模型的种类,表型决定模型的特征。如果说表型是疾病的标签,则模型相当于标签的注释,注释的意义在于把原本比较抽象的表型概念具体化,变成一项研究选择什么细胞、动物模型和组织标本的问题。应用什么模型也是在搞清楚疾、型的细分定位后,设计课题第一步需要确认的。

研究需要模型的道理很简单,因为我们直接拿人体做实验有违伦理。

作为替代手段，动物模型就是基础研究的标配。跟人越相像的模型越是好的模型，所以猩猩、猴子是理论上最佳的模型。从猪、狗、猫、老鼠，到斑马鱼、果蝇、线虫等模式生物，大的哺乳动物比小动物更贴近人的特征。杀死一批鱼或者虫子不会觉得残忍，可见越是简单的模型越没有伦理的顾虑，然而在可信程度上也离人的实际情况差得更远。

更简单更模式化的还有细胞模型，永生化细胞株可以几乎无限地复制，满足批量实验需要。虽然从大动物模型到小动物模型再到细胞模型，与人的相似程度越差越远，但模型的稳定性、实验的可重复性却是越来越高了。一个能够被广泛接受的科学观点一定需要可重复并且经得起检验，商业化的细胞株全世界都是一个标准，这样论文与论文之间才有可比性和延续性。因此，虽然细胞与人体实际情况存在云泥之别，但细胞株却是医学研究中最经典的模型。做基础科研，一旦疾、型参数确定，首要环节是解决接下来用什么细胞模型开展实验的问题。

另一个考虑问题的角度是：细胞实验远比动物实验要省钱。动物要吃饲料，有特殊的饲养环境；细胞只需要喂一点培养基，胃口小得多还不占地方。所以从经济效益的角度，也应该是先大范围地开展细胞研究，等到某些结果比较确定了，再进行动物水平的验证，这样可以节约研究成本。普通研究者做科研的策略，永远是先细胞再动物，最终把细胞、动物两部分数据组合起来，达到科研发文的行业标准——"细胞＋动物"属于医学科研里模型的标准配置。

"细胞＋动物"还有两个专业的术语：*in vitro* 和 *in vivo*，就是体外和体内的概念。*vitro* 和 *vivo* 都是拉丁文，词源来自希腊语。*in vitro* 字面意思是在玻璃里，即试管内，也就是体外实验。宽泛点理解，不在活体中做的实验都是体外——*in vitro*。*vivo* 翻译过来是生物体，*in vivo* 是活体内，即动物模型。文章里还经常能看到另外一个词——*ex vivo*，它也有体外的意思，翻译成离体，特指直接活体取材比如取皮肤、脑组织、肠、心脏、血液等，有时候一部分动物实验完成后取器官、组织等进行分析叫 *ex vivo*，还有体外培养细胞体内回输的实验，也是 *ex vivo*。如果生物材料不是直接取自生物体，是商业购买的经过转化、筛选、永生化等人工处理的细胞株，包括转基因操作过的细胞株都是 *in vitro*，因为整个实验过程自始至终都在体外。从 *in vitro* 和 *ex vivo* 这两个体外的概念，就可知道细胞模型可分为两大类：一类是商业化的细胞株，买来直接用，也可以传代扩增；另一类是基于人体或者动物模型分离的原代细胞。经验提醒：能用细胞系的千万别碰原代细胞！细胞株是前人摸索成熟的，稳妥可靠；如果选择原代细胞模型，很多条件需要自己摸索，新手很难短期内完成。不过，在某些学科里原代细胞也避无可避，心肌细胞、神经元细胞，以及免疫细胞如树突状细胞（dendritic cell，DC）、自然杀伤细胞（natural killer cell，NK）等都需要原代制备。

前人种树后人乘凉，研究比较多的疾病领域，即使没有细胞株可用，分离培养原代的方法也比较成熟，甚至还有商业化的试剂盒可以直接用。一些疾病临床上罕见，它们的动物模型尚有迹可循，然而没有细胞模型可用，这种方向对于研究者投入产出比不佳。因为分子机制缺少细胞模型难以开展，研究内容便停留于现象讨论，缺乏刨根问底的逻辑深度。挑战自建模型的课题，对实验操作要求苛刻，医生尝试基本上前景黯淡，一步不慎，步步是坑。临床科研者的实验模型尽量用现成的是一条铁的纪律，原创树立模型的伟大工作，理应交给时间更加宽裕的职业科研选手。

由疾入型，再化型为模。领悟了 in vitro、in vivo 还有 ex vivo 的概念，就可以对这个知识点做延伸：为了提高研究的效率，研究者总会把能合并的实验放在一起做。这不难理解，一般情况下细胞实验都是放在一起完成，培养一批细胞同时完成多个实验，然后动物实验也是饲养一批动物平行开展多个实验。在最后形成文章的时候，大多数文章习惯在编排数据图时，按照细胞一块、动物一块、组织标本检测一块聚类排布。实验数据在逻辑上可以模块化区分为细胞实验、动物实验、人体组织标本实验三大类来源，就是前面说的 in vitro、in vivo 和 ex vivo。直接在人体上进行的临床实验有严格的伦理限制，并且需遵循临床研究的标准规范，门槛较高，医学基础研究简化模型，用人体组织或是原代培养的细胞来替代是可以的。组织标本还专门有一个词 in situ，在原位的意思。组织直接检测是 in situ，分离出来原代细胞再研究归为 ex vivo，这些概念注意鉴别，文献中常见。

除了细胞、动物、人组织，还有其他模型维度的数据来源吗？还有一个——电脑模拟计算的数据。生物信息学分析是其中主要的一类，也有术语叫 in silico，silicon 是硅，"在硅上"指代计算机来源的数据。此类计算机分析主要用在疾病相关的分子大数据上，最初的数据来源还是细胞、动物或人组织，将这些样本在 DNA、RNA、蛋白质等不同分子层面做高通量筛选，由此产生了新的数据维度。差异分子可以归类描述特征，可预测分子之间的调控关系网络，可评估分子与临床参数的相关性。大数据生物信息分析的可视化形式（数据图表呈现方式）有着显著的特点，随着高通量技术的发展和大数据共享，此类数据在文章中日益普及，因此可以单独归为一类，它们的出现意味着从问题出发找分子差异，是作者尝试了从海量候选到个别精华的科学浓缩过程。

用模型分类辨别文章数据来源是一种简单有效的方法，在阅读文献的时候会频繁用到。文献中，细胞、动物、组织、生物信息四种数据格式区别明显，一目了然，通过辨别来源就知道要论证什么问题，数据图表便可以跳着看，不影响你理解整篇文章。细胞实验往往是基础研究文章的主要成分，图数量比较多，还可以再进一步区分：一部分是做细胞表型研究的，另一部分是做分子机制研究的。分子机制大概率也是在细胞实验里做，但机制研究的数据应该专门划出来一个分类，标记为分子水平研究。识别这部分数据很重要，因为只有分子水平的数据才是文章逻辑的难点，其他部分数据往往一看就懂，唯独分子机制特别费脑。分子机制研究有五个数据维度：细胞水平揭示功能、分子水平阐释机制、动物水平佐证细胞、组织标本论证相关性、生物信息分析讨论差异分子来源和分子机制走向，医学基础研究的学术论文罕有逃脱这个规律的。

模型根据其制作的原理主要分为自发和诱发两种类型。自发模型本身就代表疾病状态，有典型的疾病表型；诱发模型则需要加药或者缺氧、高糖等外界条件干预，造成疾病的表现。对于细胞模型我们只需了解有细胞系和原代细胞两种来源，然后搞清楚要不要加入某些干预因素建模的问题，而动物模型稍微复杂一点。医学科研最常见的动物模型是老鼠，分为大鼠（Rat）和小鼠（Mouse），老鼠繁殖快，饲养条件也不复杂，给点水、给点吃的，换换垫料就行。除了以上几点，老鼠跟其他实验动物相比还有一个优势：因为它最常用，研究的人多，所以它的基因组信息相对完善。基础研究涉及对分子进行操作，过表达或者沉默一个基因，都需要预先知道这个基因的序列。老鼠没有序列问题，如果做其他动物比如兔子、狗、猪、猴子，都有可能遇到一个基因没有实验验证过的序列。虽然验证一个序列对于现代分子生物学来说不是什么大的困难，但还是给课题带来了额外的工作量。老鼠模型最常见，广泛选择的背后体现的是现实最优解。

同细胞一样，动物模型也可以分为自发性和诱发性两类，诱发性的动物模型也叫实验性动物模型，属于疾病动物模型中的大多数。高分文章里还可以见到第三类——转基因动物模型，转基因的动物原来是很冷门的东西，但随着科研日新月异的发展，近些年基因编辑技术突飞猛进，导致制作转基因动物的时间周期越来越短，价格也越来越亲民，所以文章应用更为普遍。从基因 DNA 上就被改变的转基因动物模型，相较于后天诱导的动物模型，可为研究提供更有说服力的证据。当然它也是基础研究体内（*in vivo*）模型中的奢侈品，没足够实力不可高攀。

循证医学讲究证据级别，基础科研也有数据等级。细胞模型中原代细胞比细胞株数据等级高，来自动物水平的数据比细胞数据等级高，来自转基因动物的数据比诱导建模的动物模型数据等级高。有些动物模型会用到人的细胞或者组织，比如肿瘤的移植瘤模型。需注意：人的细胞接种鼠会引起免疫反应，做移植瘤的老鼠是特殊的品系，属于先天性胸腺缺陷的突变小鼠，叫裸鼠。在肿瘤研究中还有人源肿瘤异种移植（Patient-derived tumor xenograft，PDX）模型，在免疫缺陷鼠上接种来源于患者原代肿瘤组织形成移植瘤模型，这种模型会带有患者组织的个体特性（不同的患者组织具有异质性），适用于个性化治疗策略的研究。利用人的组织构建动物模型优于单纯的动物模型，总体原则是模型更贴近人体真实情况则数据可信度更佳，相应地实验门槛也更高。

上述模型还只是冰山一角，疾病和表型这么多，模型数量比疾病加表型的总数只多不少。怎么学习模型常识呢？无他，唯文献尔。选定了表型，获取模型的套路需要精读高分的研究性论著（Article）。精读的关键是精，抓细节，高分的文章用到的模型较全面，所以选几篇权威期刊报道的论著，对文章中采用的表型评价标准，包括什么模型、什么诱导条件、检测什么指标、用到哪些实验方法细致梳理，就能基本掌握其中套路常识。精读同一个疾病、表型领域下的文章，你会发现大家所用的研究体系都大同小异，实验设计全是套路。最终需要自己在课题中实践的，可能也就是几个最常见的细胞株、一两种动物模型而已。所以"化型为模"应当从大量资料里面删繁就简，过滤出关键信息。从效率的角度，硕博论文是不错的学习对象，里面对实验方法描述详细，还是中文的，适合零基础人员。

本策我们讨论表型和模型的关系，以及模型的一些基本常识。表型是疾病的标签，模型是表型的注释。模型也可以看作是表型的一个评价体系，模型加上检测方法再加上分子标记，这三个恒量要素就可以把表型这样一个抽象概念转化成一个个数据、一张张图表，最后形成文章。任何疾病和表型的组合都可以转换成一组模型、检测方法和分子标记，也就是模、法、标的固定参数，这是全世界科学家们公认的一套方法学标准，属于规范套路动作。要研究什么疾病表型，就从文献里去总结做法，然后依葫芦画瓢就好了。

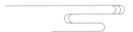

在前三策就可完整交代基础科研的全部五恒量，而第 2 策领悟的标志，是锁定疾病和表型两个定位参数，检索文献和硕博论文，把相关的模型列个清单，所有检索到的"并集"视为这一研究领域模型的最大边界，出现频次最高的"交集"视为该领域最公认模型，同样归纳到笔记中。如果疾病模型不能从自己手上复现出来，课题研究永远如空中楼阁，从这个意义上讲，化型为模即化虚为实，是将概念落地的实践。

第 3 策

法标两立

　　承接第 2 策"化型为模",本策解构五恒量的最后两个——检测方法和分子标记。五恒量中,疾病和表型为定位参数,而模型、检测方法和分子标记构成了三个表征参数。疾病和表型共同决定研究采用什么模型,而检测方法和分子标记则是由表型单独决定的,与疾病本身无关。

　　基础科研的五恒量,前面已经解构了其中三个——疾、型、模,本策"法标两立",法和标即五恒量剩下的两个要素——检测方法与分子标记。上一策有提及,疾病和表型确定后,存在着一组模、法、标的参数,是放之四海而皆准的公认评价标准。模型提供了模拟人疾病过程中生理或者病理特征的评价体系,而法和标便是具体评价的研究指标。有疾病还是没疾病,有表型还是没表型,都通过法和标的有或者无、高或者低、多或者少来量化确定。"法"即检测方法(Assay),简单点说就是各种生物学实验,我们通过实验(Assay)可以获得研究数据,最终在文章(Paper)里表现为图(Figure)与表(Table)。

　　"法"的概念重点掌握三点:第一点,研究某种疾病的某个表型,模型明确之后，下面应该用什么实验来评价要研究的表型，仍然属于常识，应该在脑子里建立一个索引。型与法之间也有一对多的固定对应关系，一种表型有多种不同的检测方法，推导一个结论用多个实验相互佐证才严谨可靠。在疾、型连线常识基础上，一旦锁定表型就立刻反应出做什么实验，这个需要记下来形成条件反射，读文章才能一目十行。第二点，有了表型与实验的索引还不够，每个实验还需要掌握实验的原理和操作流程。如果不研究一下实验的原理和步骤，很难深入地记住一个实验，真的要印象深刻就必须自己亲手做一下。第三点，我们还应该知道每个实验的预期结果，种瓜得瓜、种豆得豆，要对阴性和阳性结果有清晰认识。另外，数据有不同的呈现形式，比如是展示典型图片还是统计结果，是柱状图还是折线图，必须学会规范表达。看文章的时候应该思考如果是自己做怎么做出来，将思路、实验、数据、图表、文章形成闭环。就像好的厨师吃一道菜，就能在脑海中复现制作步骤一样，复现文章数据才是科研套路能力水到渠成的标志。

上一策我们从模型角度，提炼了数据来源可分为组织水平、细胞水平和动物水平，细胞数据还可进一步细分为表型研究和机制研究，后者称为分子水平研究，此外还有生物信息来源的数据，一共五个维度。多维度数据证明同一科学假设，体现出推导结论的严谨性。依据这一规律，我们可以将医学科研常规的实验体系划分为四个组成部分：组学、分子、细胞、动物，建立宏观上的理解。

第一部分是各种组学（Omics）实验。用于高通量筛选疾病相关差异分子，其公开发表的数据即研究者生物信息分析实现二次挖掘的来源。组学按解析的分子类型分为四类，分别是基因组学（Genomics）、转录组学（Transcriptomics）、蛋白质组学（Proteomics）和代谢组学（Metabonomics），对应检测 DNA、RNA、蛋白和代谢小分子。按解析的对象区分，还有专门探讨细胞间异质性的单细胞测序（Single cell sequencing）和挖掘微生物差异的宏基因组学（Metagenomics）。组学产生的高通量数据依赖于生物信息学分析，通过生物信息手段能将组学产生的海量结果可视化为一系列图表，并且找到创新且有潜力的分子靶点进行深入研究。所以在一项医学研究里，第一步往往执行组学筛选，不同组学可以从不同的分子层面寻找致病的靶标。

组学从 2001 年人类基因组计划完成起拉开序幕，大量的组学研究工作，其实是从分子角度运用高通量技术来不断梳理对一个系统的整体认识，解析疾病发生、发展的过程中，人的 DNA、RNA、蛋白和代谢产物到底有什么变化。这类研究有无穷多的问题可以探讨，疾病与正常的比较，预后好坏之间的比较，治疗有效和无效的比较，施加干预因素前后的比较等，都必然潜藏着不同类型分子的变化，从中不断找寻新的研究对象。如果一个科学问题的高通量筛选已经有研究者发表了论文，后来者可以下载数据进行二次分析，甚至汇总多篇论文的数据集整合分析，从中延伸出课题思路。

常规实验的第二部分是分子实验。典型的分子实验有检测 RNA 表达的实时荧光定量 PCR（qPCR），以及检测蛋白的免疫印迹实验（Western blot，WB）。这两个实验是所有做基础研究的人要首先入门的，使用频次极高，无论在什么领域都会碰到。毫不夸张地讲，WB 几乎遍布每一篇医学文献，蛋白质作为生命体执行功能的基本单位，检测蛋白变化的实验操作在研究中无所不在。分子实验部分另一个重点为基因操作工具，我们把上调一个基因称为过表达（Over-expression），下调就叫抑制（Inhibition）或沉默（Silence）。围绕基因操作，需要学习什么是基因克隆，什么是质粒，什么是病毒载体，以及载体构建的技术和 RNA 干扰技术等。表达检测和基因操作相对而言还是基础的，高级的分子实验涉及分子相互作用的研究，阐释分子和分子之间的结合、调控，这些内容既是解开机制的钥匙，也是分子实验部分的难点。机制研究中大量实验，比如荧光素酶报告基因实验（Luciferase Assay）、染色质免疫共沉淀实验（Chromatin Immunoprecipitation，ChIP）、免疫共沉淀（Co-Immunoprecipitation，co-IP）以及下拉实验（Pulldown）等均颇有难度，对文章提升档次又很关键，秉承循序渐进的原则，在第三章中会深入探讨。

常规实验的第三部分是细胞实验。分子、细胞这两个词汇在基础科研中的使用跟临床的诊断和治疗一样频繁。细胞实验的核心是培养细胞株，可以产出表型功能的实验数据，比如肿瘤具有无限增殖、抗凋亡、侵袭转移、血管新生等表型，相应地这些表型实验方法就有生长曲线、克隆形成、流式细胞仪检测凋亡、Transwell、划痕实验研究运动迁移、血管内皮细胞在基质胶上的血管形成实验等。细胞培养说简单也简单，但不少医学研究生课题都做了大半年了，细胞还养不好。没有状态好的细胞，实验数据的可靠性、重复性就差了一大截。细胞实验直接输出文章数据，而且细胞又是活的，做实验时细微的条件调整、操作的变化都对结果有影响，所以分子操作工具可以向公司订购，而细胞表型实验更倾向于自己完成。基因操作工具就像房子的硬装，你可以找施工队外包；细胞实验就像是软装，要自己住着舒服势必要亲自参与。

第四部分就是动物实验中的一些检测方法，包括对模型鉴定，有没有疾病和表型的特征，以及加了干预因素之后的生理、病理效应评价。细胞模型上产生的表型数据属于细胞实验，动物模型上输出的表型数据归入动物实验，模型维度不同鉴别不难。无论是细胞模型还是动物模型都可以进行分子实验检测表达、操作基因或者解析机制，当实验靶向分子时统称分子实验。把庞杂的实验体系归纳为组学、分子、细胞、动物四部分只是一个大体框架，实验的精准分类本身没有意义，有些实验属小分支，比如形态学实验、免疫组化、免疫荧光，做个染色然后拍照，是归于分子还是算作细胞实验？还是形态学再专门分一类？其实有了大的模块化概念，大家可以根据自己的实际情况进行组合，学术界对此并没有严格划分。

五恒量中，检测方法和分子标记都是用来描述表型的，这跟临床上根据疾病的症状来鉴别诊断很相似，病人的情况一看、一问，基本能有个初步诊断，这是"法"，然后还要做一些检查来进一步明确诊断，检查指标能够有代表性地指示疾病特征，这些检查就是"标"——生物标志物（Biomarker），或称"分子标记"。分子标记在临床上早有应用，如肿瘤标志物 AFP、CEA、CA125、CA19-9、PSA 等。这些"标"首先都是从基础研究中发现的，论证成熟了应用于临床才变成检验指标。基础研究中有大量文章中经常见到、但临床上尚未应用的标志物，因为科研是具备前瞻性的，一个分子从发现到成为明星可能需要十几二十年，但是真正转化应用时间还得翻倍，医学转化的客观规律便是如此。

关于分子标志物比较典型的细胞模型是干细胞，有很多不同类型的干细胞，鉴定它们就用特异性的标志物。比如 OCT-4 特异性表达于胚胎干细胞，可作为胚胎干细胞的标志物。CD34 选择性地表达于早期造血干细胞、造血祖细胞表面。实验中发现从骨髓和外周血来源的、CD34 阳性富集的细胞群体显出大部分的造血活性，所以 CD34 被认为是造血干/祖细胞的标志物。神经干细胞可以用 Nestin 蛋白筛选，Nestin 主要表达在中枢神经系统的干细胞上，不在成熟中枢神经细胞上表达。此外，肿瘤干细胞的标记 CD44、CD133 应用广泛。由此可见，所谓的分子标记就是特异性表达的一些蛋白，其中大部分是膜蛋白，便于鉴定和分选细胞。前人研究发现了某蛋白只在一种细胞或者表型状态下表达，其他情况不表达，那么它的表达高低就可以用来鉴定这种细胞或判断表型存在。再拓展一下，只要特异性表达的分子都可以作分子标志物，不限于蛋白。标（也即分子标志物）是一个领域研究足够深入之后的产物，江山代有才人出，这些常识信息也在不断丰富过程中。

分子标志物普遍存在于各研究领域，在最初发现的时候，分子标志物就是研究中的变量分子，研究得比较透了，表达又有特异性，就作为一种标记驻留下来成为恒量的特征。五恒量中的两个定位参数，疾、型都可以有相应的标，在模型上通过分子实验检测标志物变化，配合表型实验结果，提供了更全面、更丰富的数据表征角度。接下来变量中的通路也有一系列"标"，通路作为一个百搭的机制变量，处于激活还是封闭状态，均是通过检测标志物的变化作为关键证据。"标"有指代表型的和指代通路的两类，此为规律。

我们对于科研套路的第一层感知，应该识别出同一研究领域的课题、文章都拥有固定的实验组合、相似的数据表现形式，即研究体系具备一致性。研究体系由疾、型、模、法、标五恒量构成，这一套路是既往成果的综合，经碎片化的积累最终整合成一个公认的研究框架。对这个框架进行尽可能详细的描述，是我们学习基础科研的第一步。如果说学科研有什么捷径的话，可能是把握正确入口，不要在门外徘徊，恒量研究体系的领悟完全可以在 1~2 周内看 10 篇左右的参考文献范围内归纳出来。如果看了上百篇文献，依然对恒量要素含混不清，肯定走了弯路。解构套路的目的是摸清规律、对症下药，只要诊断明确了，就有一套规范的治疗方案，指南里都总结好了，按部就班做就行。

"5"是中华民族传统文化常用的一个数字：人生五味——酸、甜、苦、辣、咸；五音——宫、商、角、徵、羽；儒家五常——仁、义、礼、智、信。古人把金、木、水、火、土这五种虚拟化的物质看成是构成世界不可缺少的基本元素，把这五种物质相生相克、运动变化描述成世界运行的规律，形成了中西方完全不同的世界观。中医用金、木、水、火、土五行来描述人的体质状态，心属火、肺属金、脾属土、肝属木、肾属水，而我们用疾、型、模、法、标五个参数来组成基础研究的内在体系，构成恒量的五要素。中医除了五脏的内五行还有外五行，也就是外界环境的变化影响，这也比较像后面我们要谈到的研究中引入的变量，三变量是分子、通路还有药物，有了变量原来的恒量也就成了动态的结构。五恒量各自有不同的单元功能，组合起来形成一套完整的学术框架。

第 3 策"法标两立"，总结了检测方法和分子标志物的认知。模、法、标都是疾病、表型的评价标准，在文章中一个表型的表现形式是数据，而这些数据通过细胞和动物模型，经由实验手段检测个体、细胞或者分子的某种状态获得。疾、型锁定，模、法、标不变。五恒量属于常识，从下一策开始进入变量的拆解，变量的无穷变化才是科研之精髓。第 3 策领悟的标志，是在上一策总结模型的基础上，把文献里某个特定表型的全部法和标都收录进来，取并集和交集的思路依旧，到这里已经勾勒出一个课题所需的完整研究要素，付诸实践就不会产生明显的缺漏。

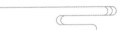

第 4 策

分子点睛

　　有了疾、型、模、法、标五恒量的研究体系，往其中代入一个或多个变量即衍生万千变化。变量有三，从简单到复杂分别是药物、分子、通路，出场率最高的是分子，其数量拥百万之众，又有自身形态的转换。提取一枚创新分子对课题而言恰如画龙点睛，为朴实无华的套路注入熠熠新生。

　　分子原本是个比较宽泛的概念，本书说的分子，专门指代两类生物大分子：核酸（包括 DNA、RNA）和蛋白，它们构成了医学研究的主角。疾病的发生与转归必然存在内因与外因，外因也借由内因产生效应，而人体内部的调控机制是什么？那便是在细胞内核酸、蛋白分子上的各种变化。当前的科研能力，正处于站在分子变化角度阐释表型现象的微观水平。我们常说"分子机制"，潜台词为机制从分子这一认知深度剖开。本策"分子点睛"开始，我们正式进入变量修炼的环节。

　　恒量是一个研究方向的通用体系、常规套路，一旦参数固定了，研究内容实质上都差不多，但是总不见得全世界文章都一个模样。哪怕两个课题的疾病和表型完全一样，由此导致模型、实验方法和标志物的选择也相差无几，但是只要研究的分子不一样，就是两篇不同的文章。

所以不难体会，恒量与变量之中，变量更重要！变量是一项研究区别于其他研究的显著特征。一样的疾、型、模、法、标经由不一样的分子点缀，讲述各不相同的分子介导表型故事，赋予常规套路无尽的变化。领悟了这一点，科研之门算打开了一道缝，能够从中窥探些许风景了。在基础科研里，老套路新分子构成一种普遍的移植性研究思路，掌握了"老瓶装新酒"的分子替换策略，会产生源源不断的课题火花：把某个新分子放进恒量套路，不就是我的项目了吗？虽然这种设计还停留在较低水准，但好歹思路渐渐打开了。

恒量套变量构成了一条普遍规律，在此基础上本策有两个问题重点探讨。第一个问题：如何证明一个分子有功能表型？变量代入恒量形成科学假设，证明分子介导表型变化为最核心的论证步骤。我们做一个思想实验：想象有一个空房间，里面放进去一只母老鼠，这是你的研究体系，然后再放进去一只公老鼠，过一段时间观察到房间里多了一些小老鼠，会得出什么结论？公老鼠有能力生小老鼠吗？抛开常识不谈，这种逻辑结构也不严谨。科学的推断应该是：公老鼠有能力使包含母老鼠的密闭房间产生小老鼠，且在足够长时间、吃喝管够的情况下。进一步地，怎么证明小老鼠的产生就是体系加入公老鼠的结果呢？首先，我只放了一只公老鼠，这是唯一的干预因素；其次，另外设一个对照组，其他条件都一样，放进去一只丧失性功能的公老鼠，在这一组就没有观察到小老鼠的出现，所以，我们认为功能正常的公老鼠可以在有母老鼠存在的情况下，表现出繁衍小老鼠的功能。通过这个思想实验，可以理解科研的逻辑推演方式跟临床循证（Evidence-based）是一致的，有什么证据说什么结论，不能主观臆想扩大解释和应用。

加一个干预因素进去，在学术上叫"获得功能"（Gain of function）。但如果在实验体系里加入一只猫呢？别说生小老鼠了，估计连母老鼠也保不住，这种反过来的操作策略叫"丧失功能"（Loss of function）。所以证明一个分子有某个方面功能表型的方法，就是人为驱动分子"上调"或者"下调"表达，观察表型的"获得"或者"失去"，证明表型的存在与分子的存在有明显的因果关系。因果逻辑是科研论证的本源大道，证明因果有且只有一种方法：操作因变，观察果是否随之而变。如果操作对象变化，观察对象保持不变，则两者不存在因果关联。关于操作分子的"法"，我们在上一策归类到分子实验中，上调/过表达即获得功能，而下调/沉默即丧失功能。注意不要混淆，获得或丧失指代分子的上或者下，并不是功能的方向（好或者坏）。上调分子让好表型变坏（致病），依然是 Gain of function，因为获得的是变坏的功能。非要将失去了好的表型理解成 Loss，就陷入望文生义的泥潭了。

在技术上，细胞模型中过表达一个分子的手段共有两种，一是质粒（Plasmid），二是病毒（Virus），它们可以统称为载体（Vector），用来实现把外源基因导入到细胞内的目的。载体是运输工具，制作载体的技术就是基因工程技术。直接把一个基因的 DNA 序列合成好加到细胞里是不会表达出蛋白的，因为 DNA 序列只相当于印钞的母版，想把钞票印出来还需要专门的印刷机，这个印刷机就是质粒或病毒载体。质粒是一种环状的 DNA 分子，包含一系列结构元件，能够把一段特定编码序列 DNA 转录出 RNA 来，接着 RNA 在细胞内自动翻译成蛋白实现外源表达，如同一座基因表达的高效分子工厂。质粒 DNA 无法直接穿过细胞膜磷脂双分子层，所以质粒导入细胞需要用到与细胞膜亲和的高分子聚合物试剂（脂质体），这一步操作叫转染（Transfection）。转染就相当于把货物用卡车运进去，但有的时候会遇到条件比较恶劣，比如打仗时更好的办法是用装甲车来运输货物。第二种把基因导入细胞的方法——病毒，主要用来对付一些难以转染的细胞，比如神经细胞、干细胞、原代细胞等。因为病毒相当于装甲车，细胞膜即使是铜墙铁壁也能突破进去，甚至还有主动巡航功能：有些病毒有特定细胞的亲嗜性，可靶向特定细胞感染。病毒进入细胞不用转染的概念，而用感染（Infection）或者转导（Transduction）作为术语。无论质粒还是病毒，最终目的都是运输基因到细胞内，实现人为的、外源的表达。

丧失功能（Loss of function）作为获得功能（Gain of function）的反向操作，在医学研究里其实使用的频次更高。原因很简单，医学研究里往往关注疾病的致病因素，表现为伴随疾病的发生分子表达增高，这种情况下用丧失功能人为地抑制其表达，可以观察疾病相关的表型是否减轻，起到模拟治疗的作用。按照学术惯例，疾病中高表达的基因（致病因素）倾向于采用沉默手段来研究，而疾病中低表达的基因（保护因素）倾向于过表达手段研究，总体来说操作方向是为了缓解疾病相关表型。当然，更严谨的做法是不计成本，将获得功能和丧失功能一正一反双向操作平行完成，并获得相互印证的结果，证据更全面，可信度提升。

如果没有 RNA 干扰（RNA interference，RNAi）技术的出现，丧失功能的实验执行过程颇为烦琐，21 世纪之初科学家们研究一个基因还主要采用过表达的方法，剔除一个基因在技术上实现难度大。划时代的 RNAi 技术在 2006 年获得诺贝尔生理学或医学奖，只要合成一段 21 个碱基的小干扰 RNA（small interfering RNA，siRNA），转染到细胞里就能完成对目标基因七成以上的表达沉默，指哪打哪，全基因谱通用。当 siRNA 进入细胞，会被一个叫"蛋白复合体"（RNA induced silencing complex，RISC）结合，然后以序列互补的形式找 siRNA 匹配的 mRNA 靶点，一旦配对就启动核酸内切酶活性将特定基因的 mRNA 降解，从而高效、特异地阻断体内特定基因表达。siRNA 的设计并不难，一个基因可供选择的 siRNA 序列有很多，一般来说每设计三条 siRNA 总有一条是有效的。用 RNAi 沉默基因有个术语叫 Knockdown，翻译过来称敲降或者敲减，与基因敲除（Knockout）相对应。RNAi 不是完全功能缺失，有些场景需要用到基因编辑方法实现基因敲除，即在 DNA 水平把基因的编码序列 DNA 破坏掉，如 CRISPR-Cas9 基因编辑技术（2020 年诺贝尔化学奖）。CRISPR 在 RNAi 之后兴起，既可以做基因敲除也可以实现基因敲入，但因为步骤上比 RNAi 略复杂，短时间内还无法替代 RNAi 的应用。

至此我们回答了第一个问题，即怎么证明一个分子有功能表型，方法就是一正一反操作，观察表型变化，论证因果关系。第二个需要重点理解的问题：分子是个统称，具体可划分为多个细分类型，至少按照 DNA、RNA 和蛋白三类区别理解。DNA 不是医学科研的主要对象，因为 DNA 作为遗传信息比较稳定，仅有遗传性疾病和恶性肿瘤中会出现 DNA 的突变、缺失、重排等异常。这一类课题也只占医学科研的小部分，主流方向仍然关注于 RNA 和蛋白水平变化。

探讨 RNA 或者蛋白的功能角色，等同于将分子划分成编码基因和非编码基因两类。编码基因的产物即蛋白，同一个基因有 DNA、RNA、蛋白三种形式，而非编码基因只有 DNA 和 RNA 两种分子类型，非编码 RNA 主要发挥调控功能，本身不翻译蛋白。生物学中心法则阐述了遗传信息从 DNA 到 RNA 再到蛋白，蛋白作为细胞执行功能的基本单位，属于永恒研究主题，只要基因的功能还没有完全解锁，研究蛋白就不会过时。只不过最近二十年学术界风起云涌，发现了一类能够与蛋白平起平坐的非编码 RNA 分子，它们虽然不编码蛋白，但是能起到广泛的基因调控作用，甚至天生就为精细调控而存在。非编码分子数量比编码基因还多，作用形式无所不包，有蛋白的地方都有非编码基因的缠绵纠葛，其重要性已经到了与蛋白旗鼓相当的地步。编码的、非编码的两分天下，此乃当今变量分子之研究格局。非编码分子中具有普遍性、需要记住的有三种：小 RNA（microRNA，miRNA）、长链非编码 RNA（long non-coding RNA，lncRNA）和环状 RNA（circular RNA，circRNA），特点分别是短、长、环。其余相对小众，略过不表。

非编码 RNA 的第一站，必先从"短"入手，miRNA 属于所有分子类型中的极简款，特别适合新手入门。2001 年，《科学》杂志的一篇文章中第一次出现 microRNA 的概念，micro 就是微小的意思，因为这种 RNA 分子很短，长度只有 20 个碱基左右，所以叫 microRNA。最早的一条 miRNA 的发现要追溯到 1993 年，在模式生物线虫中发现的 lin-4，中间隔了 7 年又发现了一条功能类似的 let-7，由此催生出 2001 年 microR-NA 大爆发，《科学》同期报道了三个研究小组在线虫、果蝇和人 cDNA 文库中鉴定出的近百个与 lin-4 和 let-7 相似的小分子 RNA，并统一命名为 microRNA（miRNA）。

miRNA 的发现开启了非编码 RNA 研究的新篇章，揭示了细胞中存在一个由内源非编码 RNA 介导的、转录后基因调控的普遍机制。这之后科学家在大量生物体中发现了数以千计的 miRNA。它们都是大约 22nt 长度的内源性 RNA 分子，由茎环结构的前体加工而成，而且在进化过程中一般比较保守。miRNA 的作用是可以负向调节一个基因的表达，几个 miRNA 可能共同调节同一个基因，一个 miRNA 也可以同时调节几个基因，形成复杂的调控网络。据推测，miRNA 至少调节着人类三分之一的基因。

接下来，说一说"长"。非编码 RNA 里真正与蛋白待遇在伯仲之间的，是长链非编码 RNA——lncRNA。所谓"长"，指的是 lncRNA 长度一般大于 200 个碱基。lncRNA 的发现其实比 miRNA 还早，最早是 1990

年在哺乳动物的细胞中鉴定了第一个 lncRNA——H19。刚发现的时候也没意识到它是普遍存在的调控分子。最近十几年，受到小 RNA 研究的启发以及新的测序技术推动，lncRNA 被大量鉴定出来，又发现它具有异常丰富的结构和多样性的功能，引起了研究者们极大的关注。miRNA 作用方式比较单一，lncRNA 则花样百出，基本上蛋白能执行的调控形式 lncRNA 都能参与，灵活性巨大。掌握了 lncRNA 的各种套路，科研能力就会像一把上好的宝剑，一出鞘就气势逼人。

lncRNA 之后还有新的热点。2012 年有研究证实，在人细胞中，环状 RNA（circRNA）分子是一种比线性 RNA（mRNA）更普遍的特征，与传统的线性 RNA 不同，环状 RNA 分子呈封闭环状结构，不受 RNA 外切酶影响，表达更稳定不易降解，"环"由此名声大噪。从概念上讲，circRNA 属于 lncRNA 的一个分类，不是一种新的分子类型，其研究特征和套路变化也基本跟 lncRNA 一致，但因为数量实在庞大，研究者也多数习惯将其独立出来研究。

　　回顾"分子点睛"，要点有三：①变量代入恒量，推陈出新产生变化；②论证分子有功能，用一正一反操作分子观察表型实现；③分子有两类，编码和非编码，非编码关注 miRNA/lncRNA/circRNA。恒量"标"具有特异的属性，越专一越好，而变量分子通用才会引起广泛研究关注，普适性强，更受追捧。蛋白与 miRNA/lncRNA/circRNA，兼容于任何疾、型组合下的研究。第 4 策领悟的标志，是在文献里看到各种编码和非编码，处乱不惊，平静淡然。基因名称千千万，皆为变量一家亲。

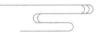

第5策

引药生变

变量，于恒量研究框架之上产生变化之源。分子执变量牛耳，药物乃变量先锋，形式简、功能全，新手入门佳选。我们构思研究课题时，从疾、型参数定义研究领域，以模、法、标的套路规范实验设计，最后代入创新分子或药物完成科学假设闭环。引药而入，有妙用哉。

药物是三个变量里最具医学研究特色的变量。生命科学研究的其他领域不会像医学研究一样，如此热衷于研究药物以及与药物相关的生物学效应。药物是临床对症治疗的主要手段，无论是敏感性还是耐受性的问题，都具有显著的现实意义。"工欲善其事必先利其器"，药物就是医生的"器"，需要我们在基础研究中将这件工具再磨得锋利一些，使病人获益更多。药物没有眼花缭乱的分子类型，也没有转导进入细胞的麻烦。作为变量，其数量选择不逊色于分子，然而研究难度却大大降低，可谓友好且百搭的课题零件。

在上一策"分子点睛"中，我们说到研究分子需要一正一反操作，即过表达和沉默分别制备载体工具，再转染到细胞里，如果遇到难以转染的细胞，还得用上病毒载体。以药物为变量就没那么烦琐了，直接往培养基里一加（不需要转染试剂），提前做一个梯度摸索一下有效剂量就行。更重要的是，药物还不能做丧失功能（Loss of function），因为药物是由外源添加的，在细胞内源不存在，所以它只能加（Gain）不能减（Loss）。一正一反的严谨论证要求，光有正没有反，工作量一下子减掉一半。药物研究中，研究者加药观察表型指标变化，然后说明这个药通过调节表型对疾病有效，即可建立一个科学假设，比研究分子高效不少。

药物为变量的课题还体现出科学问题的简约性，一共两个问题四种类型就能尽数归纳。两个问题分别是"药物为什么有效？"以及"药物为什么无效？"；药物有效的问题再进一步分成"发现新药"和"老药新用"两种情况，都是在获得功能中发现了别人没有报道过的新药效，无非新药老表型或者老药新表型的替换组合。"药物无效"即耐药，原来有效后来怎么就无效了？此问题又可以衍生出耐药发生和耐药逆转两种研究类型。这四款课题囊括了药物代入五恒量之后的核心科学框架，思路确定，逻辑清晰，而分子介导表型的故事一天一夜都讲不完。

这里分别解构一下四种药物研究策略。第一种，新药套五恒量。研发新药当然不是医生的工作，在科研中找新药的一般方法是筛库，有那种现成的化合物的库，库中有几万甚至几十万种合成好的化合物，针对某一个具体的表型，比如说细胞自噬，花点时间筛一筛，没准能淘到新东西。这类库自己买不合算，利用率低，科研院所有储备，内部可以申请共享。全库筛不起，也可以自己选几十种化合物做小规模的验证。另一方面，想做新药相关课题，与药学的实验室合作是比较靠谱的路径，否则在怎么源源不断地获得候选药物这一点上就会耗费很多时间。如果没办法共享科研单位的库，也没有合作单位，纯靠自力更生怎么办？这种情况下买库、筛库不可能，但也可以查文献，找潜在有效的化合物。只要它没有在你所研究的疾病和表型中报道过，便可以移植过来，一旦实验发现一组创新的药物-表型调控关系，文章骨架顷刻间吹糠见米。大部分文献里出现的化合物都有商品化试剂可以采购，买不到成品可以委托公司帮忙合成。一个化合物在动物模型上对疾病治疗有效可能有难度，但在细胞模型上做出表型还相对容易，因为药物介导表型的因果关系是新的，课题原创性毋庸置疑。

新药之路万一折戟，莫慌，我们还有一招老药新用。临床上那么多药物，抗感染的、抗肿瘤的、麻醉的、镇痛的、抗炎的、免疫的、内分泌的、心血管系统的、消化系统的、泌尿系统的、呼吸系统的、血液系统的等，根据这些药物分类你就知道其适应证和用途，如果你在基础科研中拓展了某一种药物的应用场景，当然也是一项不错的课题。而且有时候这种思路还能申请到原研药厂的小额课题资助。这种老药新用的课题不是凭空想出来的，应该来源于临床的细致观察，看到病人一些特别的情况，结合他的用药史，可能有意外的发现，有了蛛丝马迹之后再进行实验验证。还有就是借鉴一些文献的线索，然后自己在实验中求证。

发现新药和老药新用，兜了一圈还施展不开的时候，提醒大家有一个宝藏可以挖，中华五千年文明的结晶——中药。在《药品注册管理办法》中，药品分为化学药物、中药和天然药物、生物制品三类，筛库筛的是化合物，临床用药大部分属于化学药物，而生物制品是指白蛋白、免疫球蛋白、各种因子血制品或者活细胞培养而来的产物，比如免疫细胞药物CAR-T、干细胞药物、病毒载体基因药物都是生物制品。中药资源异常丰富，利用得尚不充分，值得我们从中挖掘一番。

中药包含了从中药、天然药物中提取的有效成分、有效部位和复方。有效成分是单一组分，有效部位是一组组分，复方可能有成千上万种化合物。中医使用的药材以植物为主，所以中药也称中草药。中医利用这些药材各自的特性，与人的状态相辅相佐，把机体调理成一个稳态。每个人的机体相当于一串动态的密码，中医可以识别这套密码，并且用符合密码规则的药材来输入能量，纠正错误，这是中华民族的智慧。中医的精髓是各种方剂，把多味药组合在一起达到治疗的目的，但是这种理念用自然科学的方法论解析无疑会南辕北辙。描述细胞、分子层面变化的表型概念，与中医证型（证候分类）尚未建立体系对应，同时复方拆解成单一组分也丧失了组合起来发挥的效用，用局部解释整体、微观理解宏观，属实力有不逮、无法兼容。所以理论上，复方的分子机制很难研究透彻，做分子水平的探讨还是用单味药的有效部位或者有效成分较为可行。

有效成分是指已经明确起作用的化合物，比如麻黄碱、黄连素、黄芩素、姜黄素等。有效部位是一个特殊名词，一组化合物也不知道哪个有效，放在一起有效就叫有效部位。中药有效成分的药学分离，一般首先分成水溶性成分和有机溶剂成分两组，然后将这两组再慢慢细分。有时候中药的有效部位有药效，分到单体就没效了，所以有效部位也是中药的一个重要研究对象。如果你跟某些做药学的实验室有合作关系，他们能帮你做各种提取工作，拿到有效部位或者有效成分在自己的细胞、动物模型上筛一筛，验证一下药效做一点机制，实现了这套流程之后发文章的效率超群。可做的草药很多，可选的适应证也丰富，临床实践中还能提示经验性的药效发现，因此变量组合恒量，变化生生不息在天然药物领域里做文章，我们具有优势。

药物＋五恒量，检测表型有效，此为最简课题套路。但是仅有药效数据发 SCI 还有点单薄，表型实验就那么几个，细胞加动物（*in vitro* 和 *in vivo*）都做完工作量依然不够，怎么办？回忆第 1 策表型的三个特征：分裂、嵌套和移植。表型可以平行嵌套，一个药物同时介导多个表型，每个表型都涉及多个检测方法（Assay），数据量就丰满了。再进一步，如果我们把表型平行堆砌升级为因果嵌套关系，逻辑上更加分，比如因为细胞周期改变影响细胞增殖，或者因为细胞自噬导致细胞发生凋亡。真正有质量的表型嵌套一定是因果嵌套，这也是机制研究中唯一一个发生在恒量层面的逻辑嵌套格式，除此之外，说到机制便是进入到变量嵌套的领域。机制研究其本质是变量组合，而最基本的模块为两两组合，哪怕更多变量共存于一个课题，拆分两两关系逐一论证，也是解开复杂机制的标准步骤。

为了解答"药物为什么有效"的机制问题，无论发现新药还是老药新用，药效做完都可以拓展一步，找药物的作用靶点——分子，这就涉及把两个变量放进一个研究体系里，形成"药物＋分子"的二元变量组合。学到第二个变量，尝试变量组合是境界提升的必经修炼。恒、变量基本要素是科研的基本招式，而招式组合才是功法套路，两招连在一起的二元变量就是最简套路。假定研究者已知药物作用，下游找分子靶点的研究设计较常见，加药后受调控改变的编码和非编码分子必然很多，高通量组学手段筛一下总能得到一个跟药效相关的靶标（Target）。反过来，已知分子向上找可能靶向作用于它的药物则难得多，相当于开发新药。所以药物组合分子的破题思路是先锁定药，把表型做扎实了，此时文章的骨架已具备，后面加点机制补一补，推出一个效应分子提高学术档次。

药为什么有效？此为第一问。另一个经典药物研究问题是：一个药原来有效，后来怎么无效了？关于细胞耐药有几种常见的认识：一种是药进不去，细胞膜上有转运通道的问题；另一种是药物被继发性地灭活了，细胞内产生了一些特殊的蛋白，或者靶蛋白结构改变导致药物无效化，又或者是药物代谢能力改变等。关于耐药的机制有基因性耐药和表观性耐药两种假说，基因性耐药是遗传水平决定的个体差异，即原发性耐药现象；而表观性耐药则关注药物作用于细胞后发生的调控变化，即获得性耐药现象，又叫继发耐药。无论原发还是继发，耐药问题主要针对临床上已经广泛应用的药物，挖掘耐药机制有显著的转化意义。如果能找到另一种药物联用，产生耐药逆转的效果，也是很有价值的课题。

发现新药毕竟不容易，把现有的药物利用效率提高，缓解临床耐药不亚于一种创新，而且涉及耐药都是常见药物用于常见疾病，相应的模、法和标套路做的人多，方法成熟可借鉴，唯一的难点是耐药的细胞模型如果买不到细胞株，自己构建比较花时间。

耐药研究还是一种天生的表型嵌套逻辑结构，耐药本身就是一个表型，但是根据发生机制的不同，又跟细胞增殖、凋亡、周期、自噬、代谢等表型存在逻辑上的因果关系。以耐药为研究对象，挖掘出耐药分子靶点再加上与其他表型嵌套，等于有了药物加分子 2 个变量以及耐药和其他表型 2 种表型恒量共 4 个要素，逻辑节点以 A-B-C-D 指代，这 4 个要素可拆分为 AB、AC、AD、BC、BD、CD 六组两两关系。AB 为药物调控分子，AC 为药物调控其他表型，AD 为药物介导耐药，以此类推。如果设计一个耐药逆转的研究，药物有两个：一个介导耐受，另一个逆转解开，加上分子机制，是不是更加纷繁了？两两配对的逻辑关系数量一多，理不清思路属于正常现象。通过模块化还原，大家应该有所感悟：复杂要素组合首先拆解出一共多少组两两关系，然后区分主次，哪组关系创新、哪组关系已知，按逻辑重要性对论证过程进行剪枝。招式组合招式形成套路，套路组合套路形成复杂套路，模块堆叠是基础科研的关键法门。我们拆解的方法是反其道而行，从高分文章提取出标准套路，将套路降维成系列组件，将组件再分解为单个零件，最终对零件逐一揣摩。

在第 5 策"引药生变"，我们体会了第二个变量——药物带给研究体系的璀璨变化，围绕药物的两个问题（药效/耐药）、四种研究类型（发现新药/老药新用/耐药机制/耐药逆转）科学故事框架，探讨了"药物＋分子"二元变量组合的逻辑嵌套结构，从这一步开始我们接触到了什么是分子机制，机制研究就是在有表型的基础上解释"为什么"的问题。总的来说，药物创新程度影响了机制的走向，新药用老靶点，老药找新靶点。药物与分子进行组合，二元变量结构提升课题的亮点，其规范论证要求在第 10 策予以讲解。

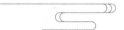

第 6 策

通路圆满

通路，一群明星分子的组合，天生的机制变量。变量间调控作用传递如同一条水流，药物居上游，胞外来客，其上没有调节因素；通路居下游，总在效应的关键途径上，连接了表型；分子则足迹遍布全流域，既可以调控下游，又可以被上游调控。活用三个变量及其组合形式，科研之万千姿态尽收眼底。

通路，就是基础研究里的信号通路或者信号传导途径，英文叫 Signaling pathway，简称 Pathway。跟它同义的一个概念是信号转导（Signal transduction），只要你在文章里看到 Signal，Signaling 或者 Pathway，一般就是指通路的概念。原本的通路是描述在细胞内发生某种反应时，信息从细胞外向细胞内传递、最终形成生物学效应的完整过程。我们在基础科研里说的通路内涵已经扩展了，不限定从胞外传到胞内，只要是信息从一个分子传到另外的分子，一个个传递下去，就构成了通路。就像古时长城上的烽火台，逐个燃起狼烟就能把战事的信息传递到京城，信息在多个节点上串联传播的形式异曲同工。

通路其本质还是分子这个变量，但是它不是单个的分子，它是一组已知的明星分子的集合，而且这些分子之间还有文献报道确定的上下游信号传导关系。可以这么理解：变量分子是一个个单独的个体，而变量通路是一个原始的部落，你要征服它并不需要征服每个人，只要打败部落里的首领或者最强壮的几个勇士，其他人自然会臣服。每一个通路都有代表性的标（Biomarker），这些关键分子应该尽可能多地认识它们，这样只要看到就能想到其代表的部落。

上一策已经开始接触两个变量一因一果组合的逻辑，用一个变量作为另一个变量的一种分子机制，进而解释表型现象。当一项研究出现多个变量组合时，为了保障逻辑主次有序，通常规律是有且只有一个主要的变量，其他的都是次要的变量。就像演戏分主角、配角，主变量用来承担创新的任务，扮演最核心的戏份，次变量起到衬托的作用，为了阐释机制而存在，角色定位与分工有差别。多元变量组合中，变量虽分主次，唇齿相依似君臣，明君贤臣开太平盛世，昏君贤臣只能苟延残喘，明君佞臣最终一事无成。主变量的创新程度和机制次变量的深度两手都要抓，不可偏废。

主变量一篇文章只有一个，识别它能解开很多逻辑上的难点，而次变量可以上下游有多个，多个次变量之间不会相互独立，它们总是跟主变量一起构成一个信号传递的链条。这一类多变量信号传导的研究，绝对是基础科研的主流，正是这样大量的分子信息链条构成了复杂的调控网络。网络中最经典的一些分子集合，上下游有调控关系的，参与各种生物学过程功能比较百搭的，逐渐形成了通路的概念。由此可见，通路里的分子曾经也都是各种研究中的变量分子，随着研究的深入，一群分子的关系得到公认，成了明星分子，这个偶像团体就干脆再取个名字，以团体的名义活跃在科研界，成了通路。一旦提到某个通路，脑海里应当自动匹配一系列上下游有明确信号传导关系的变量分子集合。作为通路加入课题时，无需特殊说明，通路成员上游变化则下游成员随之而变，论证过程需要一群标志物组团检测，趋势保持一致。尽管有时，其中某些明星分子会被人当作文章主变量来研究，但绝大多数情况下，还是它们的团体形象更具吸引力。这种整体性，就是通路作为三变量之一独立存在的意义。

分子是三个变量里最典型的，所以我们放在最前面学习，它能胜任各种位置，主次都可以，占领了各大杂志版面。药物偏爱做主角，非主角的戏不演，发现新药、老药新用和耐药逆转，都是以药物做主变量。唯一以分子为主变量、药物为次变量的耐药机制研究，把耐药看作一种表型，将加药视为表型对应模型的一部分（耐药模型需要加药诱导建模），这就跟分子类型的单变量论证没有差异了。通路这个变量又不一样，天生是一个用来做机制的变量，属于千年配角。就跟相声里的捧哏一样，一个逗哏要火，少不了一个好的捧哏的陪衬，好的绿叶可遇不可求。为什么通路不作主变量呢？因为通路分子多，平行展开逻辑混乱，容易顾此失彼。然而充当次变量解释机制时，通路代表着一组整体的变化，内容层次更深厚，表现力反倒有加分。变量虽然有三个，但是三者间的特性有所不同，玩好分子一通百通，却也不能忽视药物的简约优势，以及通路作为机制的通用属性，常见策略背后总有效率或成本的考量。

关于通路，我们还需要掌握一些常识。生物体是个非常复杂的系统，细胞所接收的信号多种多样，按性质来说大致可分为物理信号、化学信号和生物信号三类。光、热、射线、离子、过氧化物这些都属于外源性的物理、化学信号。人体自身的信号转导主要依赖生物信号，包括来自内分泌系统的激素、来自神经系统的神经递质，以及通过旁分泌或自分泌产生的细胞因子三种方式。激素的作用时间长，作用全身性，效应浓度低；而神经递质作用时间短，是局部作用，效应浓度很高。细胞因子的作用介于两者之间。细胞每时每刻都在接触着来自胞内或者胞外的信号，有人总结过信号作用于细胞有 5 种常见的结局：促进代谢、细胞分裂、细胞分化、细胞死亡以及其他——激活某一种特定的细胞功能。这个其他很有灵性，巧妙地避免了概念上发生错误，特定的细胞功能其实也是表型，代谢、分裂、分化、死亡皆为表型，信号传导调控一切表型。狭义的信号通路是指能将细胞外的分子信号经细胞膜传入细胞内发挥效应的一系列酶促反应通路。注意两个关键词：从胞外传入胞内通过细胞膜，以及酶促反应。

广义的信号通路不限于胞外到胞内的信号传递，甚至不限于单个细胞，也包括细胞间的交互通讯（crosstalk）。只要一群分子有序地传递信号，有上游有下游，里面是一些明星分子，就是信号通路了。从狭义的信号通路定义来理解，信号通路应该有三个基本的构成元件：配体和受体、蛋白激酶和转录因子。

第一个元件是配体和受体。细胞外的分子信号一般称为配体（Ligand），包括激素、生长因子、细胞因子、神经递质以及其他小分子化合物等。当配体特异性地结合到细胞膜或细胞内的受体（Receptor）后，细胞内一系列蛋白会依次对下游蛋白的活性进行调节，包括激活或抑制作用，从而将外界信号逐步放大，最终产生综合性的细胞应答。可以表现为基因表达调节、细胞内酶活性的变化、细胞骨架构型改变或是 DNA 合成的改变等各种不同效应。这些变化也不一定是由一种信号引起的，可以通过几种不同信号的组合产生不同的反应。

经典的通路模型里，信号分子是多肽，它们没法直接穿过细胞膜，只能与细胞膜上的蛋白质受体结合，这些受体大都是跨膜蛋白，通过构象变化，将信号从膜外结构域（Domain）传到膜内的结构域，然后再与下一级的受体作用，通过磷酸化等修饰激活下一级通路。信号转导过程中，上游蛋白对下游蛋白调节主要是通过添加或去除磷酸基团，改变下游蛋白的空间构象完成的。

执行磷酸化功能的是构成信号通路的第二个元件：蛋白激酶（Kinase）。蛋白激酶是一类磷酸转移酶，作用是将 ATP 的磷酸基转移到它们的某个底物蛋白的特定氨基酸残基上去，从而快速改变下游蛋白的构象。敲重点，激酶是常规信号通路中传递信息的主要蛋白类型。激酶中最重要的两类，是蛋白酪氨酸激酶（Protein tyrosine kinase，PTK）和丝氨酸/苏氨酸激酶（Serine/threonine kinase，STK），各自有很多亚型。酪氨酸激酶是蛋白激酶中最重要的一个家族，催化结构域识别特异的酪氨酸残基，比较典型的是生长因子受体，胞外段能够接收信号，胞内有一个或者多个特异的酪氨酸残基，当配体与胞外受体结构域相结合时，胞内酪氨酸残基就被磷酸化，产生向下游的信号传导。丝氨酸/苏氨酸激酶中比较典型的是丝裂原活化蛋白激酶（Mitogen-activated protein kinase，MAPK），细胞因子、神经递质、激素等信号都可以激活 MAPK 的活性。因为大部分信号通路的关键分子活化状态的标志是磷酸化，所以特异性的蛋白磷酸化毫无疑问可以作为通路的标志物。蛋白磷酸化可以被抗体检测到，所以做信号通路研究时比较常见的数据呈现形式是用免疫印迹实验（Western blot）检测通路蛋白和磷酸化蛋白的表达量变化，来反映通路受影响的程度。

第三个信号通路的基本元件是转录因子（Transcription factor，TF），也就是对基因转录有调节作用的蛋白质。细胞对信号转导的大部分反应最终都涉及基因转录的调节，也就是蛋白质与 DNA 的相互识别和相互作用，转录因子是通路的效应器。信号通路里的转录因子又称为第三信使，第一信使是胞外的配体，第二信使是配体受体结合后激活的胞内信号分子，有助于信号向胞内进行传递，比如环磷腺苷（cAMP）、环磷鸟苷（cGMP）、Ca^{2+} 等，主要作用是活化蛋白激酶，第三信使就是转录因子这一类 DNA 结合蛋白了。转录因子特别重要，一个转录因子可以启动一系列下游蛋白的表达，像开关一样，一直是信号通路研究中的一个经典分子类型。转录因子研究模式也是一种重要的科研模块，是我们从入门到悟道必修的一个套路，在第三章将会详细拆解它。

早在 20 世纪 80 年代，信号转导的机制已经受到研究人员的普遍关注，那时候没有非编码 RNA，大家做来做去都是蛋白质间的调控关系。经过几十年的积累，研究者们至少对于几千个蛋白已有比较深入的科学认识，它们之间的调控线路一共有多少条信号通路，很难准确描述。因为信号通路是人为命名的，研究者们总喜欢创造概念，所以通路永远发现不完，几个分子一组合，起个名字，就是个新通路。不同通路间的分子还相互勾连，发生交互通讯（Crosstalk），这就使得通路的分支特别多，在不同的生理或者病理过程中，同一个通路可能效应的路径会有所不同。对于医生来说，穷尽通路有些不切实际，我们只需要记住其中一些比较常见的，对于这些明星通路中的明星分子成员都自动索引，就像突破五恒量一般，可以不用到，但不可不知道，这样读文献的时候就不会产生障碍。

本策特别提炼出 10 条信号通路（表 1），作为对通路这个变量研习常识的范围。我并没有刻意地去记忆，仅仅是读文献的过程中不断地闪现，就不经意间记住了它们的名字。这些通路都以明星分子命名，也就意味着在各种表型和疾病的组合中都具有兼容的性质，任何明星通路都并非生而不同，研究的人多了也就成了明星。这些通路历经海量文献的反复淬炼，取得高曝光的桂冠，每一个骨子里都透露着不凡。

表 1　10 条经典信号通路

序号	通路名称	通路标志物
1	NF-κB	IKKα、IKKβ、IκBα、P50、P65
2	PI3K/AKT	PI3K、AKT、GSK3β
3	mTOR	mTOR、TSC1、TSC2

续表

序号	通路名称	通路标志物
4	MAPK	ERK1/2、Ras、Raf、MEK、P38、JNK、MEK5、ERK5
5	JAK-STAT	JAK1、JAK2、STAT1-3
6	TGF-β	TGFβ、TFGβR、SMAD、BMP
7	WNT	WNT、FZD、β-catenin
8	Notch	Jagged1、DLL、Notch1-4、NICD
9	Hedgehog	SHH、PTCH1、SMO、Gli1-3
10	Hippo	MST1/2、LATS1/2、YAP、TEAD1-4

通路包含大量的标，若非在自己的研究中涉及了通路，每个通路关键分子记住三两个即可。在调控机制中搜寻通路的过程，常规也是通过几个核心标志物作指示，明确观察到变化之后，再围绕变化的分子往上游和下游推导信号传导途径。通路之中一个分子往往执行多种功能，既有多头的驱动上游，也有多靶点的效应下游，一组分子集合人为下通路定义必然有局限，大部分的分子都位于一个统一的调控网络中，每一篇文章只是在不断积累常识的拼图，为揭晓谜底贡献绵力。变量通路是动态的，不应机械地理解它。

观变量通路用法，其偏好与分子、药物这两个变量中的任意一个配对组合，凑一组因果逻辑，形成一个解答分子机制的问题模式。有了通路担当机制变量，一个课题的科学假设就升级成了某分子或药物经由某通路调节某种疾病的某个表型，逻辑层次就达到了疾病、表型、分子和机制 4 个要素，已经能够胜任低水平 SCI 的学术水平。懂得恒量研究体系代入新药物、新分子作主变量，主变量与表型因果关系论证完整，在做机制时靠上百搭通路，研究生阶段的课题任务亦可平稳度过。不过，在变量招式组合中，套路的规则是什么，我们还没有展开。在第二章"去彼取此"，将解答如何获取创新主变量以及锁定主变量后如何筛选机制变量的策略取舍问题，再经历 6 策修炼，将文章、课题的输出能力落地生根。

第二章

去彼取此

　　"去彼取此"语出《道德经》第十二章，原文是："五色令人目盲，五音令人耳聋，五味令人口爽，驰骋畋猎令人心发狂，难得之货令人行妨。是以圣人为腹不为目，故去彼取此。"意思是五色、五音、五味这些物欲的诱惑多了反而有害，所以圣人只求三餐温饱，不求声色犬马，应该摈弃那些劣习，保持安定知足的生活方式，有节制地享受。

　　去彼取此可理解为一种取舍之道，拿起很容易，放下特别难，眼前的放下是为了更长远的得到，这需要大智慧。人的天性中有贪婪的成分，贪婪是动力，但过度贪婪反受其害。像五色、五音、五味都是我们本性中喜欢的，面对无边的欲望，我们要懂得"舍"——适可而止，此乃老子在千百年前就悟通的道理。

　　取舍之道，在基础科研中同样至关重要。"五恒量＋三变量"作为科研的框架性思维，到了具体课题实操的环节，你会发现变量那么多，选哪个来做无从下手。"众妙之门"中八要素模块化打下科研的地基，每个影响结果的知识点都要展开细致讨论。在第二章，我们需要领悟两步关键取舍：①如何获取创新主变量分子，并且规范化完成单变量论证格式；②怎么从主变量出发挖掘分子机制，上游下游多个变量组合的课题如何构建，以及输出标准化研究数据套路。习得前12策，可达到入门境界，医学科研界温饱水平。按照中科院的学术期刊分区标准，排名前5％为一区期刊，5％～20％为二区，20％～50％为三区，剩余50％为四区，呈金字塔形分布。跨过50％的界线，混迹于三区可满足温饱，距离二区小康仅一步之遥。

第7策

沧海拾遗

前世多少次回眸，才换来今生相遇。变量似沧海，何处寻觅一粟的因缘？拾遗之策言语繁复，对一些人很难——屡试不中，对另一些人又特别容易——一招制敌，所有的玄妙都在"筛"和"猜"两个字里。十围之木，始生如蘖，文章课题的种子孕育自一个原创新变量，而筛、猜概括了一切新变量产出的规律。

掌握变量代入恒量的规则，接下来课题由虚入实，首当其冲要解决的是"该代入谁（Who）"的问题。如果在一个有传承的实验室，学生们每个人手上都有明确的分子可研究，他们可能体验不到选择的焦虑。但更普遍的情况是需要自己找创新变量，现实中科研新手光筛选分子就会花上一年半载。上一策我们提到通路不作为单独的变量研究，而是通常作为机制对象，那么课题找主变量只剩下在什么新的药或者找什么新的分子之间抉择。

一方面，发现新药需要化合物或中草药的资源库，没有库寸步难行，而老药新用以及耐药逆转，如果没有临床观察到的现象作指导犹如水中捞月，所以药物变量的遴选并不容易开展。另一方面，区分各种药物有效或者无效，需要通过表型实验的批量验证实现。无论细胞模型还是动物模型上的表型实验，其难度均高于检测分子表达差异的 qPCR、WB 和各种高通量组学方法。由此可见，在应用场景的普适性上，掌握选分子比选药物重要得多。下面就主要探讨分子获取的问题，变量代入的方法一通百通。

初学者普遍陷入的误区是，试图从文献中查阅找一个值得研究的候选分子，殊不知凡是文献报道过的"分子-表型"组合，默认跨越疾病通用，重复研究没有创新；未曾报道的分子-表型关联也不可能通过查文献来获取，唯有自行探索原创发现。其实，如何从变量的海洋中沧海拾遗，道理不复杂，我总结为六个字：要么筛，要么猜。"筛"即高通量筛选，用到了第 3 策"法"的概念中组学的技术平台，组学是用来做筛选的利器，可以从不同的分子角度找差异。"猜"即预测，从文献或者数据库中根据一些线索预测分子，然后进行实验验证。筛、猜二字诀是如此简明扼要、回味无穷，体现了大道至简的精神。

然后，什么时候用筛，什么时候用猜？还有六个字：有钱筛，没钱猜。如果经费充裕，毫无疑问应该基于科学问题在模型上做高通量筛选，筛并不耽误我们同时运用猜的手法，整体提升获得目标分子的效率，并且能够从组学结果中输出一批可视化数据图表，提高研究工作的表现力。如果经费不充裕就只能乖乖猜，不花钱势必会多花时间，在有限的条件下谋求局部最优解一样有套路。

本策"沧海拾遗"先解构筛的做法。筛选境界的第一层，是什么新、什么贵筛什么，或者把各个分子维度全部筛一遍。科研界的大户人家，通常自己提出一个科学问题，然后收集代表性的样本进行高通量筛选，以此作为课题的开端。一个课题在最开始找主变量的阶段就筛掉几十上百万经费，此类叙事模式多见于高分文章中。分子机制的深入既花时间又花钱，高通量数据的堆叠只花钱少花时间，所以土豪实验室更倾向于选后者，简单粗暴见效快。

筛选境界的第二层，是追求筛选的性价比，要筛但尽量节约经费。最佳分组策略两组比较，并且只筛一种分子类型。细胞样品最少三对三 6 个样品，动物或组织样品最少六对六 12 个样品，就能提供符合行业惯例的分子筛选数据。有一点要注意，筛选的分组方式不需要标新立异，模型和正常对照两组比较，或者模型构建好加或者不加干预因素两组比较，比较对象过多，哪怕类似的策略其他研究者已经开展过，人家的体系和你的体系差之毫厘，筛出来的分子也会千差万别。相同的部分彼此相互印证，差异的部分便是你开疆辟土的专属领地。

筛选境界的第三层，是自己不筛，专门找别人已经报道的筛选数据做二次挖掘分析，甚至整合多项研究的数据集汇总比较，得到一组有潜力的候选分子。在高通量普遍应用的当下，针对一个科学问题检索数据库和文献，大概率能找到可用的数据集，所以善用别人的筛选结果是找分子的底线思维，而站在前人工作基础上再自己筛一轮属于中间稳健策略。存储高通量数据比较权威的公共数据库有隶属于美国国立生物技术信息中心（National Center for Biotechnology Information，NCBI）的 GEO 数据库，就像在 NCBI 的 Pubmed 数据库检索学术论文一样，在 GEO 输入关键词可以得到匹配的项目列表，找到感兴趣的数据集后，可以下载这些文章附带的筛选数据。要小心！如果检索没有发现你想要的数据集，很有可能你关注的疾病没有样本、没有模型导致无从筛起，又或者研究方向太新，尚未有相关文章发表，这种情况若非实力超群，应注意避坑。

大部分人徘徊在筛或者不筛的十字路口，终于咬咬牙决定筛了，又不知道筛什么分子类型合适，一坑之后还有一坑。此时回忆第 4 策"分子点睛"，除了遗传学疾病和肿瘤，一般的疾病 DNA 不发生改变，因此从DNA 水平筛差异在医学研究中不多见。主流的研究对象分子类型是蛋白和 RNA，换言之可以是编码的也可以是非编码的。非编码又分成 miRNA、lncRNA 和 circRNA 三种类型。蛋白在翻译之前形式是 mRNA，mRNA 表达差异介导蛋白水平变化，这样 mRNA 和三种非编码 RNA 都属于RNA，用检测 RNA 的二代测序（Next-generation sequencing，NGS）方法可以一网打尽，筛分子首选做测序的总体思路由此确定。

做测序又分两种情况：第一种情况，课题预算不足时不建议以lncRNA/circRNA 为研究对象，因此仅剩下 mRNA 和 miRNA 二选一。相比较而言，mRNA 的测序费用低于 miRNA，所以最简陋的筛选做法是筛 mRNA 差异。经费允许的情况下，可以 miRNA 和 mRNA 一起筛，因为 miRNA 的机制研究需要靶向调控 mRNA 的变化，一起筛有助于一箭双雕。但是 miRNA 有 miRNA 的问题，不少人内心有一个声音在规劝：miRNA 太老套啦！以后申请课题不好用啊！不考虑 miRNA，筛选思路只能返璞归真，从寻找 mRNA 差异入手，研究主变量为编码基因产物——蛋白的功能。这种思路朴素中不失纯粹，毕竟经典不会过时。第二种情况，主变量选非编码，倾向于 lncRNA 或 circRNA，则筛 lncRNA/circRNA 的同时，mRNA 和 miRNA 的差异也要同步高通量检测，做全转录组测序分析（包含编码和非编码的所有 RNA），原因在于非编码 RNA 是调控性分子，其作用机制与 miRNA 和 mRNA 的交互影响息息相关，同时检测多种 RNA 有利于机制探索时更高效率找到目标，等于把主变量筛选和机制挖掘在一次筛选中尽可能都照顾到。

测序技术为什么叫二代？背后的常识也需了解。完成人类基因组计划第一个人的全基因组测序用的一代测序技术花了 13 年时间。现在用二代测序，同样的工作量不到 1 天就完成了，费用几百块。一代测序适合检测一些短的序列片段，常规的分子克隆构建质粒后送测序鉴定，用的便是一代测序。一代测序的原理为双脱氧末端终止法，又称 Sanger 测序（发明人是 Frederick Sanger），将 DNA 先扩增然后通过毛细管电泳识别序列。一代测序跟 PCR 一样是常规分子生物学技术，不仅科研领域，临床检验中也有应用，检验科必备测序仪。

一代测序逐个检测碱基，二代才是高通量测序，采用大规模平行测序的思想，而且边合成边测序，在 DNA 合成过程中得到序列信息。具体来说是用不同颜色的荧光染料标记 4 种不同的核苷酸 ATCG，这样当 DNA 聚合酶合成模板链的互补链时，每添加一种核苷酸就会释放出与之对应的荧光信号，捕获荧光信号后再经过计算机处理就可以获得 DNA 的序列信息。为了实现高通量，所谓的大规模平行测序是在处理样品时把待测的 DNA 随机片段化成几百个碱基甚至更小的片段，这个过程叫"建库"，同时在序列两端加上接头，这样同时测很多短序列，然后把短序列利用接头拼接起来，多线程工作，效率大大提高。大家注意，就算是检测 RNA（转录组测序），也是把 RNA 反转录成 cDNA，然后再片段化并加上接头。实际上测序测的还是 DNA，DNA 比较稳定。

现在市场上还有叫三代、四代的测序技术，原理差不多，都属于单分子测序（Single molecule sequencing，SMS）。一代、二代需要用 PCR 扩增的方法放大信号，然后再检测。而单分子测序不需要扩增，相当于用仪器实时观测 DNA 聚合酶复制 DNA 的过程，并把碱基信息记录下来。这样反应速度特别快，一秒 10 个碱基，而且一次反应能测非常长的序列，精度也高。四代与三代的区别无非是把用光信号捕获的单分子测序变成电信号报告，本质上都是单分子测序。不过，有句俗语叫"杀鸡焉用牛刀"，实现同样的测序目的，二代速度足够快且费用更加低，所以三代、四代并不能取而代之，除非新技术在成本上出现颠覆式的进步。当前，我们高通量筛 RNA 分子用二代测序，仍是性价比最高的选择。

从蛋白水平筛选分子分两步走，第一步把蛋白逐一分离开，第二步对蛋白进行鉴定。分离蛋白经典方法是二维电泳，蛋白的序列决定分子量，空间结构决定等电点，没有任何两个蛋白有相同分子量和等电点，所以利用等电点和分子量的二维分离可以将混合蛋白样品中的蛋白分开。两组样品电泳跑完了胶，比较一下差异的蛋白印迹点，然后对差异蛋白的位置切胶进行质谱（Mass Spectrometry，MS）鉴定，就可以明确差异蛋白。质谱技术利用了电场和磁场将样品产生的带电离子按质荷比进行分离。质荷比即离子的质量与带电荷的比值，相当于分子的指纹，每个蛋白都有独一无二的质荷比。在质谱设备的解析下，各类分子如同有身份证，谁是谁一目了然。包括代谢组学筛选代谢分子，其鉴定的方法也是用质谱。

蛋白的高通量筛选用到质谱，费用比测序贵不少，因此立足于蛋白水平筛差异，经费门槛就比从 RNA 水平找分子高了不少，很难说有性价比。一些研究者蛋白组学筛选做了，却出于节约经费的角度不做测序，这种思路我不认同。测序筛选不过瘾的情况下，下一档应该是测序＋质谱，而非单纯做质谱。只有花更高的费用才可以直接从蛋白出发做高通量筛选，建议多检测一些分子维度，多水平数据可以彼此验证，更利于分子机制的假说展开。只有当这种多分子层次的筛选依然还有余力时，才值得入手相对新颖的高通量技术如单细胞测序（Single-cell RNA sequencing，scRNA-seq）、空间转录组学（Spatial transcriptomics，ST）、RNA 甲基化测序（Methylated RNA immunoprecipitation with Sequencing，MeRIP-Seq）、染色质开放性测序（Assay for transposase-accessible chromatin with sequencing，ATAC-seq）、蛋白翻译后修饰组学（Post-translational modification omics，PTMomics）等，这些弄潮儿若非目标为发表一区期刊则无必要。

概言之，高通量筛选方法最常见的技术平台有两个：测序和质谱，相关技术只需要有基本常识，用到时联系相应的服务公司咨询细节。核心原则是理解输入和输出的标准。输入端明确需要什么样品，样品的标准是什么，样品如何制备，以及样品如何分组（研究设计）。输出端则关注检测获得的差异分子矩阵，哪些分子变化了、变化的倍数是多少。此外还有格式化的报告，其中包含一系列可视化图表，这些图表里一部分是质控数据，基本用不到；另外一些基于表达差异的分子群进行的后续分析，这些分析结果要求能够看懂，甚至可以根据课题需要进行二次数据挖掘。

　　筛、猜二字解答了变量代入恒量的两种选择。筛的策略有三个层次，高水平实验室不计成本筛分子，自己筛的才有独家经营的稀缺感，为课题奠定优良基础。普通选手筛分子追求性价比，由俭入奢，逐步递进：① 测序筛 mRNA 变化；② 测序筛 miRNA ＋ mRNA 变化；③ 测序筛全转录组（miR-NA ＋ mRNA ＋ lncRNA/circRNA 二选一）；④ 蛋白组学 ＋ 全转录组。通过原创性的筛选能够带来丰富的数据量和延绵不绝的靶标创新小火苗，缺点只有烧钱一个。随随便便几万块投进去，还不一定有个声响。最后，低配的筛法，可运用公开发表的文献高通量数据，几乎零成本的挖掘差异分子。接下来，第 8 策将教授怎么提高猜分子的命中率，筛分子产生的候选者众多需要猜的过滤，或者跳过筛的步骤直接猜分子也同样可行。此策在经费短缺的情况下，有"柳暗花明又一村"之妙。

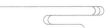

第8策

去芜存精

7、8两策可看作姊妹篇，筛、猜二字一体两面，不可分割。筛分子在后续验证阶段，需要用到猜分子的思路。猜分子也不能凭空臆造，公开发表的高通量数据为最佳证据来源，从已筛选未验证的候选之中，探寻一抹伊人倩影。众里寻"他"千百度，蓦然回首，分子却在文献不起眼处。

去芜取精——去掉杂质，保留精华，取和舍的智慧体现在过滤杂质的方法上。"沧海拾遗"和"去芜取精"两策总结了筛和猜两个获得候选分子的心法。一篇文章的产出有两处应用筛和猜的地方：其一是从无到有找到主变量，其二是主变量介导表型关系明确，进一步找主变量相关的作用机制。复杂的机制内容可能涉及多轮筛猜过程，由此可知，筛和猜为一项关键性的科研能力，掌握了筛和猜的技巧，学什么套路都会比较快。文章套路中的内容设计和数据格式有迹可循，可以模仿，唯独将"什么变量分子填空入体系会有预期表型"这件事，客观上是一种创造力的表现。获取变量的方式人们各显神通，文献里往往言之不详，背后隐藏的秘密无非筛、猜而已。

　　获取分子的上策自然是自己做高通量筛选，但是不管自己筛还是利用公共数据库数据挖掘产出差异分子，在去芜取精的思路上并没有不同。筛的过程一定会拥抱太多的选择，以至于乱花渐欲迷人眼。一次筛选正常情况下会产生几百、几千的显著差异分子，靠人工一个个去检索分析极度耗时费力，这时候如果猜得准定能事半功倍。一说到猜，有学术体验的人会想到一种江湖流行的选分子方法——随缘大法。就是看这个分子名字不错，与我有缘，就它了！然后开始做过表达或者沉默验证表型，并且在实验结果出来之前坚信一定阳性。我需要纠正一下，如此随缘选分子不能叫猜分子，猜是猜想，还有个思考过程，随缘更准确地应该叫蒙，能否一蒙即中完全靠运气。

　　如果不是凭感觉瞎蒙，正确的方法应该如何过滤杂质呢？第 3 策 "法标两立" 提到过的五个数据维度中的生物信息学分析就用在此处。筛选属于高通量技术，产生的结果为大数据，处理大数据归于生物信息的专业领域。说生物信息与筛选唇齿相依、为筛而生也不过分，生物信息的修为直接决定了我们浓缩、提炼筛选后大数据的质量和效率。高阶的生物信息技能自成体系，需要用到 R 语言和 Python 语言，熟练掌握等于程序员水平，做基础研究并不一定需要掌握，但是应用一些生物信息在线数据库和软件执行无代码分析，对筛猜而言不可或缺。

　　如果前期研究已经开展了高通量筛选，其数据的处理过程一共有两个阶段。第一步，从测序仪或者质谱上获得的原始数据，经过标准处理流程解析每个分子的表达值，并根据差异显著程度建立列表，这一步叫上游分析，以获得差异矩阵为里程碑。通常是什么公司提供高通量检测服务，就由这个公司完成上游分析，这一步没有专业生物信息功力难以驾驭。第二步是下游分析，包括差异分子的功能聚类分析、交互作用网络分析等，也是公司标准报告里会包含的，但是可以自己进行二次挖掘，运用无代码分析工具。这些结果会提示一些研究线索：①这么多差异分子里，哪些比较重要，位于调控网络的节点；②这些变化的分子群已知跟哪些表型相关性最高，可以验证这些表型；③跟哪些已知的通路调控关系比较密切，后续做机制时可以探索这个方向。

　　接下来就要猜创新主变量了，哪怕经过了再多次的计算机模拟，都没有办法保证选一个没有报道过的差异分子去做实验，一定会出现显著的表型功能。生物信息分析基于算法，算法本质是预测，每一步预测都有假阳性，等多次运算叠加之后概率相乘，结果难免大幅偏离真相。更何况，算法也不会空穴来风，所有预测都基于现有的文献报道和已知的规律，这些经验对于发现新事物未必就是有用的，过度迷恋反而会丧失科研探索未知的本意，拘泥于俗套的分子对象而无法突破。

如果追求原创的"分子-表型"逻辑组合，生物信息分析大致能够提示哪些表型可能相关，但是无法提供没有文献报道的创新分子，所有下游分析里的枢纽分子也不用关注，都是明星分子。此时简约的操作可以摒弃繁复的下游分析，上游分析做完，直接从差异列表里一个个查文献，遇到报道比较多的一概略去，按差异倍数把前 20～30 个新分子遴选出来。猜的首要条件是保证潜在主变量有创新价值。

完全原创对于研究者要求高了些，若目标为发一区期刊应该保持这种自律。以二区、三区期刊作为目标的课题，可退而求其次，选次新分子。所谓"次新"指本疾病中分子-表型的关系尚未报道，而其他疾病中类似研究仅存在少于三篇，且其中有高分文章确保可信度高。这一标准既能顺蔓摸瓜，可验证的风险较小，又能通过机制内容的创新，保证文章讲述不同的故事，整体效果不会太差。而对于那些报道几十上百篇的候选分子，建议大家回避，这些分子作为主变量重复分子介导表型的实验毫无创新可言，机制做得平平无奇，选分子的策略已决定了其上限太低，颠覆性创新和移植性研究档次有天壤之别。

优化一下 20～30 个候选分子（Candidates）的清单，可以有一半完全原创，另一半次新，其实不需要对陈旧分子恋恋不舍，筛选完一般是选择太多而不是太少，所以大刀阔斧剔除，只留精华部分，再做第二轮的猜。除了创新程度，我们还要考虑分子在研究过程中的便捷度，利用在线数据库中的信息类数据库，如 NCBI 的 Genebank 数据库或者专门注释人类基因的 Genecards 数据库，了解分子的大小、细胞定位、表达分布、已知功能、是否有不同转录本、归属什么蛋白质家族等信息，思考每个分子大概能组织出什么样的故事。

初学者对分子细节不明所以，推荐重点关注分子大小和亚细胞定位这两个问题。分子序列过长会导致过表达操作困难，以 3K（3000 个碱基）

以内为宜，同等条件下序列更短的分子优先。亚细胞定位有细胞核、细胞浆、细胞膜或者分泌到细胞外 4 种，体现了该分子不同的功能作用方式。主要表达于细胞核和细胞浆的分子是常规研究对象，细胞核执行转录水平调控，细胞浆在 mRNA 和蛋白水平影响表达，机制模式条条大路通罗马。而细胞膜上的分子和分泌因子机制套路更加复杂，也应该谨慎考虑。这里参考背景选分子的方法对科研经验要求颇高，是文献积累到一定数量的结果，不同的人选分子也会存在各自的偏好，所以没有唯一正确的答案。不过，综合信息过滤后的分子对象，能够有效避免显而易见的后续研究困难，确为提升课题成功率的有效步骤。

走完第二步猜的动作，可能半数以上的候选分子已经夭折，我们最后再有一步来提升分子靶标的命中率，即运用在线数据库中的样本类数据库或者自己的样本做二次验证，这一步关键检验分子靶标的临床意义。比如肿瘤的 TCGA 数据库里提供了病人的预后资料，可以把候选分子的表达一个一个用生存分析去看有没有相关性，判断高表达和低表达两组患者预后是否有差异。那些不影响预后结局的分子临床价值有缺陷，在这一步可以剔除掉。要是没有临床资料可用，就在数据库或者文献中找一找组织或者细胞中表达的结果，将候选分子的表达趋势与自己的科学假设对照一下，去掉与预期不符的靶点。此外不妨用自己的组织样本，qPCR 批量检测十来个分子的表达，看看外部数据和内部数据是否匹配。经由多轮的分析及预实验，选出多组线索间结果一致的、排除结果矛盾的分子，最终锁定 3～5 个候选分子进入最终的表型实验验证，此实验一旦阳性，文章唾手可得。

为什么需要 3～5 个候选分子平行表型验证？很显然我们不能把宝押在一个分子上，如果验证了发现没有表型，从头再来会浪费时间。分子验证应该一批一批做，而不是一个一个做，这是从实践中得出的宝贵经验，这叫"通量解决概率问题"。对于选分子而言，无论经过多少步"筛""猜"的推演，是否有预期的表型现象依然是概率事件，唯有通量可以克服客观存在的阴性概率，一次验证必出阳性靶标。科研是一个小概率的游戏，只有工业化生产良品率在 99％ 以上，科研成功率理想情况下也大概只有三分之一。为了保证在一个实验周期内获得有价值的研究成果，稳健的做法就是大幅提高自己的工作量，将偶然性转化为必然性。用更大的通量来规避客观的科研风险是基础科研的一条精髓思想、黄金定律，好的学术成果都是用工作量堆出来的，没有捷径。

通量解决概率问题，是说我们已经预计到分子不会只做一个就有表型，索性多做几个，反正至少有一个有表型就可以了。选分子前有高通量数据支持，还有多方面证据分析以及预实验，所以选 3～5 个其中至少一个有功能比较正常，有两三个有功能就赚到了，可以发多篇文章。相似的表型不同的分子，实验可以一起安排，模、法、标套路一致，并行高效。科研是去伪存真的过程，伪是大部分，真是小部分，所以实验失败为常态，实验成功是小概率发生的。哪怕在科研院所和高校这种专门搞科研的地方，从零开始产出一篇基础科研论文至少要做 10 倍于数据结果的工作量，换句话说文章呈现的有效的数据结果仅有 10%，应对这些规律要心里有数。

从筛的结果里猜分子高度依赖生物信息技能，属于干湿结合（生物信息＋实验）的研究策略。学术界将实验称为"湿研究"（用到试剂），而不做实验的生物信息相应称为"干研究"，生物信息与实验的组合叫干湿结合。跳过生物信息这一步，能否直接从文献里面挑分子呢？答案是肯定的。省略筛的步骤直接猜分子，建议先选定几本自己领域里的权威期刊，如 3～5 本排名在一区腰部的（前 2.5%，取 5% 中间段），把这些期刊上最近 3 个月做新分子的，文章找出来。之所以不选一区头部期刊（前 1%），是考虑到顶级文章经常不走寻常路，难以模仿，而一区底部（2.5%～5%）期刊数量偏多，不利于聚焦。锁定文献范围后，其中的分子很好找，标题里就有，分子名称在 Pubmed 上检索判断新不新，把新的留下来备选。选中 3～5 个后分析分子背景，并且读一下相关已发表的文章，确认没有明显的坑，接下来直接对这批候选分子进行表型验证。注意，这里的疾病不能跟原来的文章一样，表型和疾病都不一样更好。当然表型和疾病均不同肯定有验证失败的风险，所以需要选多个分子以通量解决概率问题。

在表型跟原文献一样的设计下，还可以有一种去故就新的做法，利用表型之间的相关性，即表型有嵌套的特性，从老表型推一个新表型作为自己文章的创新角度。表型有交互作用的原因在于表型背后是分子调控网络，网状的调控必定存在节点交叉，因此表型相互影响在科研中司空见惯。我们尝试让文献里选到的分子跨越到新表型上发挥新作用，机制方面就往表型间的共有通路上凑。这样的候选分子多选几个一次性验证完，有阳性结果的继续往下做，组成表型嵌套的课题模式，而不成功的重复旧表型再挖掘一套新机制也还能拯救一下。不过，需要强调直接从文献中猜分子是个技术活，需要对表型、背后的通路、相关的调控机制等有足够深的理解。

本策围绕筛选拿到数据后如何进一步缩小候选分子范围的有效策略方法进行了研讨。筛和猜得到的候选分子，应该满足创新显著、背景可行、有潜在临床价值。而本策领悟的标志，表现在开始恒量体系代入创新变量时，能有章法地推演一批候选分子，并且在实验验证之后，信心满满锁定最终阳性靶标。注意一批一批验证而非一个一个验证，通量解决概率问题。

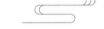

第9策

造因得果

"筛、猜"二字诀解决了分子变量从哪里来的问题，分子介导表型建立了两要素间的因果逻辑关系，本策进一步修炼单变量因果论证的规范化数据格式。单变量可谓最简的科研成文套路，然而严谨论证并不易完成，执行标准蕴含在"表达差异、一正一反、细胞动物"十二字心法口诀中。

在第4策"分子点睛"中，我们已经提及如何证明分子有表型的方法：获得功能（Gain of function）和丧失功能（Loss of function），即过表达和沉默基因，观察表型变化。延续第4策的抛砖引玉，本策要将单变量论证的完整数据套路阐释清楚。这一标准模板普适于各种分子类型，对编码基因产物——蛋白质和非编码 RNA（miRNA、lncRNA 和 circRNA）都兼容，采取了统一的单变量论证范式。

从筛、猜分子的流程不难发现，候选分子始于表达差异的筛选，然后验证是否具有调节表型的功能。如果疾病发生过程中分子表达没有差异，那么哪怕操作分子出现表型变化，也认为跟疾病没有关系。医学研究中，表达有差异是功能有意义的先决条件，所以通常作为第一张结果图（Figure）的内容展示在文章中。假设疾病与分子表达存在关联，按照有病和没病分成两组的样本，分子表达不应该随机分布，会呈现显著的差异，反过来，按照分子表达高低将人群分成两组，其发病率也应该不同，具备统计学意义，这就是两个因素有相关性（Correlation）的证明。

相关性对因果关系而言是必要不充分条件。换言之，两个因素构成因果则必定有相关性，但是具备相关性的两者不一定有因果关系，也可能是同一因导致共同果的伴随关系。在人的组织水平，我们因为伦理问题无法直接以身试药或者进行基因编辑在人体上直接改变分子表达，所以能做的研究归根到底都属于相关性研究，相关性研究是单变量论证的第一步。

相关性论证有两个层次。第一层，尽量运用模、法、标的多样性，多角度证实分子表达差异确实存在。记住下面四种实验方法，可以在组织、细胞和动物三个数据水平上展示。第 3 策"法标两立"说到最典型的两个分子实验——qPCR 和 WB，分别用于检测 RNA 和蛋白质。对于编码基因而言，收集细胞模型、动物模型或者人组织样品后，一部分样品抽提其中的 RNA 进行反转录，再用 qPCR 检测 mRNA 表达。另一部分样品抽提蛋白，用特异性抗体进行 WB 检测，可以同时获得编码基因的 mRNA 和产物蛋白的表达量。非编码 RNA 没有蛋白形式，这里仅需要 qPCR 检测即可。组织水平的表达检测还常用免疫组化（Immunohistochemistry，IHC）的方法，同样是利用抗体-抗原免疫结合的原理，相比 WB 可以补充观察蛋白在细胞定位的信息。当检测对象是非编码 RNA 时，IHC 替换成了原位杂交（In situ hybridization，ISH），通过核酸探针来靶向结合目标 RNA 序列指示表达和定位情况。

在组织、细胞、动物等水平揭示表达差异，非编码 RNA 有 qPCR 和 ISH 的数据，编码基因有 qPCR、WB 和 IHC 的数据，这是相关性论证的第一层。相关性论证的第二层，如果检测的组织样本数量不低于 100 例，并且相应患者的临床资料和随访齐全，可以针对表达差异与临床特征参数之间是否有相关性进行更多统计分析。以肿瘤患者为例，组织样品按照病理类型、肿瘤分期、分化程度、肿瘤大小、血管侵犯、神经侵犯、淋巴转移、远处转移、化疗敏感性、放疗敏感性、预后生存期等指标分亚组，进一步评估分子表达差异是否与这些因素相关。单因素逐一分析完还有多指标联合的多因素分析，以及判断诊断潜能的 ROC 曲线图和评估预后价值的生存曲线图。

完整的相关性研究数据格式，包括大量组织标本的多种实验方法检测表达差异的数据，提供患者临床信息的基线资料表，并输出表达差异与临床指标的单因素分析表、多因素分析表，绘制 ROC 曲线图、生存曲线图，甚至还可以将多个对临床结局有影响的因素整合成预测模型，数据的丰富程度已经足够发表一篇 SCI 论文。利用内部样本的 1 个创新指标＋N个常规临床指标建立相关性，可以配合生物信息样本数据库中的相应外部数据集，内部建模＋外部验证，最大程度地满足二区期刊的文章要求，是所有科研套路中逻辑最简单的一款。数据量可以很大但思维极浅，结论无非有关或者无关，连因果关系都还没有证明。

相关性研究胜在形形色色的疾病相关临床参数、比较对象种类多样，在我国有组织样本数量上的优势，使得这一单变量论证的简配套路自成一脉，深受医学科研工作者尤其是初学者的偏爱。但是单变量体系的标配内容，核心还是因果论证，即第 4 策"分子点睛"中的获得功能（Gain of function）和丧失功能（loss of function）一正一反操作分子观察表型变化的实验结果。正向即过表达，加入分子获得表型，体现了分子（因）是表型（果）的充分条件，而反向沉默抑制分子，没有分子则表型丧失，反映了分子（因）是表型（果）的必要条件。正反双向操作分子，表型随之出现获得和失去的相应变化，表明分子（因）对表型（果）而言为充分且必要条件。

一组因果关系的因与果两者间，可存在三种条件逻辑：充分且必要的；必要不充分的；充分不必要的，但是绝不会不充分不必要。既不充分也不必要，则两个因素之间没有因果关联。由此可见，证明分子介导表型，一正一反充分且必要属于标准动作，缺失任何一个方向，都有论证不完整的逻辑缺陷。在我们检测细胞水平表达差异时，有多个细胞株平行检测，必然会有相对高表达和相对低表达的细胞株，那么高表达的细胞株执行沉默操作，低表达的细胞株进行过表达验证，既满足了两株细胞多模型重复，也满足了一正一反多条件论证，可谓单变量数据格式的设计金标准。

如何选择正向和反向操作分子的载体，在因果论证中成了技术关键点，细胞转染效率高，基因过表达和 RNAi 沉默都可以用质粒来完成，也可以转染化学合成的 siRNA（RNAi 方法）、gRNA（CRISPRi 方法）。遇到了难以转染的细胞，三种病毒载体——腺病毒（Adenovirus，Ad）、慢病毒（Lentivirus，LV）和腺相关病毒（Adeno-associated virus，AAV）三选其一，各有优缺点。一般做基因沉默无论是 RNAi 还是 CRISPRi，小片段转导优先选择慢病毒，而表达大片段序列时，慢病毒包装效率会大幅降低，可能需要用其他的病毒载体。

当我们在细胞水平实现了基因转导或沉默，还应该对基因操作的效率进行验证，实验方法与组织和细胞里检测表达差异一样，都是 qPCR 和WB。区别在于表达差异分析时细胞没有经过任何处理，而此时细胞被施加了外源性干预。比较对象分为两组，在过表达里阴性对照是细胞导入空载体（不负载任何基因），而在 RNAi 实验里阴性对照是一段无义序列（不靶向任何基因的序列），即无效的 siRNA。在正向（Gain of function）和反向（Loss of function）操作检测表型前，先确认研究体系中过表达或沉默是否有效是规范论证必不可少的步骤。

接下来，需要用一系列不同实验原理的"法"来论证一种或多种表型的改变，一种表型至少两种实验，体现了证据重复推导结论的可靠性。一个结果有重复和没重复，从严谨性上评估差了许多，但至于是两次还是三次重复，倒没有质的区别。因此，学术界普遍采取一正一反两株细胞、一个表型至少两种实验重复这样的数据配置。一个表型实验在不同细胞、不同基因操作策略下平行展开，以及表型背后还有多个标志物的重复验证，构成了科研论证数据的"广度"。世间本没有路，走的人多了自然成了路，科研套路是前人们约定俗成的通用体系，即使没有官方指南也有民间流传的行业规则，广度要求不分领域概莫能外。

第 2 策总结模型恒量时还讲到了体外（in vitro）和体内（in vivo）的概念，既然论证因果的实验模型有细胞和动物两种（组织水平只能论证相关性），那么满足广度的论证也必须细胞和动物两种体系都照顾到，缺少任何一种都是数据不充分的表现。在体动物研究一样可以一个表型多个实验佐证，也可以一正一反双向操作分子观察表型变化，甚至可以多种不同原理的动物模型（诱导、自发、转基因）平行实验。至此，单变量论证的恢宏长卷已经跃然纸上，分子介导表型的一组因果逻辑内在简单，然而外在数据表现体量宽广，具备多条件论证（充分＋必要）、多模型论证（组织、细胞、动物）、多法标论证（一种表型多个法与标）的"三多"特征。论证格式提炼为"表达差异、一正一反、细胞动物"十二字心法口诀，字字珠玑。阅读文献时，有些作者喜欢同一个表型的细胞和动物水平过表达结果在一个图上，沉默功能在另一个图上。也有人习惯细胞水平一正一反在一个图上，动物水平结果再来一张图。我们梳理数据心中要有一个不变的框架，不能被可变的形式扰乱思路。只有框架不动，每篇文章的图表自动归位于论证模块的某一组件，无论如何组图规律不变。

因果论证除了一正一反充分且必要外，还有加强模式。在一些高水平文章中，会看到过表达或者沉默分子的时候，在细胞中可以按高中低的剂量梯度加入质粒或者病毒，从而在调控表型的结果中观察到剂量依赖的调控关系。单剂量可认为是定性的因果关系，而剂量梯度体现的是定量的因果关系，从逻辑上后者质量更胜一筹。另外一些高分论文，会在一正一反的论证基础上，进一步实施一个单变量的 Rescue 实验。Rescue 直译为"拯救"，通常翻译为"回复"基础科研中回复设计比比皆是，目的都在于强化因果论证，因果关系间的必要性需要回复实验（Rescue）证明。

一正一反两个实验分别论证充分且必要，是分子介导表型因果关系的静态证明。而回复实验体现了一种更加苛刻的验证手段，即在同一个体系内先正向再反向操作，或者先反向再正向操作，观察表型的"得而复失"或者"失而复得"，动态佐证因果关系存在。动态论证能够更好地排除假阳性结果，建立可靠的因果逻辑。实践中回复实验可以先把基因用 RNAi 沉默掉，然后把稳定沉默分子的细胞再分成两组，一组转入对照而另一组转过表达载体，再观察表型变化趋势。只有在过表达能将原本沉默失去的表型继而回复的情况下，才证明该表型是依赖于这个分子而存在的。要注意，回复实验在同一组细胞里，先正后反或者先反后正连续操作两次，但是还是同一个实验，而一正一反是两个平行的实验。回复实验的两次操作趋势相反，观察到表型效应也来回波动，因果效应的证明坚如磐石。

有些疾病受到模型的限制，可能仅有一株细胞系，如果一个基因在该细胞里表达已经很高了，再去过表达会有一种溢出效应，无意义。反过来，要是本来表达就低，做沉默失去的表型是特异性的结果吗？低表达的沉默也意图不清。局限于一株细胞做一正一反验证，表达太高或太低效果都不好，这时候想达成充分且必要的完美条件论证，就需要用到单变量的 Rescue 策略。因果论证的充要逻辑，要么两株细胞一正一反，要么一株细胞单变量 Rescue，哪一个更难？显然是后者。但凡有多株细胞，一正一反会尽量分头进行，避开单变量 Rescue。

　　分子的单变量论证完整套路，符合"表达差异、一正一反、细胞动物"十二字口诀，而当主变量为药物时，因药物属外源性物质，表达差异首先就没有了。我们在第 5 策"引药生变"中提到过，药物只能做正向操作（Gain of function）外源添加，细胞体系内本底没有药物，省略了反向操作（Loss of function）的步骤。假设要想证明充分且必要，就必须在加药的体系里再加入药物的中和剂/抑制剂。大量药物并没有配套的阻断试剂，使得这一需求实现的可行性较低，一正一反也就简化成了单向操作。最后，细胞＋动物的双重模型论证可以满足，表型检测的多实验重复尽量做得全面，甚至多表型平行嵌套或者因果嵌套都能够增加数据工作量。只是变量的分组模式，只有加药和不加药比较一种策略而已，内容略显单薄。所以药物为主变量的文章，大概率会搭配变量嵌套形成药物＋分子或者药物＋通路的二元组合模式，下一策"阴阳两仪"我们继续对套路进行升级。

　　第 9 策造因得果，终于在拆解恒量和变量的 8 个元素、提炼筛猜分子规律之后，第一次完整输出了两种文章套路——相关性研究和单变量论证，后者包含前者，前者可独立一派。没有单变量因果的坚实基础，后续套路如无源之水、无本之木，无从生根。单变量全套数据由三部分组成：①分子表达差异的相关性论证，相当于犯罪嫌疑人在场或不在场的证明，是论证因果关系的前提；②一正一反操作分子观察表型，体现了因果论证中的充分且必要双重条件逻辑；③细胞＋动物二维模型重复验证，补充了论证的数据广度，就像人证、物证、口供多方面证据相互印证，才能将案件办成铁案。基础科研的数据展开规律，法出一门，要严谨就得多重复。本策领悟的标志，是能够针对确定的疾病和表型参数组合，查询权威期刊的模板文献，总结出单变量论证的完整实验设计和典型数据清单，当再阅读其他类似文献时，可站在审稿人的角度一针见血地指出数据呈现的不足。

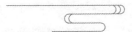

第 10 策
阴阳两仪

　　混沌初开，乾坤始奠，阴阳两仪是一切变化之开端。由阴、阳各自一生二，演化出太阳、少阳、少阴、太阴四象，四象继分阴阳两态，衍生出乾、巽、兑、坎、离、艮、震、坤八卦。古人早已洞悉：无论多么复杂的体系皆以二元关系为基本要件，拆分为二元组合逐一解构，万事均可化繁为简。

　　掌握了单变量论证原则，等于完成了分子介导表型的规范化证明，接下来研究故事的走向是解释相关的作用机制，中心思想回答主变量调控了谁，以及被谁调控。前一个问题为主变量下游的效应环节，通过调控一个变量影响表型，此变量谓之效应变量，一般是明星分子或通路（不会是药物），其与表型之间存在确定的、已知的因果关系，否则科学假设难以自圆其说。后一个问题指主变量上游的驱动因素，必然有一个变量可以调控主变量的表达变化，谓之驱动变量，探讨分子机制是为了解答问题而不是创造新问题，所以驱动变量往往也是明星的药物、分子或通路，与疾病和表型之间拒绝含混不清的模糊关联。

　　单变量论证的基础上，一旦开始主变量往下游找效应环节，或者往上游找驱动因素，文章的逻辑要素就从一个变量转化为变量间的组合，从"5＋1"升级到了"5＋2"，如果一篇文章的机制研究既有下游又有上游，那便是"5＋3"。第二章后三策传授的关键知识点即多元变量组合及其论证规律，本策先讨论"5＋2"的各种演绎变化，掌握二元组合套路解法，属于贯通三元结构的必经之路。

本策"阴阳两仪"，所谓无极生太极，太极生两仪，两仪、四象、八卦为源自《易经》的哲学思想。其内在的辩证思想可用阴阳、天地、乾坤等二元关系的对立统一来阐释万事万物的一切变化。稍加积累文献阅读的经验会发现，越往高分段走，文章逻辑越复杂，学术水平与科学假设包含的要素数量、层次嵌套紧密相关。然而，复杂表象逐级还原单元模块，最终均可简化为变量两两间的调控或者交互（结合）作用来分析。正所谓"阴阳和合，万物乃生"。从两个变量组合开始，可衍生出无穷的套路变化。单变量讲究中心统一，二元变量其特征就在于变化。

基础科研的玄妙在分子机制，分子机制的玄妙在变量组合，变量组合里的全部变化皆从二元关系演变而来，所以二元变量组合是机制研究中最基本的逻辑结构。回忆当初学习数学，先解一元变量方程，然后学二元变量方程，二元方程同时解 X 和 Y，需要两个等式的条件，信息量自然多一些。我们先会解 X、Y，才能再解三个变量的 X、Y、Z，而学会三元变量 X、Y、Z，就能依此类推解四元、五元变量了。这种层层递进的学习顺序也是我们解构分子机制的通用步骤，一朝三元组合得解，变量组合的规律尽在其中，变量数量的增加便不会增添困扰了。

"变量-表型"的单变量论证有一组因果关系，而二元变量组合加上表型一共三个节点，会形成三组两两关系："主变量-表型"的单变量依旧，再辅以"主变量-次变量"以及"次变量-表型"的两组因果，且三者间构成了串联因果逻辑。为什么会有主变量介导表型的现象？其内在机制是主变量调节了次变量，而次变量已知可调控表型，以次变量为传递因果的桥梁，推导了主变量介导表型的效应途径。这里次变量即效应变量，由于效应变量必定属于文献报道的明星变量，其实只需要我们论证三组因果中的两组：在单变量论证基础上，增加主变量对效应变量的调控论证。这条逻辑规则概括了二元变量组建证据链的关键要素。

不妨穷举一下，二元变量组合有多少种套路。变量有三，两两配对组合，理论的组队形式计 9 种。然而，药物只担当主变量不作机制变量，通路偏爱沟通机制不扮演主变量，唯有变量分子主次皆宜，在二元组合之中上下兼容。由此，排除掉药物＋药物、分子＋药物、通路＋药物、通路＋分子、通路＋通路这 5 种逻辑不洽之组合，二元变量常用的组合套路存在 4 种：药物＋分子；药物＋通路；分子＋通路以及分子＋分子。在中科院三区期刊水平，此类文章套路遍地开花，可成功摆脱四区底部的束缚。

药物＋通路，此为二元组合中的"入门款"，常见于中药或者天然产物的课题中。中药和天然产物的药效成分本身比较复杂，即使对单味药分到了多糖类、黄酮类、多酚类、苷类、萜类这样化学性质相似的分子群，依然是一堆化合物而非单体。这样的分子机制本质上很难精准到一个靶点，因此大多数情况下就尝试往百搭通路上靠。靠通路的做法可以在药物调节表型的单变量药效明确后，加药同时检测下游明星通路标志物（Marker）表达的变化，采用 mRNA 转录组二代测序的方法实现高通量筛选，随后历经猜的步骤并且通过蛋白水平 WB 实验验证，最终锁定一组代表性的通路明星分子改变来论证药物对通路有调节作用。

药物调节通路，两个变量间的逻辑同属因果论证，唯一的解法是操作因观察果，即加药后检测通路变化，以通路的"标"为指示。药物没有沉默操作（Loss of function），因此调控关系的条件论证也少一半。至此，药物与表型、药物与通路、通路与表型（文献已知）三组两两因果关系串联完毕，二元变量论证还缺少至关重要的一环：通路对于药物调节表型而言是必要的吗？通过药物既调节表型又调节通路，加上已知通路影响表型，可以推导出药物必须经由通路介导表型吗？不能！只能严谨推出药物可能经通路调控表型，是"可能"而不能说"必须"。因为药物到表型可能有很多条路，你发现的这条通路是必经的主路还是伴随发生的、可有可无的不重要的支线，完全取决于阻断了药物对通路的调节作用、药效是否还存在。药效没了，通路重要；药效照旧，通路不关键，换句话说该分子机制无足轻重。

加药的同时阻断药物对通路的调控，在体系内同时人为干预了药和通路两个因素，这种实验同样是回复实验，属于调控关系的回复论证。分子单变量的回复实验，同时操作变量正和反，与单独正向或反向操作的单操作组进行比较；而调控关系的回复实验，同时操作有调控关系的上下游两个变量，逆转两者之间的调控趋势，使调控作用无效化，从而与两个变量单操作的组比较，观察表型是否被回复（无效化）。需要注意的是，在文献中看到所有两个或更多因素同时操作的复杂实验设计，通通都是回复验证，目的皆为强化因果逻辑，提供必要性的证明。必要等于关键，揭示分子机制的重要性不言自明。文章中调控关系随处可见，回复验证也称得上基础科研高频使用的论证模块，不可不精通。

药物＋通路的升级版，正是药物＋分子组合。从通路一群明星蛋白"一锅炖"，到聚焦于某个确定的靶分子调控改变，机制的细节程度无疑提升了。不过，药物主变量有创新，作为机制的效应分子只能是表型相关的明星，所以选择的范围相当有限。与"药物＋通路"的套路类似，"药物＋分子"的二元变量论证模式共有 4 条核心证据链：①药物介导表型的单变量论证；②药物调节分子的二元调控论证；③分子与表型关系明确，文献报道为证，所以省略论证了；④逆转了药物对分子的调控作用，则药物对表型的效应会无效化（可回复）。经过上述 4 条证据的推演，我们就可以得出科学假设：药物经由分子介导了表型功能。不难发现，论证套路不因变量组合形式的不同而不同，体现出逻辑原则的统一性和简约性。从"药物＋通路"与"药物＋分子"的论证规则一致，可延伸推导出所有二元变量的论证过程诸法归一，即"单变量＋调控关系＋回复验证"三件套，组成一个二元调控的标准论证单元。

"分子＋通路"算是 4 种二元组合中出场率最高的套路，分子选择多样，通路又百搭，每个分子都处在一张调控网络中，所以从分子延伸通路是必然能走通的。分子经由通路介导表型的论证过程，第一步是满足"表达差异、一正一反、细胞动物"的单变量论证数据要求。第二步，操作分子上下调，观察通路活性是否随之变化，调控关系论证口诀：你动我也动。第三步，操作分子同时逆转通路，确认分子对表型的作用无效化，回复实验论证口诀：我不动，你动也白动。三步做完，套路圆满。

纵观分子对通路调控的因果关系，分子作为因，对通路变化的果起到充分且必要作用的证据一样来自一正一反操作分子（Gain and Loss），证实通路双向可变化，两者结果相符。"你动我也动"的证明完整来说应当兼顾正反两面，而省略其中一面的低分文章也屡见不鲜。"我不动，你动也白动"的回复论证，事实上证明了分子-通路这组因果，对于执行分子-表型的因果是必要的。从分子调节通路和通路调节表型，可论证分子调节表型成立的充分性；而阻断分子对通路的调控趋势，出现分子对表型调节失效，则证明了分子影响通路对分子介导表型的必要性，也即"分子-通路-表型"这组串联因果中，通路作为中间桥梁的必要性，在逻辑上彰显严丝合缝。至此，效应环节在介导因果链条传递中的重要性无可辩驳，表明通路这一条机制路线不可替代。

从创新的药物和分子出发，在寻找下游效应机制的过程中，筛猜的重点与找主变量有所区别。主变量非新不选，而效应变量恰恰相反，只需要考虑与表型相关的编码基因——蛋白，非明星不选，这反倒降低了筛猜的难度。在第 8 策"去芜存精"，我们讲过信息类数据库用于整理分子背景，样本类数据库用于验证分子的临床意义，共同提高猜分子的命中率。生物信息数据库还有第三类——通路类数据库，在探索机制时常用。比如典型的 KEGG（Kyoto Encyclopedia of Genes and Genomes）数据库，可实现一群分子的功能聚类分析，输入受主变量调控的下游分子列表，输出已知的分子间调控网络图谱，进而指示哪些分子位于关键枢纽位置（Hub gene）。并且，通路变量作为一堆分子的集合，一旦受到影响，链条上的多个节点必然都会变化，捕捉到任何一个标志物的显著差异，都能由点及线，把上下游同步调控的一群分子对象遴选出来，使机制研究有的放矢。

锁定主变量筛通路，通用策略为操作主变量送 mRNA 测序，根据产生的差异分子生物信息富集到哪些明星通路，再进行针对性的 qPCR 和 WB 验证。并不需要所有的靶点成功重复，其中几个标志物获得确认就能形成闭环，通量解决概率问题。高水平实验室往往备有一套含有几十上百个通路明星分子的抗体库，用于快速验证机制通路的靶分子，而不用一一订购抗体耗费时间，测序筛＋抗体库 WB 验证的组合相当高效。科研职业选手可能还有一套常见明星通路的激活剂/抑制剂库，一旦划定表型相关的已知通路范围，在操作主变量的同时，批量平行加入这些激活剂/抑制剂操作通路，观察主变量对表型的作用是否受到影响，通过类似回复策略的反向筛选，也可迅速锁定主变量下游调控的关键通路。无论前者先从调控关系入手，然后回复验证数据升华，还是后者直接从回复反筛，进而验证调控关系补全论证，两种思路本质上异曲同工。倘若双管齐下，通路机制效果斐然几乎药到病除。

　　二元变量组合之四"分子＋分子"放在最后阐述，但是并不能过分展开。分子与分子组合在高分文章中十分常见，作为一个典型的二元变量模块，未来也是我们高频应用的组件，应从本书第三章开始仔细参悟。"分子＋分子"的变量逻辑嵌套，其"调控＋回复"的规范论证要求与其他二元结构如出一辙，然而调控之外，两个分子是否直接发生了交互作用（分子与分子结合）？如果不是通过直接结合产生调控的，那么中间还有哪些直接作用分子靶点？这样的问题模糊不清，机制就像没有做完，逻辑难以闭环。

　　　　机制研究已呈现出泾渭分明的两种境界："知其然不知其所以然"和"知其然知其所以然"。前者为间接作用机制，属于分子机制的低级层次，知道了两个变量间有调控作用，但是具体怎么调节的不清楚，有没有直接交互无证据，仅仅回答了"为什么"的问题。而后者直接作用机制就是分子机制的高级层次了，不但明晰了调控关系，并且知道直接作用的靶点和方式是什么，揭开分子交互作用以解释调控关系发生背后的深层原因。如此，在"为什么"（Why）的问题之上"怎么做"（How）的疑问也回答了，档次明显高了一截。第二章修炼"知其然不知其所以然"的机制套路，第三章进阶到"知其然知其所以然"的机制模式，科研功法积水成渊，蛟龙生焉。

第11策

三才合一

天、地、人谓之三才，天地乃阴阳，成两极，人位于两极间可与天、地会通，达到和谐的平衡。药物、分子、通路是基础研究三变量，药物＋分子＋通路三者合一形成三元组合，分子居中作为主变量肩负创新，上有药物驱动，下有通路效应，此框架为经典中的经典，作为间接作用机制文章套路非常推荐。

二元变量的4种组合形式是多元变量嵌套关系的基本构成单元，其论证规则包含一套完整的单变量论证，再加上二元变量论证的两步标准动作：调控关系（你动我也动）和回复验证（我不动，你动也自动）。同时，从假设论证的数据广度出发，针对药物变量可提供前期分离、提纯、鉴定理化性质的药学结果，分子变量则补充与各种临床因素比较的相关性研究，并满足多条件论证（正＋反）、多模型论证（细胞＋动物）、多法标论证（一表型多实验）的数据平行重复标准，支配三区期刊已游刃有余。

当二元变量嵌套与表型因果嵌套组合，套路又有小幅升级。两变量＋两恒量一共4个逻辑节点，两两关系存在6组（以A、B、C、D四要素为例，6组两两关系为 AB、AC、AD、BC、BD、CD）。表型嵌套选用的两个表型间因果逻辑（CD）来自文献报道，通常组合用一个表型指示结果（D），一个表型描述过程（C），因"过程表型"变化，导致"结果表型"随之而变，过程表型发生在前，结果表型响应在后，这种表型的连续变化是已知的。另一方面，两个变量中的下游效应变量与过程表型关系（BC）也属已知，这样效应变量与结果表型的两两关系（BD）从常识惯性推导，可以省略论证。6组两两关系还需要证明3组：主变量调控两个表型的两组单变量论证（操作主变量观察两个表型变化），以及主变量调控效应变量的二元变量论证（操作主变量观察效应变量变化）。在此基础上，回复（Rescue）有两组：1）主变量依赖于过程表型：调控结果表型（操作主变量同时逆转过程表型）；2）主变量依赖于效应变量调控两个表型（操作主变量同时逆转效应变量）。一共5组论证内容是整个套路的规范数据解答。

二元变量＋表型嵌套的全部逻辑关系清单（★意味着需要论证）：

① AC：主变量调节过程表型（单变量★）

② AD：主变量调节结果表型（单变量★）

③ AB：主变量调节效应变量（二元变量★）

④ BC：效应变量调节过程表型（已知）

⑤ CD：过程表型调节结果表型（已知）

⑥ BD：效应变量调节结果表型（已知或从④⑤因果推导）

⑦ ABC：主变量依赖效应变量调控过程表型（变量回复★）

⑧ ABD：主变量依赖效应变量调控结果表型（变量回复★，与⑦同一批实验检测）

⑨ ACD：主变量依赖过程表型调控结果表型（表型回复★）

⑩ BCD：效应变量依赖过程表型调控结果表型（无主变量参与的次要逻辑，省略）

"两变量＋两恒量"的框架结构，与"三变量＋一恒量"的套路逻辑上必定雷同，同样的4个逻辑节点，同样的6组两两关系，同样可省略3

组次要的两两论证，最终同样需要 5 组严谨论证证据链，我们应该对照比较，借此举一反三。三个变量只有一个主变量，其余为两个次变量，那么次变量之间的一组调控作用，两个次变量各自与表型之间的两组单变量论证，这三组两两关系其中没有主变量的参与，逻辑上位于从属地位，允许利用文献线索推导而不证明。5 组论证内容是：①主变量与表型之间的单变量论证；②主变量与下游效应变量的二元调控证证；③上游驱动变量与主变量的二元调控论证；④主变量依赖于效应变量介导表型的回复论证；⑤驱动变量依赖于主变量介导表型的回复论证。

三元变量（A-B-C）组合的全部逻辑关系清单（主变量居中，★意味着需要论证）：

① BD：主变量调节表型（单变量★）

② CD：效应变量调节表型（已知）

③ AD：驱动变量调节表型（已知）

④ BC：主变量调节效应变量（二元变量★，下游）

⑤ AB：驱动变量调节主变量（二元变量★，上游）

⑥ AC：驱动变量调节效应变量（选做，可与⑤同一批实验检测）

⑦ BCD：主变量依赖效应变量调控表型（下游回复★）

⑧ ABD：驱动变量依赖主变量调控表型（上游回复★）

⑨ ABC：驱动变量依赖主变量调控效应变量（选做，可与⑧同一批实验检测）

⑩ ACD：驱动变量依赖效应变量调控表型（无主变量参与的次要逻辑，省略）

第 11 策"三才合一"，一开篇知识浓度稠密，希望诸君能浅尝三元变量组合所拥有的极致逻辑之美。在人类的文化里，"三"是个很神奇的数字：三点成一个面，三足鼎立，三人行必有我师。二元关系是多元变量组合的基础零件，而三元合体则是一个研究对象，其往下找效应环节，往上找驱动因素的逻辑闭环，构成了一个完整的科学故事体系——主变量介导什么表型？主变量调控了谁？以及它被谁调控都照顾到了？充分体现了哲学三问的奥义。

三元变量组合，主变量居中，解答了三个关键科学问题：我是谁，即主变量有什么功能；从哪里来，即上游驱动机制；到哪里去，即下游效应机制。三大问题在三元逻辑中得到圆满解决，完整性无懈可击。在基础研究中，三元变量也是变量嵌套格式所能达到的理论最佳水平，主变量只有唯一的、最近的上游及下游变量，四元或者五元变量组合，必定出现上游的上游或者下游的下游这种逻辑上的相对无用之物，亲戚的亲戚——远房亲戚，不可喧宾夺主。

将二元变量组合中的"药物＋分子"和"分子＋通路"两者以同一个分子串联起来，可演绎出三种变量类型兼而有之的一组"药物＋分子＋通路"三元结构。药物为天，通路为地，分子在中间为人，天、地、人三才合一。假如"药物＋分子"的二元会论证，"分子＋通路"也会论证，两个套路证据链整合继而简并同类项，就成了三元变量的论证套路。其中的差别是，"药物＋分子"其中分子当效应变量需找表型相关明星分子，而"药物＋分子＋通路"三元变量中的分子为主变量，从药物筛分子时只能聚焦创新分子，再从新分子筛明星通路连接表型功能。

药物＋分子＋通路的套路中，第一步应该先确定药物介导表型的功能作用，可参考文献报道进行复现，这样做的原因在于：其一药物非主变量不需要创新；其二分子往上游推药物，无法通过正反操作分子后的高通量筛选获得，只能反过来。第二步，加药后送 mRNA（主变量做编码基因）或者全转录组（主变量做非编码 RNA）测序，结果返回后将差异显著的分子分为两组，一组为创新分子作候选主变量，另一组全是明星分子富集到潜在的效应通路。第三步，候选主变量批量验证功能，正或反操作观察表型是否变化，剔除单变量功能阴性的分子。第四步，验证药物调控分子，以及药物依赖于分子介导表型的必要性（Rescue），将确实显现为药物靶点的主变量分子锁定。第五步，操作分子送 mRNA 测序，并将差异分子聚类，与第二步中的明星通路取交集，并且验证分子对候选通路的调控作用，证实能调控的关键通路，利用通路的激活剂或抑制剂逆转调控进行回复验证，补充必要性的证明。剩下的就是在数据广度上精打细磨，一个课题抽丝剥茧，款款而来。

　　此套路推导过程中需注意几处变通。如果止步于第二步，直接测序筛完验证明星通路，建立原创的"药物-通路"因果关系，有回复加持可实现二元变量"药物＋通路"的研究内容。而第三步单变量提示阳性的分子，哪怕在第四步与药物建立调控或者回复的论证失败，也可以另起炉灶单独成文。从分子出发拓展"分子＋通路"二元组合是不错的选择，任何一组创新的"分子-表型"因果关联，终究都可以淬炼成论文，只是机制深浅影响了文章高低。主变量选择编码基因仅需筛 mRNA，价格便宜量又足，经费稍宽裕建议从非编码 RNA 入手，选中一个从未有过研究的 lncRNA/circRNA 分子作主变量，一出场就让人感觉气场不凡。

　　虽然药物介导表型源自文献，通路调节表型也是已知常识，但是两者间塞入一个新分子，分子与表型的因果是新的，药物与分子的因果是新的，分子与通路的因果也是新的，三组原创因果发现完全达到了学术创新标准，多一分显累赘，少一分缺味道。部分外行局限于思维定式，药物找分子非要从文献里捞，这组两两关系毫无新意，接下来分子找通路的时候还是不肯自己筛、猜，又从另外一篇文章里寻线索，来自两篇文章的两组已知因果，缝合起来就会成为独有的创新吗？绝非如此！学习本书之后，建议立刻放弃这种组合的课题构思，新分子并不难找，通量解决概率问题。

　　除了主变量的"新"，还应该铭记论证的"广"。该有的证据链维度分毫不差，模法标层面的多次数据重复诚意满满，循规蹈矩才是做学术的正道。三元变量组合的 5 组标准论证格式并非横空出世，而是从第 9 策的单变量论证和第 10 策的二元变量论证中逐步累积而成，至第 11 策又前行了一跬步。开篇的 5 组证据链中，第 1 条"主变量介导表型"符合单变量论证套路，接下来第 2 条"主变量调控效应变量"与第 4 条"主变量依赖效应变量调控表型"归于下游效应机制，又分调控和回复两方面，只有第 3 条和第 5 条是本策新增的数据模块，显然是另一组二元变量的调控和回复论证，一组单变量加上两组二元变量论证的工作量差不多就等于一篇三元变量的文章篇幅。

　　三元论证高于两组二元的细微差别之处，关注两个细节：其一，在三个变量角色全部明确后，加药调节分子的 qPCR 和 WB 验证，同一份操作分子的细胞株应该保留样品，平行检测通路标志物的变化。虽然药物调节通路不是主线逻辑，但一举两得的事没有理由偷懒不做。其二，在上游机制的回复实验里，正常是加药同时逆转操作分子，观察表型回复，这里的细胞样品也应该再顺便测一下通路明星分子是否也回复，增加数据的严谨性。不过，药物和通路的双操作回复验证就没必要了，毕竟那是一个新实验，缺失主变量的二元因果逻辑不配有这待遇。

其实，只要稍稍有些文献阅读的经验，你就会发现现实中几乎没有完美论证的实例，或者说一区以下的文章普遍都有省略论证的情况。一方面这当然是因为全部逻辑证据都一步步论证实在太烦琐了，合理的省略一样是执行科研套路的精髓。另一方面，不管出于技术不过关导致的实验失败，还是由科研客观风险决定的大量阴性结果，在有限的时间内谋求完美数据表现几乎是不可能完成的任务，故而呈现在文章（Paper）中，有些结果并非作者刻意回避，背后也许做了没有成功又没时间细磨了，因此才在投稿时缺了一块。

符合常规的论证省略我们称为完整套路的半套做法，应强调的是：半套不产生新格式，仅仅是现有套路的简化变种，实践中注意甄别。我们可以把仅讨论表达差异临床意义的相关性研究，看作单变量模块没有细胞动物因果论证的半套，还有只做细胞没有动物在模型上重复的避难趋易，以及条件论证的一正一反只做一边省略另一边都是半套的表现。其中只有一种减法是普遍且一般不影响结论严谨的，即细胞水平一正一反论证齐全，动物水平只选择将疾病模型症状改善的一个方向来操作（致病因素沉默／保护因素过表达），原因在于体内实验（*in vivo*）只限于加强了体外实验（*in vitro*）的因果论证，而没有提出新的因果关系，因此简化一些工作量无伤大雅。

二元模块的半套，包括调控关系论证一正一反双向操作减半，又或者有调控证明没有回复验证，有细胞调控＋回复数据，没有动物水平重复，这些在低分文章中皆颇为常见。二元论证的省略也只有一种是合理的，调控关系正反论证完，Rescue 实验可以两个方向择其一（用于加强因果但没有提出新关系），此般数据瘦身相当实用，前人沉淀下来的简约法则弥足珍贵。通量解决概率问题之外，科研还有"取法于上，仅得为中；取法于中，故为其下"的定律，如果目标为征服二区文章，就应该以一区文章套路为框架设计；旨在发表三区文章便以二区文章工作量为准绳。做课题的过程有层出叠现的不可预知困难，欲行至终点仍有保底成果，必须秉承套路高配的原则，预留足够的数据量冗余。

真正的三元变量组合，主变量定然位居核心，哲学三问逻辑完整。当套路变形，新药扮演主变量构成"药物＋分子＋通路"的三元时，可称之为"伪三元"。变量还是三个没错，然而逻辑关系迥然有异。真/伪与全套/半套是不同的概念，真/伪反映逻辑结构本质，全套/半套表现在数据多寡。推演"药物＋分子＋通路"伪三元套路的论证步骤，其规则与真三元的 5 组数据格式可谓殊途同归。证据 1 是药物调节表型（单变量）；证据 2 是药物调节分子（二元调控）；证据 3 是药物调节通路（另一组二元调控）；证据 4 是药物调节表型和通路依赖于分子（二元回复）；证据 5 是药物调节表型依赖于通路（另一组二元回复）。至于以分子为中心的"分子调节表型""分子调节通路"和"分子调节表型依赖于通路"，在药物为主变量时均属于逻辑干扰项，辅助论证可以，大肆着墨则过犹不及。

伪三元虽然也有两组创新二元关系，但都位于主变量的下游，解释了同一个效应途径的问题。如果说分子是关键的，那么分子下游已知的通路就是顺流而下的必然结果。如果说通路是关键的，又会显得分子的存在逻辑失焦、画蛇添足。相比较从哪来、到哪去两方面都阐述的真三元，档次高下立见。伪三元从药物主变量出发，无论先筛分子再查文献验证下游通路，还是先筛通路再反推已知分子，两种思路都走得通。注意，"分子＋通路"的关系不创新并不影响此套路的逻辑表现，我们的关注点应该始终围绕主变量药物。不可取的做法有引入与表型关系未知的分子或通路，或者选择一对分子＋通路调控未知的二元组合，增加的论证反而混淆了文章重心。分子、通路两组下游机制平行展开而非因果嵌套也是错误的，工作量不少但机制浅尝辄止，杂而不精偏离正途。

三元变量的论证规则源于二元组合，但高于两组二元的简单相加，展现出多要素逻辑嵌套后的层次变化。二元结构在医学科研的同行竞争中已具屡弱之势，三元升级路虽远行则将至，躬身力行产出一篇略胜一筹。奠定了"药物＋分子＋

通路"三元组合的论证逻辑基础，接下来在三个位置分别替换不同变量类型，一直到最难的"分子＋分子＋分子"三元套路，我们在第二章收官的第 12 策迎难而上，求得间接机制策略的融通圆满。

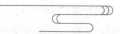

第 12 策
一元三形

　　五恒量、三变量（第 1～6 策）、"筛、猜"二字诀（第 7～8 策）、单变量十二字诀（第 9 策），一路走过了三座知识里程碑。第二章后三篇（10～12 策）浑然一体、循序渐进，研习多元变量组合的间接机制论证，行至分子的一元三形（一种变量担当三种身份）已达顶配。一切机制以调控论证为根本，领悟"去彼取此"，一举跨越第四座里程碑。

　　三元变量线性展开的逻辑规律，我们在前一策初窥门径。从二元进化到三元，成功将研究框架设计提升到上可追溯驱动因素、下可阐释效应机制、分子变量坐镇中路的完美故事结构。把"我是谁""从哪来""到哪去"的三大问题悉数解决，逻辑上表现得条理清晰，层次分明。"三才合一"中的"药物＋分子＋通路"，实为三元变量组合的最简套路，本策"一元三形"继续精进，掌握分子作为变量一式三份，构成"分子＋分子＋分子"最难三元组合时，这种套路演练的规则事项。简与难两个极限阈值各自突破，往中间兼容诸多三元模式顺理成章。

　　三个变量"三才合一"和分子变量"一元三形"是三元组合的两种关

键配方，那么三元组合一共有多少种呢？再次开始理论推导：三种变量在三个位置 3 乘以 3 乘以 3 一共 27 种。二元组合理论 9 种减去了逻辑不洽的 5 种最后剩余 4 种（药物＋通路、药物＋分子、分子＋通路、分子＋分子），而三元种类需要抵消多少种？每个人自己根据"药物做主不做次，通路做次不做主、分子主次皆可"的原则算一遍自然清楚，在此我也提供一套解题思路。因为不合理的组合数量大于合理的组合，所以我们应该直接列出所有合理的三元变量搭配模式。

第一位锁定药物不动，第二位和第三位可以轮换，产生了"药物＋分子＋通路""药物＋通路＋分子""药物＋分子＋分子"3 种三元套路。两个通路连续放在一起逻辑不洽，药物不能在下游，所以就只有这三种配方合理。接下来，锁定分子在第一位不动，同样的轮换规律可获得"分子＋分子＋通路""分子＋通路＋分子"和"分子＋分子＋分子"又 3 种三元搭配。而当我们把通路置于第一位，排除两个通路直接串联，就仅剩下"通路＋分子＋通路"和"通路＋分子＋分子"2 种套路。综上，3＋3＋2＝8，掌握 8 种三元变量组合形式，即能以简驭繁，活用全部多元变量嵌套。其他的三元格式哪怕在文献里偶尔有，也属于小众品类，论证方式可类推，不值得特殊关注。

按照模块化拆解的策略，三元变量组合其逻辑内核与二元变量并无二致，变量搭配都是从已知到未知。二元组合的 4 条线路是：①已有药物怎么找分子；②已有药物怎么找通路；③已有分子怎么找通路；④已有分子怎么找分子，正是 4 种二元搭配格式。调控关系的推导只能自上而下，操作上游观察下游变化来筛猜，反之则不可行（上游不随下游操作而动）。把这四个问题的解决思路理清楚，8 种三元结构中绝大部分的两两关系均可依次推导出来。只有一种通路-分子的二元类型前文未覆盖，即上游是已知通路，下游找未知的分子，但其做法也无非是操作通路观察下游的筛猜。用激活剂或抑制剂操作通路时，对模型体系相当于加药；而利用操作通路的关键分子来激活/抑制通路时，又等于从分子出发的模式，兼容无碍就不赘述了。

三个变量形成上下游两组二元关系时，哪一组更重要呢？记住一个口诀：先下后上，即先做下游，后做上游。倒不是下游对上游有什么前置影响，而是我们认知问题存在习惯的逻辑顺序。发现一个新分子有某种表型，会自然而然探究"为什么"的问题：分子为什么有表型？当明确其下游调控了一个已知跟表型有作用的效应开关，心说"原来如此"。从论证的角度，揭开下游机制增强了分子介导表型因果关系的可信度。而上游机制回答的则是主变量分子为什么产生表达改变，可见在功能效应明晰前，分子怎么起变化的并不重要，如果机制讨论先上后下，逻辑上有些本末倒置。

文章惯例的叙事路线为：首先阐述主变量有表型，提供一套单变量论证数据；其次下游效应机制是什么，以下游效应变量的调控和回复作证明；最后填充上游因素收尾，到底谁介导了主变量的表达变化，再一套调控加回复数据锦上添花。此番读起来主次分明，逻辑顺畅。虽然下游机制比上游机制优先，一般下游比上游先解释，然而一项研究课题如果预期设计成三元套路，从实施层面看自上往下推导执行效率更佳。第一个出场的角色应该是上游驱动变量，继而从上游筛、猜得到第二位的创新主变量，接着确认主变量功能，最后再引出另一配角——效应变量（第三位）。操作上游筛、猜下游很自然，逆流而上从间接调控求解几近无解，只有从本书第三章讲授的直接交互角度入手方能豁然开朗。

由此可见，阅读文献解读数据的"拆"和课题设计创造数据的"装"，尽管背后的逻辑方法论是同一套，并且究其本质为可逆的过程，但其中的实操准则却并不相同，具备一定的步骤灵活性和形式可变性。拆的核心在于把复杂数据还原成简单模块，并对模块快速归类，比对论证规范。而装的关键在于恒定的研究体系里筛猜创新变量，基于一个变量再筛猜拓展新的两两关系，乃至嵌套多个二元组合，逐步累加模块提升档次。文章的篇幅有限，机制研究可能永远没有尽头，一个课题把三元变量上下兼顾的信号轴（Axis）解析完，全世界的作者共同组拼图，信号轴会继续向上下游延伸进化成通路（Pathway）。

"分子＋分子＋分子"三元套路的论证步骤，与上一策提炼的 5 组证据链内容上一致，在本策用一个例子来巩固领悟。提出一个科学假设：在特定疾病中，老鼠可消耗大米导致人出现饥饿的表型，而猫可显著抑制这一效应。不难发现，猫、老鼠、大米为三个变量，鼠视作主变量，表型为人饿不饿，这里演示一遍逻辑推导的过程。首先，研究背景是文献报道表明：疾病中米的多少调节了人挨饿的表型，研究者在自己工作中创新发现一个变量——老鼠，可介导人饿作用，体现在将鼠过表达或者沉默，导致人饿表型发生改变。由此得出第一个结论：鼠促进人饥饿（单变量因果证明）。接下来，往下游论证鼠跟米有调控关系，做法是操作鼠检测米，提示负调节关系，结合前人研究已知米减少人会饿，由此推论鼠可能通过抑制大米影响人的饥饿，一组二元调控得解。第三步往上走，论证猫跟鼠的调控，一样采取"你动我也动"策略，操作猫检测鼠证实也是负调节。同时顺带检测米，好歹上一步已经知道鼠调节米了，验证猫对米的调控不过分，方向负负得正（正调控）。上下游两组二元调控论证好，可以提出三元信号轴的假说了。不过从严谨性角度，还缺两步回复实验。下游回复可选择沉默鼠＋沉默米，观察人饿不饿的表型回复。选择沉默鼠的原因是考虑到鼠诱导人饿，沉默鼠对疾病有治疗作用，逻辑上优于过表达鼠。同时沉默米则是因为沉默鼠的情况下米增加，此时回复逆转应该反向沉默米。另外一组上游的回复，可以加猫同时加一批鼠，观察米回复并验证人饿表型回复。这一步反倒推荐大家使用加猫策略，原因是猫鼠之间也是负调控，加猫同时加鼠构成逆转调控趋势的回复，前面下游回复对主变量已有减鼠动作，上游回复对主变量执行加鼠策略，产生了一正一反的双向回复效果，满足逻辑对称的需求。

　　猫、鼠、米都能调节人饿表型，猫和米应该是已知的明星分子，作者只需要创新提出鼠与人饿的 1 组因果就撑得起一篇文章，可以省略猫、米和表型的单变量论证。三个变量的 3 组两两关系包括：猫调节鼠、鼠调节米、猫调节米，前两组必做第三组支线。上下游两组两两调控的回复实验有两步：第一步鼠米双操作，看表型回复；第二步猫鼠双操作，看表型回复。至此总结出多元变量论证的十六字心法口诀：先辨主次，再分上下，两两调控，三三回复。间接机制的逻辑规则可一言蔽之。

　　"先辨主次"指的是一旦涉及多元变量同处一篇文章，首先要分辨变量的主次关系。文章一般情况下只有唯一的一个主变量，识别了主变量，单变量十二字对其有约束作用，次变量可省略论证。"再分上下"强调变量间的上下游关系作为第二个关键问题必须厘清，下游机制解答主变量为什么有表型，上游机制揭示主变量为什么有表达差异，二者功能有所不同。上游调节下游，反之不行。"谁主动、谁被动，谁在上、谁在下"的变量位置思路清晰，代表了前半句"先辨主次，再分上下"。随后，调控关系的论证要点，变量间总是两两配对建立因果。操作一个观察另一个，操作者居上游归因，观察者处下游属果，你动我也动，即"两两调控"。而回复论证一定是操作两个变量，一个上游，一个中游，观察位在下游第三个指标——要么验证表型是否回复，要么验证变量调控是否回复。牢牢记住回复验证总是三个环节组成的，比调控证明多了一环，我不动你动也白动，此为"三三回复"。

　　"分子＋分子＋分子"之所以称为三元巅峰，原因在于分子变量细节足够，类型多样，并且套路中三个节点都具有完整的"双向性"特征。所谓双向性原因有三：其一，操作分子可过表达也可沉默，一正一反是双向的；其二，任意一组二元的上游调控下游是双向的，既可正调节又可负调节；其三，上述两个双向结合在一起，作用可以传递，比如上游采取了负向操作手段，两个分子之间负调控关系，下游观察指标敌人的敌人是朋友，负负得正应该上调，"正正得正、正负得负、负正得负、负负得正"的乘法法则在这里一样适用；其四，回复实验要依据调控关系进行逆转操作，如果上下游是负调节关系，上游采取过表达手段，下游应该如何操作才是对的？此时只有一个办法可以化解——画机制模式图。纸上一画图，三组双向不在话下。

　　画图毕竟受到客观条件的限制，如果你需要读文献时瞬间反应的能力，本策也提供十二字口诀：正正反、正反正、反正正、反反反。分子操作和上下游调控方向都是双向的，所以交叉连线理论有 4 种情况。三个字一组，共 4 组与之对应。第一组"正/反"表示两个分子之间的调控方向；第二组"正/反"标注上游分子操作手段（过表达还是沉默）；第三组"正/反"体现下游分子的操作手段。具体来说，当上下游是正调控关系时，过表达上游则回复应该同时抑制下游；如果上游选择沉默操作，那么回复应该过表达下游才对。这就是正正反、正反正（正调控关系，上游正则下游反，上游反则下游正）。而当上下游是负调控关系时，过表达上游则回复下游必须同样过表达；沉默上游则回复下游也沉默。这是反正正、反反反（负调控关系，上游正则下游正，上游反则下游反）。回复一旦方向做错，逻辑上就不再是必要性证明，逆转做成了同向作用，就像证明下雨天打伞加穿雨衣效果更好，纯粹多此一举。

分子间的调控趋势与上游分子的操作方向决定了下游分子正确的回复。正正，下游反；正反，下游正；反正是正；反反是反。按照这个逻辑，间接机制论证步骤里无论怎么变换都不会犯难。4 种回复方向配置还可以进一步归纳为一条规律：上下游正调控时，逆向双操作；上下游负调控时，同向双操作。换句话说，正调控关系，要么正反，要么反正，方向是逆的。而负调控关系，不是正正，就是反反，永远同向操作，这样理解似乎还能简洁几分。

回复这样两个因素操作，并且两个因素都需要对照比较的实验设计，必须满足 2 乘以 2 共 4 组才是严谨的分组，才是唯一正确的做法。第一组：导入两个因素的阴性对照，过表达用空载体，沉默用无义序列；第二组：因素 1 操作＋因素 2 对照；第三组：因素 1 对照＋因素 2 操作；第四组：因素 1 操作＋因素 2 操作。注意！每一组都加两个东西，哪怕对照也不可忽视，至于上下游操作方向选正还是反，参考上两段所述。解读结果时，当两个单操作组各自与不操作的阴性对照比较，呈现出功能方向相反的单变量显著差异；或者双操作组与两个单操作组比较，分别都具有显著差异，这样的结果才是理论上成功的回复实验数据。

回复实验设计双向操作，目的是逆转调控趋势，使调控无效化，因此单操作介导的效果一定是方向相反的。而双操作将两个作用相反的因素合并，效应结局必然是相互抵消的。消减之后的回复双操作组介于两种单操作效应之间，成与败应该一眼就能分辨。回复实验结果在文章中常见的错误包括：①双操作方向做错，导致根本不是回复的必要性证明；②分组错误，少其中一个单操作分组不严谨；③结果不标准，回复双操作组只跟一组单操作有显著差异，另一组没有，推导结论牵强。

经过第 12 策"一元三形"的修炼，摘下多元变量的神秘面纱，解构局部论证细致之处，再看文章会觉得它变得眉清目秀起来，这便是逻辑方法论的神奇功效。第 10～12 策上、

中、下三篇，道尽了变量组合间接机制的逻辑内涵、套路规则，书读百遍，其味延绵。然而，猫鼠米的故事并未完结，猫吃鼠，先吃头还是先嚼尾？鼠食米，喜欢生吃还是煮熟？关于调控具体怎么实现的问题，即是间接机制往直接机制升级的问题，一部宏大篇章缓缓启幕，第三章"始制有名"解开分子间交互作用的前世今生。

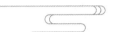

第三章 始制有名

《三十六策》第三章"始制有名"，语出《道德经》第三十二章，原文是："道常无名，朴虽小，天下莫能臣。侯王若能守之，万物将自宾。天地相合，以降甘露，民莫之令而自均。始制有名，名亦既有，夫亦将知止。知止可以不殆。"

意思是道本质朴，就像自然界的一棵树，本没有名，被制作成了人用的器具，才有了名。人类社会是在文明进化中才有了名的概念，名就是秩序，是制度和法令。然而名的约束也要适可而止，避免盈满则亏，矫枉过正，回归道的本源——不争。

基础科研中一个表型现象背后的内在规律用分子机制解释，如果我们完全克制天性，对机制不好奇，也就不用搞科研了。始制有名，一旦开始探索机制，分子间的信号传导以及不同的调控模式会令人应接不暇，秩序多了反受其乱，此时应回归本源，不争细枝末节，坚守逻辑大道。无法遍历全部的机制变化，我们掌握变化的规律以不变应万变。铭记规则，处变不惊。围棋有定式——前人总结的最优下法，在科研里定式就是套路，是始制有名里面的"名"，是科研的秩序与法度。前两章学完，建立了基础科研的模块化框架，从单变量到多元变量组合论证，入门了变量嵌套的间接机制规范套路。间接之上还有直接，机制模块除了上下游信号串珠链般的横向展开，还有两个分子间经由交互介导调控的纵向深入。领悟本章 6 策后，本书上半部修行结束，即可潇洒统御 30 种标准文章套路。

第13策

执手相依

　　直接机制——知其然知其所以然，不但揭示调控关系（Why），还能解释介导调控的原因（How），此为基础科研分子机制之枢纽所在。分子与分子结合的两两交互，存在6种基本款式，本策逐一解开。懂不懂分子交互视作科研人业余或职业的分界点，此篇往后，如鱼入渊，似兔藏穴，渐行渐深。

　　纵然没有一本基础科研的评价指南，但判断文章课题质量却始终有一个清晰的标准，秉承了新、深、广三个要素。学术是科学不是技术，因此创新是第一需求。所谓"新"，体现在作者提出未见报道的因果联系，一方面主变量介导表型的现象应当是首次发现，开篇即立于不败之地；另一方面机制挖掘也需推出创新因果，建立未知到已知的桥梁，实现人类认知的小跨步前进。机制研究可以既有上游又有下游，围绕主变量的多组两两关系皆来自原创性筛猜，则研究的开拓价值毋庸置疑。论文篇幅有限，满足哲学三问的对象三新便几近完美，其中任意一组关系已知都折损创新性。

　　第二个影响研究质量的因素是"深"，也就是机制深度。多个变量嵌套的间接机制比单一因果关系的单变量论证档次高，知其然知其所以然的直接机制比知其然不知其所以然的间接机制效果好，直接机制的分子交互亦可嵌套多组，除了嵌套交互未来还有多细胞交互的研究模式介绍，机制更加复杂。如果说创新决定了文章的下限，那么机制深度便决定了文章的上限。逻辑方法论的繁复之处一多半都在机制深度的塑造上，"深"的理解最为核心。

最后的要素——"广"，我们在第 9 策的单变量论证规则中已有阐述，第 11 策多元变量调控关系论证又行补充。多条件论证、多模型论证、多法标论证，自始至终坚持了多次重复的原则。没有重复的实验数据支撑结论力量单薄，等于或大于两次重复显然跨越了偶然性与必然性的鸿沟，一次成功可能归于幸运，两次成功则大概率是实力使然，可信度上了一个台阶。机制逻辑深度与数据论证广度共同影响研究格式，前者定义不同套路的特征属性，每个套路理论上需要的全部证据链构成，按逻辑推演必有标准答案。后者定义每条证据的最佳数据表现，满足逻辑论证的完整度。

"新"和"广"一点就通，而"深"的含义尚需渐次推进。第 13 策"执手相依"讲述两个分子手拉手执行调控的功能，拉开了直接机制的帷幕，从变量嵌套的数量加法晋级到了分子嵌套的质量乘法，进入一片新天地。一沙一世界，一叶一菩提，分子与分子间调控的微观维度体现了研究套路的多样化，值得科研工作者细细品味。

为了解释分子-分子间的调控模式，先回顾分子生物学"中心法则"这个基本概念。序列信息从 DNA 传递给 RNA，再从 RNA 传递给蛋白有方向性。如果我们在实验中观察到一个编码基因的蛋白产物表达变化了，上游的因素可能源自 DNA、RNA、蛋白三个不同水平，也就是调控核酸会自然向下改变蛋白，此为表达调控的规律。DNA 到 RNA 的过程称为转录（Transcription），而 RNA 到蛋白的过程称为翻译（Translation），基因表达调控根据发生的场景具体分为五个层次：①DNA 水平；②转录水平（从 DNA 到 RNA 的步骤）；③转录后水平，换言之 RNA 生成后经历的调控变化；④翻译水平（从 RNA 到蛋白的步骤）；⑤翻译后水平，也就是蛋白形成后的自身调控。5 个调控水平均可最终介导蛋白功能变化，包括蛋白增多或减少的表达高低变化，还有原本能结合的对象因为调控而不结合了也会导致功能改变，调控分子表达或者调控分子交互，机制研究由此展开。

以调控场景归类直接机制模式并非明智的选择，5 个层次的调控还可以细分，单单从 RNA 角度就可以区分为转录、剪切、加工、转运、编辑、修饰、降解等生物学过程。每个场景总结一个套路难以呈现规则的简洁，不妨根据发生交互的两种分子的类型来进行归类，此逻辑方法一共只有 6 种两两交互形式，任何调控故事都可代入其中。而且以分子类型归类一一对应了交互研究的实验方法，一种交互类型一套实验方法，只要交互的分子类型一样，证明交互的实验方法就通用。这样不但便于自行设计课题，在文献中一看到实验方法即能反应出是什么交互类型，该数据模块的论证规则瞬间了然于胸，针对作者论证是否充分的问题，可以批判性地阅读。

分子与分子两两交互，首先区分主动和被动，一个是调控的施加者，另一个是被调控对象。被调控者通常是编码基因，理由很简单：蛋白是执行一切生物学功能的基本单位，其被调控可以发生在 DNA、RNA、蛋白三种分子类型上。而调控者只能是 RNA（非编码基因）和蛋白（编码基因），DNA 作为遗传信息的模板没有调控功能。RNA 可以调控 DNA、RNA、蛋白，蛋白也可以调控 DNA、RNA、蛋白，主动者 2 种分子类型与被动者 3 种分子类型交叉连线，即为所有的二元分子交互模块，因此有了 6 种分子交互类型。

第一种，RNA-DNA 分子交互。具体指调控的主角——非编码 RNA，与被调控的编码基因的 DNA 序列发生结合，并且介导后者在转录水平发生改变，影响了从 DNA 到 RNA 的信号传递，导致编码基因 mRNA 表达水平上调或下调，进而蛋白水平也随之而动。RNA 与 DNA 都是核酸，可依据碱基互补配对原则进行分子交互。DNA 在细胞核内，当非编码 RNA 从基因上被转录出来，直接在细胞核内与邻近的 DNA 结合，调控周围编码基因的 mRNA 表达，又或者非编码 RNA 从细胞浆被转运到细胞核，后续结合到靶向互补的 DNA 位置，导致该 DNA 片段上原本的生物学效应被终止或者活化，这两种机制模式就是 RNA-DNA 交互类型扮演的故事情节，前者又习惯称为顺式调控（cis-regulation），后者满足反式调控（trans-regulation）定义，顺式作用发生于近端，反式作用发生于远端，按作用远近区分，不难鉴别。

第二种，RNA-RNA 分子交互。指的是非编码 RNA 尤其是 miRNA，作为调控者结合受调控的 mRNA，影响编码基因 mRNA 的表达，进而导致蛋白随之而动。非编码 RNA 结合 mRNA 同样依据碱基互补配对，交互后调控 mRNA 的方式一般为促进 mRNA 加工成熟或者增加其在细胞浆中的稳定性（上调），也可以协助 mRNA 降解或者抑制蛋白的翻译（下调）。虽然 lncRNA/circRNA 结合 mRNA 也屡有报道，但这一模式关键还是运用于 miRNA 靶向 mRNA 的调控，miRNA 习惯于结合 mRNA 的 3′端非翻译区（untranslational region，UTR），介导交互 mRNA 的降解或者阻遏其翻译过程，是经典的对下游基因执行负调控的直接机制套路。在所有交互论证中，miRNA 最简约，因此在高阶套路中常作为零件出现。

第三种，RNA-蛋白分子交互。同样属于非编码 RNA，lncRNA/cir-cRNA 是天生的调控分子，但其与功能之间仍少不了以蛋白为媒介。RNA 经由交互蛋白可以参与细胞全局的调控作用和表型功能，所以当交互的蛋白本身可调控转录过程时，lncRNA/circRNA 就介入调控转录，而当交互的蛋白能影响 mRNA 稳定性时，lncRNA/circRNA 也跟着调节 mRNA 稳定性，依此类推，在 RNA-蛋白分子交互发生后，lncRNA/cir-cRNA 的作用也一应俱全，实现了全天候和全能性，各种调控场景和表型功能兼顾，与编码基因各顶半边天。

第四种，蛋白-DNA 分子交互，即转录因子（Transcription factor，TF）模式。我们在第 6 策中提到过转录因子为通路三大构件之一，通路活性的开关。转录因子在蛋白结构上的特点是具有结合 DNA 的结构域（DNA binding domain，DBD），其结合在靶基因转录起始位点上游 5′端称为"启动子"（Promoter）的一段 DNA 序列上，调节 RNA 转录是蛋白-DNA 交互模式的主流效应结局。编码基因全部有启动子，非编码也包括 miRNA、lncRNA、circRNA，所以转录因子调控下游靶基因不限分子类型，兼容性强大，可作为通用的上游直接机制模块使用。

第五种，蛋白-RNA 分子交互，与 RNA 结合的蛋白也叫作"RBP 蛋白（RNA binding protein，RBP）"。编码基因 mRNA 在其全生命周期内被蛋白调控可谓普遍事件，mRNA 从前体到成熟体，从细胞核到细胞浆，在细胞浆存留并执行蛋白翻译功能，哪一步都缺少不了蛋白的身影。当我们将目光聚焦到非编码 RNA，RBP 蛋白同样可以调节非编码 RNA 加工成熟的全流程，此时 RBP 是调控施加者，非编码 RNA 是被调控对象，主变量用非编码 RNA 时，RBP 蛋白亦可作为上游直接机制模块应用。RBP 蛋白相比转录因子的区别在于调控位置，RBP 蛋白的分子交互发生在 RNA 上（蛋白-RNA），转录因子分子交互则在 DNA 水平（蛋白-DNA），只不过作用结果都是影响 RNA，顺带向下影响蛋白功能。

第六种，蛋白-蛋白分子交互。信号通路中激酶催化底物是蛋白-蛋白结合，多个蛋白形成复合体也是蛋白-蛋白结合，受体与配体、抗原抗体反应还是蛋白-蛋白结合。二元蛋白交互称得上研究历史久远的最经典模式，在非编码 RNA 出现前直接机制已经存在。蛋白负责了几乎全部的细胞功能，一篇文章探讨一组两两的蛋白交互关系仅仅是研究手段的局促，并非现实蛋白交互的真实极限，如果我们可以观察到微观世界，细胞里的蛋白们一定熙熙攘攘、喧闹非凡，同时又无处不在、无所不能。

给这六种分子交互类型由易到难排个序，进阶顺序应该是优先掌握 RNA-RNA 交互，模式单一，调控方向确定，实验方法便利；其次学习蛋白-DNA 交互，套路百搭，正负调控皆适用，实验难度不大；第三位进修蛋白-蛋白交互，一样的通用模块，突破关键实验可用到退休的技能点。然后将 RNA-蛋白和蛋白-RNA 合并参悟，都是一个 RNA 和一个蛋白交互，只是交换了调控者和被调控者的身份，但是从验证分子交互的实验来说方法几乎完全一致。只是没有蛋白-蛋白实验打底，RNA 与蛋白交互高攀不起。剩余的 RNA-DNA 交互，需要考虑多重交互嵌套的情形。非编码 RNA 调控转录过程中，往往有转录因子发挥作用，非编码 RNA＋转录因子蛋白＋启动子 DNA 有三种分子类型的交互，可以等二元交互驾轻就熟之后，在更深的机制套路中寻觅答案。

六种二元交互其实可以简化为三组：核酸-核酸、核酸-蛋白、蛋白-蛋白，显然核酸不管是 DNA 还是 RNA 都是基于序列来配对，预测交互基于序列分析即可。第 9 策、第 10 策两策曾涉及信息类数据库、样本类数据库、通路类数据库，进行分子交互作用的预测也有专门的互作类数据库，一共四类生信数据库分别用在筛猜创新主变量（信息类数据库＋样本类数据库），从主变量出发挖掘下游效应通路（通路类数据库），以及从一个分子出发筛猜交互作用分子（互作类数据库），从而将分子机制引入直接作用的范畴。核酸-核酸交互和蛋白-DNA 分子交互相对而言预测成功率尚可，而蛋白-蛋白、蛋白-RNA 靠算法较勉强，更多依赖交互实验体系的筛猜路径。

遵循论证广度标准，分子交互的实验证明也需符合证据重复原则，一组二元交互应当利用至少两种不同原理的交互实验考察，结果一致方下定论。其中只有一个例外——miRNA-靶基因的 RNA-RNA 交互论证，仅需一个交互验证实验。并非 miRNA 没有其他的交互实验可做，而是因为 miRNA 套路贬值，沦落到纳入三、四区期刊收藏，文章水平接近间接机制研究，高级些的实验没有作者愿意做了。这些二元交互模块的关键论证实验，沿着按分子类型分类的思路，在本策顺带着存储到知识库中。

（1）lncRNA-DNA 交互（RNA-DNA）论证：圆二色谱（Circular dichroism，CD）；荧光共振能量转移（Fluorescence resonance energy transfer，FRET）。

（2）miRNA-mRNA 交互（RNA-RNA）论证：荧光素酶报告基因实验（Luciferase assay）。

（3）lncRNA-蛋白交互（RNA-蛋白）论证：RNA 下拉实验（RNA pulldown）；RNA 免疫共沉淀（RNA immunoprecipitation，RIP）。

（4）TF-DNA 交互（蛋白-DNA）论证：荧光素酶报告基因实验（Luciferase assay），染色质免疫共沉淀实验（Chromatin immunoprecipitation，ChIP）。

（5）RBP-mRNA 交互（蛋白-RNA）论证：RNA 免疫共沉淀（RNA immunoprecipitation，RIP）；RNA 下拉实验（RNA pulldown）。

（6）蛋白-蛋白交互论证：免疫共沉淀（Co-immunoprecipitation，co-IP），GST 下拉实验（GST-pulldown）。

本策领悟的标志，在文献中出现 Luciferase、ChIP、co-IP、GST-Pulldown、RNA Pulldown、RIP 6 种实验，第一时间归类分子交互类型，是从什么分子类型出发鉴定与什么分

子类型交互，以及谁主动谁被动（调控和被调控），直接机制的研究便能窥探一二了。5个调控层次、6种二元交互，引领着整个第三章的内容。

第 14 策

见微知著

　　miRNA 是最简分子变量类型，尤其对科研新手友好。miRNA 之简朴体现在：①身份是非编码 RNA，表达检测只有 RNA 水平没有蛋白质水平；②机制模式单一，RNA-RNA 交互负调控下游编码基因；③交互验证仅需一个荧光素酶报告基因实验。故解构直接机制，始于 miRNA 套路。

　　医学科研常见的主变量分子类型有四种：蛋白、miRNA、lncRNA、circRNA，相比于其他三种动辄几万甚至上百万的分子数量，miRNA 仅有几千个成员。不过作为开启了非编码 RNA 研究时代的经典角色，miRNA 如今仍稳占变量分子一席之地，上到一区期刊下到四区期刊，行迹无处不在，不可轻视也无法回避它。本策"见微知著"，微即 micro，我们就用 micro-RNA（miRNA）的套路解析来完成从间接机制到直接机制的过渡。

　　miRNA 的研究背景第 4 策"分子点睛"已有提及，在此增补 miRNA 产生、命名规则、调控模式的基本常识。miRNA 属于基因的一种，当然由 DNA 序列转录生成，最初转录出来的 miRNA 长度有几百个甚至几千个碱基，称为初级转录产物（primary miRNA，pri-miRNA），pri-miRNA 经过剪切加工产生约 70～90 个碱基的 miRNA 前体（miRNA precursor，pre-miRNA）。在细胞核内，核酸内切酶 Drosha 执行了从初级转录产物到前体的加工程序，随后 pre-miRNA 被转运至细胞浆并被另一个核酸内切酶 Dicer 切割产生 miRNA 成熟体。接下来，成熟的 miRNA 分子与一个或多个 mRNA 分子发生不完全匹配的互补结合，一旦结合上便可抑制该靶基因的蛋白质表达从而介导多种功能。

miRNA 作用位点在 mRNA 的 3'-UTR，依赖于 RISC 蛋白复合体发挥靶向沉默的作用，在第 4 策中有简述，机制跟 siRNA 类似。miRNA 结合靶基因 mRNA 后影响基因表达基于两种方式：其一，miRNA 与 mR-NA 的 3'-UTR 结合后阻遏蛋白翻译过程，但不影响 mRNA 稳定性（mRNA 表达不变）；其二，miRNA 与 mRNA 完全互补或者近乎完全互补，引导 mRNA 发生降解（mRNA 表达降低）。降解的结局在动物中比阻遏更普遍，因此医学研究中 miRNA 的靶基因预测常选择 miRNA 水平跟 mRNA 表达负相关的作为目标对象。阻遏翻译和促进 mRNA 降解两者相互独立，要么阻遏、要么降解，而不是先后关系。从作用机制上推断，miRNA 上调时靶基因 mRNA 可能表达降低，也可能变化不明显，但蛋白水平必定表现为显著的降低（抑制蛋白为金标准）。少数文章报道过 miRNA 结合 5'-UTR 或者 mRNA 编码区的非主流模式，也有 miRNA 介导正调控作用的，这些小众机制医生大概率用不到。miRNA 调控结论单一，出场就等于负调节，已成思维定式。

RNA 干扰（RNA interference，RNAi）中的 siRNA 与 miRNA 在很多方面有相似性，都经由 RISC 蛋白复合体执行基因沉默的功能。不过需要区分一点：miRNA 是研究的分子对象，而 siRNA 是操作分子的研究工具。miRNA 作为一种内源性分子，细胞内天然存在，而 siRNA 一般是外源性分子，机体本身没有，由外源的病毒带入细胞引发细胞防御。研究者利用 siRNA 的效应规律人为设计特异性针对靶基因的 siRNA 片段，借此实现了下调基因的操作。siRNA 极少作为一种分子类型来研究，内源性的 siRNA 确实有，只有部分科学家对此感兴趣。

miRNA 既然是 RNA，一定符合 RNA 的研究特征，采用 qPCR 技术进行表达检测，应注意其常用的发卡状引物跟检测 mRNA 的线性引物不同。非编码 RNA 不存在蛋白质形式，因此省略了 WB 检测，检测蛋白比检测 RNA 门槛高（抗体比引物贵得多），省去这一步何其幸福。设计引物需要检索基因序列信息，编码基因检索 NCBI 的 Gene、Nucleotide 数据库，查询 miRNA 序列的权威数据库是 miRBase。miRBase 一共收录了人（*Homo sapiens*）的 1917 条前体（precursor）、2654 条成熟体（mature），两者数量不一致是因为一个前体存在加工成多条 miRNA 成熟体的可能性。如今高通量测序快速发展阶段已过，miRNA 的数量近几年只有小幅的变化，不过说 miRNA 功能没什么可做也言过其实，不少 miRNA 分子的作用尚陷于迷雾之中。

从 miRNA 的名字看，miRNA 以数字排序的命名规则简单粗暴，发现越晚的数字越大，二三十年前，基因发现者为基因命名还是学术界一项浪漫的传统，像发现新的小行星可以命名一样，有人用爱人名字命名，有人用喜欢的歌手名字命名，甚至有人用自家宠物名字命名，导致部分基因名称没有任何实用信息，不利于研究交流，由此有了一个机构叫"雨果基因命名委员会（HUGO Gene Nomenclature Committee，HGNC）"制定命令规则。HGNC 成立数十载，还是在 miRNA 命名标准的统一上被大家所熟知，接着辐射到编码基因和非编码基因的命名，整个体系逐渐规范化。现在只有最早报道的一批 miRNA 还保留着 lin-4、let-7 这样的俗名，新人们就只能拥有数字编号了。

miRNA 命名中间经历过标准更替，于 2011 年实现统一，规则沿用至今。现在只有检索历史久远的文章，才会遇到 miRNA 名字不规范的情况，此时按文献中的序列信息纠正命名就好。根据现行规则，人的 miRNA 命名格式为：hsa-miR-××××，第一位标注物种名称，人是 hsa（*Homo sapiens* 的缩写）。小鼠缩写 Mmu（*Mus musculus*），大鼠缩写 Rno（*Rattus norvegicus*），均来自拉丁文物种名称。第二位固定写 miR/mir（物种人用大写 R），而第三位标 miRNA 的数字序号。如果新的 miRNA 跟已有名称的高度同源，序列只差 1～2 个碱基，那么在 miRNA 名称后加上小写英文字母 a/b/c 区分。miRNA 序列相似意味着它们可能共享靶基因，表现出功能上的相似性，归于一类比较合理。此外，如果一条 miRNA 可来源于不同的 DNA 编码区域，换言之在基因组有平行的多个拷贝，应该在 miRNA 名称后用横杠加 1/2/3 来表示（a/b/c 在前，

1/2/3 在后）。最后，miRNA 前体为茎环结构，加工过程会从 3′或 5′端臂产生成熟的 miRNA，一般只有其中一条高表达。之前把表达量低的加个 ∗ 号，后来也有以"-s"和"-as"来命名（代表正义链和反义链），现有的命名规则统一改用了来源于 5′端的标上 5p，而 3′端标 3p。综上，一条miRNA 看名称就包含了物种、编号、有没有同源序列、有没有平行拷贝以及来源于哪条臂的信息报，科学家们也算煞费苦心了。

miRNA 为主变量的课题，执行过程可以分五步走。

第一步，差异 miRNA 的筛猜，通过高通量测序来完成，推荐同时检测一遍 mRNA 的变化，为后续机制研究时预测靶基因提供佐证（miRNA和 mRNA 趋势相反）。

第二步，继续验证候选 miRNA 的功能，制备过表达和沉默工具，一正一反操作 miRNA。注意：miRNA 的过表达和沉默有专门术语——Mimics（模拟物）和 Inhibitor（抑制物）。

基因的过表达从 Over-expression 翻译过来，文章里每当实验分组出现 OE-基因名，即代表上调（Gain of function）策略。基因沉默时，分组标注"si-基因名"或"sh-基因名"，sh 是生成 siRNA 的前体——短发卡RNA（short hairpin RNA，shRNA）的缩写，质粒或病毒表达 siRNA 用shRNA 短发卡结构。看到 si 或者 sh 便提示了下调（Loss of function）策略。术语虽然不同，但 miRNA 的正反操作其实用一样的方法，化学合成、质粒和病毒三种形式根据细胞转染效率选其中之一。转导进入细胞，过表达或者沉默 miRNA 的效果还得检测一遍，这里又省掉了蛋白水平验证，qPCR 做完就可以观察表型变化了。

表型隶属恒量，其模、法、标不随变量类型而变化，所以 miRNA 一正一反的功能验证跟其他分子类型在实验上没区别，同时沿袭着细胞＋动物（in vitro 和 in vivo）的多模型重复。间接机制研究在单变量论证完成后，常规选择是操作主变量筛猜下游调控变化，但我们做直接机制可以从交互分子推导潜在的调控对象。因此，miRNA 研究套路的第三步，是利用互作数据库如 Targetscan 预测 miRNA 结合的靶基因。核酸间交互遵守碱基互补配对原则，通过 miRNA 和 mRNA 结合的已知规律——序列种子区（Seed region）完全互补确保交互特异性，其他序列允许一定程度摇摆，同时考虑双链结合的二级结构、自由能、稳定性等计算参数，由此推测出编码基因中可能与之匹配的序列（默认仅搜索 3′-UTR）。经生物信息手段猜交互获得带评分的靶基因列表，用第一步的 miRNA 和 mRNA 表达负相关线索二次校正。预测有结合且表达趋势符合的潜在靶点，进一步实验验证 miRNA 与靶基因的调控关系，第二步正反操作测表型时的细胞样品，明智之举是应该抽提 RNA 和蛋白质在此处复用。

没有交互证据前先不着急做回复，所以调控论证完，第四步做 RNA-RNA 交互的荧光素酶报告基因实验（Luciferase Assay）：将待鉴定的 mRNA 3′-UTR 片段插入载体上荧光素酶基因编码序列的 3′ 端，载体转染细胞同时过表达 miRNA，如果 miRNA 与靶基因 3′-UTR 有结合，则荧光素酶蛋白表达量会减少，底物荧光检测值会降低。

至此，科学假设中的未知要素全部填充完毕，剩下提升数据论证广度的工作作为第五步，包括回复实验、组织水平的相关性研究、在体动物实验等，查漏补缺完成一篇文章完整的数据要求。基础科研的过程，其实概括描述就是不断筛猜＋实验验证搭建假设框架，然后按严谨的论证规范补全数据，多轮的"建"＋"补"直到输出成文。

融会贯通我们在第二章领悟的知识，miRNA 拥有的各种套路演化完全能理论推导出来。miRNA 为主变量的研究套路，首先可以从单变量开始，miRNA 介导表型的数据分为两个部分：miRNA 在组织标本中检测并与临床因素做相关性分析（表达差异），以及在细胞、动物模型上过表达和沉默 miRNA 观察表型变化（一正一反、细胞动物），此为套路演化的第一层。

套路演化第二层，miRNA 属变量分子，一样兼容间接机制模式，二元组合 miRNA＋通路毫不违和，论证的过程包括 miRNA 对通路的调控（操作 miRNA 检测通路标志物），加上 miRNA 依赖于通路影响表型的回复（miRNA＋通路双操作观察表型回复）。

套路演化第三层，将二元组合提升至三元，药物＋miRNA＋通路恰到好处。我们第一步从药物出发筛猜 miRNA，第二步确认 miRNA 的功能，第三步 miRNA 的下游再筛猜通路。证据链需先满足上述单变量＋下游机制论证，在此基础上添加上游机制的药物-miRNA 两两调控（加药观察 miRNA 变化）＋三三回复（加药同时逆转 miRNA，观察通路和表型的回复实验）。三元变量上游的药物可以替换为通路或明星分子，课题思路相同价。

　　套路演化第四层，三元模块中嵌套 miRNA-靶基因的直接机制，补充数据库预测作用靶点，荧光素酶报告基因实验的交互论证。miRNA 研究不设计分子＋分子的间接作用，原因在于既然锁定了 miRNA 下游调控靶分子，不证明 RNA-RNA 交互关系难以理解，荧光素酶报告基因实验并不比回复实验更烦琐。

　　三元变量组合其中包含一组二元交互作用，此套路格式定义为"三元一组交互"，三元一组交互是间接机制在包含主变量的一组两两关系中融入二元交互模块完成的套路升级。miRNA 的三元一组交互里，RNA-RNA 交互成为解释调控的一个零件，去掉这个零件其他内容依然符合三元组合框架，论证规则也是一脉相承，由此及彼。套路继续演化，miRNA-靶基因的下游接上明星通路，此为主变量位于最上游的伪三元结构。逻辑上没有信号从哪来的机制解答，但工作量却因为要素的增多扎实地叠加了，比单纯的二元直接机制强。这一套路还可以等价变换成 miRNA-靶基因＋表型嵌套的课题框架，二变量二恒量与三变量一恒量都是四个环节，同样数量的两两关系，论证规律参照我们在第 11 策"三才合一"中的分析。

　　上面这些套路并没有列举完 miRNA 在文章中的所有变化，后面还有更加复杂的模块组件和套路组合，然而拆解和组装的乐趣，此刻当可轻斟浅酌，细品逻辑醇美如酒。不难发现 miRNA 的优点：输出文章效率高，套路变化丰富。不过正因为性价比高，如今已然盛极而衰，miRNA 作为主变量申请课题时创新性不足，在内卷的医学科研圈常年处于鄙视链底部位置。优缺点都了解了，在具体选择时大家尽可以自己平衡。

　　　　总结 miRNA 研究课题实施的五步：第一步，筛猜 miRNA 主变量；第二步，论证 miRNA-表型因果；第三步，预测＋验证 miRNA-靶基因调控关系；第四步，证明 miRNA-靶基因交互作用；第五步，满足数据完整性要求。洞悉论证模块与套路演化之间的内在联系，围绕 miRNA 特点理解单变量、二元间接、三元间接、三元一组、伪三元一组、二元直接＋表型嵌套六种套路变化，miRNA 的世界里再也没有新鲜事。

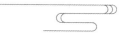

第 15 策

秉轴持钧

　　miRNA 特点是短小精悍，调控形式身轻如燕。转录因子则孔武有力，把守信号传导之咽喉，其麾下靶基因者众，通往各类分子各色表型。凡一对多模式，均符合科研应用的百搭属性，既可以从主变量拓展出多种效应，又能适用于不同主变量向上推驱动机制，套路模块大范围通用。

　　转录（Transcription）是分子生物学基本概念，指从 DNA 拷贝出 RNA 的生物学过程，此处 RNA 为 mRNA（messenger RNA），合成 mRNA 是翻译出蛋白质的前置步骤。转录像抄作业，DNA 是模板，RNA 是照模板眷抄的序列一致的复制品，只是笔迹略有不同，DNA 用脱氧核糖核酸，RNA 用核糖核酸。材料不一样，质量也差很多。DNA 可稳定存在几万年，分子人类学利用母系来源的线粒体 DNA 和父系来源的 Y 染色体分析人类的起源和迁徙演化。RNA 不太稳定，易发生降解，半衰期从几分钟到几小时，最长几天，一般需要时新鲜加工，保质期短。

　　转录与 DNA 自我复制有诸多相似之处，两者都需要以 DNA 为模板，DNA 复制用 DNA 聚合酶，转录依赖 RNA 聚合酶。区别之处在于转录往往伴随特异性的调控，即蛋白质及非编码 RNA 分子参与其中，实现了一基因一调节的精细化作用，而 DNA 复制的批量生产少见个性化干预。这些调控分子与 RNA 聚合酶形成复合物（Complex），共同监管着整个转录程序，尤其在转录的起始和终止阶段相关调控事件频发，位于 DNA 编码区域 5′端（头部）和 3′端（尾部）两侧的非编码序列正是调控基因转录的关键场所。在转录起始位点（Transcription start site，TSS）附近协助转录启动的蛋白质称作转录因子（Transcription factor，TF），转录因子介导的转录起始控制为转录过程中最重要的调控模块，其他转录调节问题医学科研较少涉及。

其实转录中 RNA 聚合酶才是主角，转录因子只能算配角，没有负责RNA 链合成的老大哥，抄的动作根本无从谈起。但是 RNA 聚合酶戏路太窄，全程只有一个动作——合成，要编织可逆调控的机制故事，主要戏份由转录因子担当。它也确实能驾驭促进转录或抑制转录正反两派。大部分情况下，转录因子都报道对转录起正向调控作用，内在原因不外乎研究者们倾向于关注致病因子（疾病中高表达的分子），此类靶点既可作为诊断标志，又可开发治疗靶点，潜力巨大。提出可能受到某个转录因子驱动，来回答为什么致病因子会表达上调，可谓如条件反射般自然的推理。这样的思维定式决定了转录因子在基础研究中广泛的应用场景。

人类基因中已知预测了两千多个转录因子，约占编码基因的 10％，这可不是个小数目，如果将转录因子看成一个蛋白质家族的话，堪称最大家族。在这样一个庞大的社团里，除去那些默默无闻的没有特异性的普遍转录因子，大部分成员受到特殊信号调控，或者有组织细胞特异性，发挥效应如"开关"般精准。开关意味着双向可逆，正向作用时转录因子促进RNA 聚合酶结合 DNA 启动 mRNA 合成，负向作用时转录因子结合DNA 阻止 RNA 聚合酶锚定启动子。前者又称激活子（Activator），后者叫作抑制子（Repressor）。招募或者稳定 RNA 聚合酶与 DNA 交互只是转录因子最常见的功能，除了帮忙或者捣乱外它还有其他作用机制，比如转录因子还可以招募对组蛋白进行修饰的酶，组蛋白修饰影响染色质结构调控基因转录。当然，这些偏小众的机制模式对医生来说稍微积累些常识即可，不必躬行实践。转录事件发生在细胞核，如果转录因子同时定位于细胞浆，可推断它还有其他功能，蛋白质的一专多能应该习以为常。

　　本策题为"秉轴持钧"，原意指身居要位，引申为掌握事物运转之关键。转录因子即为"秉轴持钧"的全能选手，可胜任多元变量上中下任何位置：①直接机制模式下，转录因子是天生的驱动变量，从五种调控水平找知其然知其所以然的上游机制，转录因子当仁不让出场率第一名；②间接机制模式下，转录因子视作代表明星通路变化的效应变量。回想信号通路三大元件——受体、激酶、转录因子，受体接收信号、激酶放大信号、转录因子传递信号到细胞功能，担当效应自然稀松平常；③转录因子也是经典的编码基因研究对象，主变量筛猜做完，关注差异分子中的转录因子新贵，一旦正反操作出现表型变化，拿来做主变量延展故事又是一篇文章。

　　在转录因子家族里放眼望去，一些与表型无报道的创新分子可以独挑大梁唱一台戏。而文献里连篇累牍的明星转录因子在解释上下游机制时各显神通。怎么识别一个蛋白是不是转录因子呢？在数据库编码基因的介绍里一般都会明确写明。其判断依据来源于所有的转录因子都包含一段特征序列——DNA 结合结构域（DNA binding domain，DBD），有 DBD 结构域的蛋白就被认为是转录因子，无论其转录调控活性以及下游作用靶点是否被证实。DNA 带负电荷，在 20 种常见氨基酸里精氨酸、组氨酸、赖氨酸带正电荷，是构成 DBD 结构域的核心氨基酸序列，正负相吸介导蛋白与 DNA 结合。同时 DBD 结构域还会形成特定的空间构象，与 DNA 骨架在结构上匹配，从而稳定两者交互。

　　转录因子研究由来已久，什么样的氨基酸序列和结构偏好结合什么样的 DNA 序列总结出了一定规律，基于这些规律便可从算法上预测转录因子调控的靶基因，或者从启动子 DNA 序列预测潜在交互的转录因子（生物信息双向可预测）。转录因子与启动子的固定搭配要形成思维定式：找一个基因上游调控的转录因子，等于从这个基因启动子位置的 DNA 序列出发，找能与之结合的含有 DBD 结构域的蛋白质，而找一个转录因子调控的下游靶基因，其实是找转录因子 DBD 结构域可以特异性结合的 DNA 序列，从这一段 DNA 序列位于哪个基因的启动子区域，判断转录因子潜在调节了什么下游基因，最终调控关系的检测对象为该基因转录产物 mRNA 的变化（qPCR）。在直接机制的问题里，每一步具体分子类型必须明辨，一旦混淆容易逻辑错乱。

　　从转录因子的交互对象 DNA 的角度，还需剖析基因结构从而透彻理解蛋白-DNA 交互细节。基因的 DNA 序列可分为用于编码的开放阅读框（Open reading frame，ORF）和不编码的侧翼序列（Flanking sequence）两部分。基因 ORF 是产生 mRNA 的原始模板，编码转录初级产物（mRNA 前体），而侧翼序列包括 ORF 上游 5′ 端和下游 3′ 端的邻近区域，其中有启动子（Promoter）、增强子（Enhancer）、终止子（Terminator）等转录调控的序列元件——既然不编码那么功能无外乎参与转录调节。当 DNA 转录出 RNA，RNA 前体经过剪切加工成为成熟体，整条 mRNA 上也并非全部都编码，mRNA 的编码区（Coding sequence）又称 CDS，非编码区（Noncoding sequence）等同于 UTR（非翻译区），进一步再分头和尾：5′-UTR 和 3′-UTR。ORF、启动子是 DNA 上的概念，CDS、UTR 是 mRNA 上的概念，创造这些概念的年代连基因命名规则都还没统一，科学家们又热衷于创造概念，这才导致了编码区在 DNA 上叫 ORF，换到 RNA 上又称 CDS 的错综复杂，应当看清本质，合并同类项。一定要区分定义的话，记住 ORF 针对的是 DNA 到 RNA 的转录过程，能编码形成 RNA 的 DNA 序列都称 ORF，无论这条 RNA 编码蛋白（mRNA）的还是非编码（ncRNA）。而 CDS 描述编码蛋白氨基酸的核酸序列，CDS 不包含基因上内含子的结构，只由外显子拼接而成，所以 CDS 等于去除了内含子的 ORF 序列。在 DNA 上说编码区指的是编码 RNA（ORF），在 RNA 上讲编码区则默认为编码蛋白（CDS），对象不同，其内涵有差异。

　　如果已经获得了一个有功能的分子，无论什么分子类型，想在上游找个转录因子解答它被谁调控，第一步要确认基因的启动子序列，可以用 UCSC 和 Ensembl 两个信息类数据库。启动子不像编码序列一样定义了清晰的起点和终点，其实是一段模糊的区域，一般以基因的转录起始位点（Transcription start site，TSS）为原点，选取 TSS 下游 100bp 以及上游 1000～2000bp 长度 DNA 作为启动子区域，即 TSS 下游一小段、上游一大段都可能参与结合转录因子调控转录。猜测的启动子序列长一些无妨，放到 Promoter Scan 或者 Promoter Inspector 两个在线工具中分析，基于算法预估哪一段具备启动子特性，进一步缩小范围。明确启动子序列之后，需要把它克隆出来，后面的实验里要用到。有些基因的启动子克隆可以买到，这就更方便了。

锁定基因启动子序列以及获得它的克隆，是从被调控对象往上推转录因子的前置步骤，下面还要预测有哪些转录因子可能跟这段启动子序列存在结合，使用互作类数据库比如 JASPAR。JASPAR 收集了有关转录因子与 DNA 结合位点最全面的基序（Motif）信息，一段特征性的核酸序列（DNA 或 RNA）叫基序，而一段特征性的蛋白序列称结构域（Domain），又是概念常识。通过提取启动子 DNA 里包含的基序信息，算法即能预测可能交互的转录因子，反之亦然。转录因子-靶基因的预测与 miRNA-靶基因类似，同类的数据库会有多个，常规做法是几个数据库多种算法平行预测然后取交集，增加成功概率。从调控者预测被调控者可行，从被动推导主动也没问题，基于序列的分析操作可逆、路径通用。

预测的交互要经过实验验证真实存在，依然遵循通量解决概率的科研规律。预测出来的候选一定很多，查文献先剔除跟表型之间关联不清晰的分子，继而多个预测的靶点用证明交互的实验检验，得出是否有交互的客观结论。miRNA 的交互论证仅有一个荧光素酶报告基因实验（Luciferase assay），从转录因子模块开始其他的二元交互都需满足至少两个不同原理的交互实验重复论证。交互关系的论证口诀：我在你也在。用一个分子为饵钓另一个分子，钓上来观察到另一个分子在，就说明两者有交互。另一方面，换个分子做饵也应当钓到对方——你在我还在，此为双向交互证明，直接机制二元论证标准，即双向奔赴才是真交互，单向交互为假阳性。

从蛋白到 DNA 证明交互，引出转录因子交互论证关键实验之一——染色质免疫共沉淀（Chromatin immunoprecipitation，ChIP）。ChIP 实验先用交联剂固定蛋白和 DNA 复合物，然后超声破碎把基因组打成小片段，再利用特异性抗体富集蛋白和 DNA 的复合物，富集完后再解交联，对目的 DNA 片段进行纯化与检测（测序或者 qPCR），由此证明蛋白与 DNA 结合。画重点：从转录因子出发验证已知的（qPCR）或者未知的（高通量测序）交互 DNA 序列，执行 ChIP 实验。在 ChIP 的免疫沉淀产物中验证已知靶基因用 qPCR，二者联用的方法称 ChIP-qPCR，而筛选未知靶基因做高通量测序，联用称 ChIP-seq，测序结果中感兴趣的靶基因随后对免疫沉淀产物重复 qPCR 确认。

接下来，从 DNA 出发证明与蛋白交互，采用凝胶迁移实验（Electrophoretic mobility shift assay，EMSA）。其原理是蛋白与核酸探针一旦结合形成复合物，在凝胶电泳过程中迁移会变慢。实验过程设计一个特异的同位素标记核酸探针，然后把探针和样本蛋白混合孵育，样本中可以与 DNA 结合的蛋白与探针组成复合物，因分子量大在凝胶电泳时迁移变慢，而没有结合蛋白的探针跑得快，通过条带位置判断蛋白与探针是否发生相互作用。如果是交互对象蛋白是已知的，用抗体即可检测，面对未知交互蛋白可以用质谱进行身份鉴定。

两份论证相同交互目的、不同实验原理、不同方向策略的数据结果相互佐证，此为基础科研二元交互的严谨论证要求。补充说明一下，转录因子的交互证明除了 ChIP 和 EMSA，还有一个常见的实验——荧光素酶报告基因实验。转录因子与 miRNA 的实验名称一样，都用到了同样的荧光素酶报告基因，但并非同一个实验，质粒载体有区别。用于 miRNA 靶基因检测的荧光素酶报告基因载体其插入位点在荧光素酶报告基因编码区的 $3'$-UTR，如果 miRNA 对外源克隆的 $3'$-UTR 序列有交互的话，荧光素酶的翻译表达受抑制，检测荧光信号会降低。而转录因子研究中载体插入 DNA 的位点在荧光素酶报告基因编码区 $5'$ 端，导入的启动子驱动荧光素酶报告基因转录，当转录因子和荧光素酶报告基因载体共转染时，转录因子调控启动子会改变荧光素酶的表达，进而影响荧光值。两个实验数据表现形式一样，但介导荧光素酶表达改变的原因一个在编码区尾一个在编码区头；一个属于转录后水平调控，一个归为转录调控，差别很大。

——荧光素酶报告基因实验，本质上并非一个证明"我在你也在"的交互实验，底物荧光变化来自荧光素酶表达的变化，实验设计基于启动子序列和 mRNA $3'$-UTR 序列上确定的作用原理，借此推测转录或者转录后调控是否存在。换言之，荧光素酶报告基因实验只证明特定的调控存在，但并没有直接观察到交互，属于分子交互的间接证明。不过，——荧光素酶报告基因实验相较于间接调控的你动我也动，依然是在解释直接机制，因此还是归在交互论证的范畴内。——荧光素酶报告基因实验操作简单，尤其低分段研究者更乐意选择，因此转录因子文章里两个交互论证，荧光素酶报告基因＋ChIP 的组合颇为常见，我们在第二章一开篇总结的二元交互典型实验，转录因子论证就是荧光素酶报告基因＋ChIP。

　　本策领悟的标志，是理解下面的转录因子直接机制套路精华：①位置全能：我是谁（转录因子作主变量），我调控了谁（转录因子作效应变量），或者谁调控了我（转录因子作驱动变量）三种角色都兼容。②双向可通：用启动子 DNA 序列可预测转录因子，反之亦然。③完整论证：单变量十二字，你动我也动（调控）＋我不动你动也白动（回复），我在你也在（ChIP 论证蛋白到 DNA）＋反向的你在我还在（EMSA 论证 DNA 到蛋白），鉴于荧光素酶报告基因实验人见人爱，再信手补个荧光素酶报告基因数据无懈可击。

第16策

左右逢源

　　表型背后必有机制，机制之中必有蛋白。无论主变量是什么分子类型，直接作用的交互对象向蛋白求解则必然得解。当研究课题以编码基因为主角，若非转录因子或者RBP蛋白，剩下的编码基因通用蛋白-蛋白交互，论经典程度无出其右。RNA-RNA、蛋白-DNA权当开胃小菜，蛋白-蛋白模块方见交互真章。

　　六种二元交互选择蛋白-蛋白交互可能是最明智的，因为此交互模块场景百搭，兼容任何疾病、表型以及五大表达调控场景，并且此套路上限很高，模块数据质量在二元交互中位于上层，即使顶级期刊也可胜任。由于在文献中高频出现，懂不懂蛋白-蛋白交互模式就成了科研能力的分水岭。看不明白免疫共沉淀（co-IP）结果的人是直接机制的门外汉，而领悟者可以顺利读通高分文章，机制研究的最深处无非蛋白交互论证的几个关键实验图，一旦攀上山顶，全景一览无余。

　　在非编码RNA兴起之前，科研界变量分子类型被基因编码所统治，在探讨直接机制时，蛋白的交互对象可根据其序列上已知的结构域推测。结构域又称功能结构，其归类标准虽然基于序列相似性，但定义一个结构域是从功能上区分的，DBD结构域（DNA binding domain）用于结合

DNA，包含 DBD 结构域的蛋白识别成转录因子，RBD 结构域（RNA binding domain）用于结合 RNA，包含 RBD 结构域的蛋白标记为 RBP 蛋白。结构域特征在长久的基础研究中已积累了海量认知，大部分蛋白家族也依据共同结构域命名，使得我们望文生义而知套路。因此，筛猜到一个新的编码基因主变量，第一时间在信息数据库 UniProt 查询结构域组成，然后按图索骥从结构域推断潜在功能和交互对象，可为研究探明道路。

氨基酸序列在空间上会形成蛋白质的三级结构，分子间交互作用依赖这些空间结构。然而用结构域来建立互作模型过于庞杂，总结规律追求大道至简，所以蛋白的直接机制还是按交互分子类型分为三条途径：与DNA 交互、与 RNA 交互或者与蛋白交互。与 DNA 交互的蛋白定位在细胞核，与 RNA 交互的蛋白如果定位细胞核可能参与 RNA 剪切、加工、转运，定位于细胞浆更普遍，执行稳定性调节、蛋白翻译等功能。只要编码基因没有明确的结合核酸的结构域，上面这些场景都可以排除，直接机制模式就剩下一种：找与之结合的蛋白。

接下来，主变量蛋白结合了哪类蛋白决定了具体怎么调控的机制模式：①结合蛋白位于细胞核（核蛋白）便聚焦基因水平、转录水平调控；②结合蛋白在细胞浆（胞浆蛋白）就关注转录后、翻译和翻译后水平变化；③结合蛋白在细胞膜（膜蛋白）应该捕捉胞外向胞内传导信号或转运物质的事件。注意蛋白与蛋白交互执行功能的主要场所在胞浆，胞浆除了表达调控还有细胞合成与代谢的诸多生物化学反应，以及表观遗传修饰等生物学过程，往这些方向走表型结局近在咫尺。无论结合蛋白身居何所，机制研究一贯从暗处走向明处——交互对象要为效应提供合理解释，所以选择交互变量事实上支配了分子机制的故事脉络，一般都是相对明星的分子，避开变量论证"分子介导表型"的旋涡。

蛋白-蛋白交互模式，特指两个不同蛋白的两两结合。蛋白三五成群执行任务非常普遍，相同的蛋白结合组装叫二聚体，也可以形成三聚体、四聚体等。与此同时，多个不同的蛋白可组成复合体（Complex），如同零件装配成机器发挥作用。同型蛋白在结构上需要的交互不是医学科研主要兴趣点，两个异型蛋白结合形成稳定的相互作用，调控者对被调控者的功能或者表达产生直接影响，这样的机制模块才能用尽量少的交互论证阐明问题，所以带有冗余内容的假设框架只有科学家依旧坚守。那些两个以上多元交互的复杂情节，我们在文献中能够拆分成二元关系无障碍看懂即可，自用的科研套路，有效比猎奇重要。正所谓"不作无益害有益，功乃成；不贵异物贱用物，民乃足"。

蛋白-蛋白交互的论证如第 13 策"执手相依"所总结的，理解两个关键实验：co-IP（免疫共沉淀）和 GST-Pulldown（GST 融合蛋白沉降实验或叫 GST 下拉实验）。在学术沟通中，co-IP、Pulldown、ChIP、Luciferase、Western、qPCR 等实验名称习惯用英文，表达更简洁，用中文反而显得生硬。纵观交互论证实验，蛋白-DNA 交互的 ChIP、蛋白-RNA 交互的 RIP 以及蛋白-蛋白交互的 co-IP，三种交互形式的论证都用到了 IP（Immunoprecipitation）原理，其中的 immuno 为免疫，而 precipitation 是沉淀，组合起来即是免疫沉淀。免疫指抗原与抗体相互结合的反应，而沉淀表示结合之后把东西富集下来。IP 是利用特异性的抗体识别和结合目的蛋白，然后将目的蛋白富集沉淀的实验过程。因为目的蛋白被富集的同时，沉淀物中还包含有目的蛋白的交互分子，所以 IP 步骤也是从蛋白出发研究分子相互作用的必经之路。

抗体属于免疫球蛋白，其氨基酸序列中包含 Fc 片段，来自金黄色葡萄球菌中的蛋白 A（Protein A），可以与免疫球蛋白的 Fc 片段特异性结合，相当于识别抗体的抗体，且所有抗体都能结合。如果用 Protein A 偶联某个抗体，该抗体靶向结合目的蛋白，就能实现免疫沉淀（IP）。Protein A（可替换为 Protein G）一般买回来时就跟琼脂糖珠（Agarose beads）交联好了，做成珠子是为了方便分离。现流行用磁珠（Magnetic beads），免疫沉淀物利用磁力吸附纯化，应用体验更好。

珠子（Bead）交联 Protein A，Protein A 靶向抗体，抗体结合目的蛋白，把目的蛋白沉淀下来，此为免疫沉淀的通用机理。免疫沉淀可看作是一种捕获目的蛋白的方法，用来富集蛋白。比如 WB 实验里抗体特异性不好，背景噪声强（有杂带），就可以在前面加一步 IP，也可以针对某个杂质蛋白通过抗体阴性富集将之去除（阳性富集保留沉淀物去除上清液，阴性富集保留上清液去除沉淀物）。另外比较常见的应用是 IP 拉下目的蛋白后送质谱检测，分析蛋白是否有磷酸化、甲基化、糖基化、乙酰化等基团修饰情况。当没有针对修饰的特异性抗体时，质谱也可以直接检测蛋白修饰。

免疫沉淀目的在于将靶蛋白富集，而免疫共沉淀则是检测富集到蛋白复合物里有没有某个交互蛋白存在。co-IP 实验的 co 代表共沉淀的含义，在裂解细胞的时候我们不把蛋白变性，保留其天然构象，那么理论上胞内的蛋白与蛋白的相互作用就能保留下来。当再用固定在珠子上的 Protein A 拉免疫沉淀的目标蛋白时，结合蛋白一起捕获，随后进行变性分离，用结合蛋白的抗体 WB 检测。在 IP 富集的共沉淀物里鉴定有没有目标蛋白的结合蛋白。co-IP 实验被公认为是证明蛋白-蛋白交互作用的金标准，筛选交互蛋白是对免疫共沉淀打质谱，验证交互蛋白就是对免疫共沉淀做 WB 实验，筛、验一体化。

纵览蛋白-蛋白的交互论证规则，"我在你也在"的分子互作证据，实际上是用"我"的抗体免疫沉淀"我和我的小伙伴"，再用 WB 检测其中是否有"你"的存在（用"你"的抗体）。双向交互验证的"你在我还在"，是反过来用"你"的抗体免疫沉淀一遍"你和你的小伙伴"，随后在沉淀物中用"我"的抗体检测"我"在不在。因为蛋白-蛋白交互的两种分子均为蛋白，双向互作证明可以用同一种实验方法 co-IP 完成，但是一定是两次 IP 两个 WB 实验，而不是一个。用统一的思想参悟二元交互模块的论证实验，其本质相同，区别只在于用核酸钓取交互时，不用抗体而用特异性探针；另外检测交互对象是核酸的话，不用 WB 而用 qPCR，仅此而已。

co-IP 的结果与 WB 图相似，表现形式更复杂一些。初看是 WB 但细看图中还标注了 IP、IB、IgG、Input 等特殊字段，由此可判断是 co-IP 数据无疑。co-IP 实验里用什么抗体免疫沉淀的标注"IP"，而用什么抗体检测的标注"IB"（Immunoblotting）。典型结果为 IP 抗体拉下来的沉淀物里，用 IB 抗体检测出现目的条带（阳性）。co-IP 数据只有两个蛋白条带（免疫印迹点）是重要的：用 A 的抗体 IP 检测 B 的结果阳性（有 B 存在）（①）；同用 B 的抗体 IP 检测 A 的结果也一样（有 A 存在）（②）。严谨起见同时检查两个结果：A 的 IP 体系里检测 A，证明 A 确实在（A 不在代表免疫沉淀失败）（③）；反之，B 的 IP 体系里检测 B，证明 B 也在（同理）（④）。此外，IgG 是实验体系的阴性对照，IgG 长得像抗体却不特异性识别任何蛋白，所以什么都富集不到。Input 即细胞裂解液，是实验体系的阳性对照，没有经过免疫富集 Input 里面什么蛋白都有（检测 A、B 均为阳性）。因此，只有 IgG 阴性对照结果为阴（⑤），加上 Input 阳性对照结果为阳（⑥），双向 co-IP 实验上面①～⑥6 个结果全都符合，推导结论才真实可靠。文献中，co-IP 结果呈现方式不一，不管怎么变化，简化处理策略是第一时间找到"IP 拉、IB 验、结果阳性"的印迹（Blot）点，找到就是有交互，空白就是没交互。并且从 A 到 B，再从 B 到 A 双向都阳性，进而解开蛋白-蛋白交互论证的关键证据。

基础科研中经常会提到内源和外源，通常内源指 *in vivo*，外源为 *in vitro*，也就是说内源、外源与体内、体外（在体、离体）概念等价。然而，交互实验里还有一个约定俗成的内源、外源含义，内源等于在真正发生结合的细胞内研究交互作用，而外源代表用一种理想的工具细胞模型，模拟目的细胞内发生的分子交互。出现外源策略的，唯一目的是创造实验的便利，每个蛋白检测都需要抗体，在我们筛猜交互分子的时候，可能需要批量验证多个蛋白的交互潜能，此时在理想的工具细胞体系内进行外源模拟，可实现批量验证的高效率操作。经外源验证成功的两两交互"分子对"，再行内源细胞交互实验获得进一步证据，层层推导能有效控制科研的未知风险。我们说"通量解决概率问题"，并不是说大通量能化解所有的不确定，分步实施的策略有时具有奇效。如病毒核酸检测，十人一管混检初筛，阳性再逐一分检，效率呈指数级提升。

外源交互验证最常见的工具细胞是 HEK293 细胞株（人胚胎肾细胞），衍生的还有 293T 等，特点在于易培养且转染效率高。工具细胞内批量过表达蛋白，为了便于检测蛋白表达和做交互实验验证，需要给这些蛋白加上标签（Tag）。标签在蛋白研究中使用非常广泛，研究蛋白-蛋白交互必须掌握。过表达蛋白过程中，在目的基因编码区的 N 端或者 C 端（5′端或 3′端）加上一段氨基酸序列形成融合的重组蛋白，这段加上去的多肽序列就是标签。标签序列一般比较小，不会影响目的蛋白的功能，然而巧妙就巧妙在其虽然小，但外源表达的蛋白因为融合了多肽标签，能产生供抗体识别的特异性抗原表位，这样就算没有目的基因的抗体，利用标签抗体也可对目的蛋白进行纯化和检测。在蛋白质交互作用的研究里，标签应用极为普遍，构建外源蛋白 IP 的时候，用标签的抗体也一样能把带标签的蛋白拉下来。比较常见的标签有 His、Flag、HA、Myc 四种，His 是 6 个组氨酸组成的，Flag 是 8 个氨基酸，HA 是 9 个氨基酸，Myc 标签是 10 个氨基酸，全都小巧玲珑。

标签里还有一个需要特别关注：谷胱甘肽巯基转移酶（GST）。它具有四个特性：其一是能够把融合蛋白变成高度水溶性的蛋白质；其二可特异性结合谷胱甘肽，就像蛋白 A 结合抗体一样，便于富集融合蛋白；其三想要去除融合蛋白中 GST 标签，可用位点特异性蛋白酶切除，易于洗脱还原；其四作为标签也可以用 GST 抗体来检测，哪怕目的蛋白没有抗体也行。这里介绍一个除 co-IP 外，蛋白-蛋白交互的第二个经典实验——GST-Pulldown。GST-Pulldown 的第一步是构建一个带有 GST 标签的融合蛋白；第二步是将 GST 融合蛋白与谷胱甘肽特异性结合，制备到固相载体也就是层析柱上，相当于给一个鱼竿上挂上了诱饵（Bait）；第三步把细胞裂解液通过层析柱，此时有交互作用的蛋白会被吸附，类似于鱼咬钩；第四步溶液洗脱，捕获得到互作蛋白。用于交互蛋白的筛选时，捕获蛋白打质谱验明真身，如果是已知的交互对象，捕获蛋白做 WB 验证即可。由此可见，Pulldown 结果也是 Western 图，以细胞裂解液作为 Input，单纯 GST 不融合目的蛋白作为阴性对照，GST 融合蛋白当诱饵蛋白，用捕获蛋白的抗体做 WB 产生杂交的阳性信号就说明蛋白间有结合。

还有一种间接论证两个蛋白存在互作的实验方法——免疫荧光实验（Immunofluorescence）。如果给检测蛋白的二抗携带上荧光探针，就可以观察蛋白在亚细胞的定位，两个交互蛋白分别用一红一绿两种颜色的荧光标记后，一旦它们存在共定位，则红与绿叠加会显示为黄色，这就间接证明了可能存在交互作用（共定位是交互的必要条件）。这种蛋白共定位证据还可以利用具有示踪功能的标签（Tag），比如绿色荧光蛋白（GFP）和红色荧光蛋白（RFP）实现，只需要将交互对象的两个蛋白各自与 GFP 和 RFP 标签融合，共表达在细胞内检测荧光，不难预料结果跟免疫荧光大同小异。GFP、RFP 因此既当作标签又属于报告基因（Reporter），前文多次提及的荧光素酶（Luciferase）也是报告基因，用于提示一个分子在或者不在、一种效应有或者无，这些工具基础科研不可或缺。

蛋白-蛋白交互实验方法常见的还有酵母双杂交（Yeast 2 Hybrid，Y2H）、噬菌体展示（Phage display）、表面等离子共振（Surface plasmon resonance，SPR）、荧光共振能量转移（Fluorescence resonance energy transfer，FRET）、蛋白芯片等，毕竟研究成熟度高，方法可选择性大。但是一般我们只需要两种实验原理的双向交互验证即可，co-IP、GST-Pulldown 必修，其余选修。蛋白互作也有生物信息工具可用，大名鼎鼎的 String 数据库是目前规模最大的做蛋白质间交互预测的在线数据库。不过很少在文章里看到作者用数据库筛猜蛋白-蛋白交互，基本都是实验筛选和验证，可见算法预测蛋白质结合能力有限，既然 co-IP 必然要做，不如直接从 co-IP 筛交互开始。

　　"蛋白-蛋白"交互颇具拒人千里之气，逻辑不繁但实验操作难度高，且结果判读复杂。没有在文献中多轮锤炼的耐心，根基不稳后续举步维艰，建议在此短暂停留，寻数张 co-IP 图培养"IP 拉、IB 验、结果阳性"的敏锐眼力。成功消化吸收本策，则下一策 RNA-蛋白质可类推理解七成，至此破解全部二元交互论证曙光初现，距离本书上半部神功大成只有一步之遥。

第 17 策

移花接木

认识到长链非编码 RNA 是重要的调控性分子，极大丰富了直接机制分子交互研究的多样性。编码基因的世界只有三种交互类型：蛋白结合 DNA、RNA 或蛋白，而非编码基因加入后，RNA 同样可结合 DNA、RNA 或蛋白，二元模式套路翻倍。不过，演员换一换，剧本和角色设计依旧，可触类旁通。

在人类认识到非编码 RNA 普遍存在之前，蛋白这种分子类型是基础科研一贯的焦点，蛋白参与直接机制中的蛋白-DNA 和蛋白-蛋白交互占据了流行趋势，而 RNA 因为不稳定研究难度大，蛋白-RNA 交互仅仅小荷初显，还不成气候。近二十年来，RNA 逐步摆脱技术的桎梏，以非编码 RNA 为主变量的 RNA-蛋白交互研究扶摇直上，拼下了三分天下的格局，反过来又促进蛋白-RNA 交互的体系成熟。两者交互分子类型一致，实验方法相同。

从六种二元交互的可及性分析，核酸与核酸交互最为简洁，用于套路入门。蛋白-DNA 其次，可作为破解交互论证规律的抓手。蛋白-蛋白等同于行业标准，从中体会交互精髓。最后，RNA-蛋白（蛋白-RNA）套路升华，通关所有分子交互模块。由浅入深，本书第三章的第 14～17 策四策，压茬解决 RNA-RNA、蛋白-DNA、蛋白-蛋白、RNA-蛋白 4 组二元交互的应用问题。第 17 策"移花接木"，将 RNA 之花嫁接到蛋白枝丫上，与蛋白-蛋白模块交叉融通、焕发新生。

RNA-蛋白交互的研究始于 lncRNA，所以我们从 lncRNA 的研究背景入局。lncRNA 作为 RNA，其与亲兄弟 mRNA 相比有何差异？除了区分编码和不编码，lncRNA 在转录起始、转录位置、转录出来剪切加工的形式、有没有帽和 PolyA 尾的结构以及在细胞内的定位、是否受到修饰调控、最终降解途径等方面都显著有别，当疾病发生过程中这些调控有了差错，就可能导致 lncRNA 的表达和介导的功能异常。转录水平和转录后的 RNA 剪切、转运、稳定性等是解开 lncRNA 上游机制的可选项，考虑到转录后水平非常复杂，讨论调节 lncRNA 表达变化的机制倾向于百搭的驱动因素——转录因子，第 15 策"秉轴持钧"的技能在任何分子类型中都通用。

lncRNA（long non-coding RNA），名字就涵盖了两个核心特征：第一是长，序列要超过 200 个核苷酸；第二是不编码，新的 lncRNA 在首次功能报道时通常需要先自证非编码，通过分析 DNA 序列上是否有编码蛋白的 ORF 来说明（非编码 RNA 理论上不包含连续编码氨基酸的 ORF）。查询 lncRNA 序列常用的信息类数据库为 NONCODE，找到序列后利用非编码 RNA 在不同物种间保守性差的特点，还可计算序列的密码子替换频率（Codon substitution frequency，CSF）评分，当 CSF 评分小于 0 时倾向于非编码。

lncRNA 按照基因在 DNA 双链上的转录位置，分为正义链（Sense）、反义链（Antisense）、反义上游（Antisense upstream）、内含子（Intronic）、跨内含子和外显子重叠（Overlapping）、基因间（Intergenic）等多种类型，同时在启动子、增强子等 DNA 元件上也有报道编码 lncRNA。lncRNA 转录所在位置有交集的编码基因，一般称为宿主基因（Host gene），如果位于编码基因附近而与基因没有任何序列交集，则称为邻近基因（Contiguous gene）。从序列角度分析 lncRNA 来源有一个重要的意义，其经常被报道与宿主基因和邻近基因发生调控关系，所以发掘出一个创新 lncRNA 主变量，一旦功能表型明确，从这个分子相关联的编码基因中验证是否存在表达调控，可为下游效应机制研究增添一把钥匙。逆向思维一下，明星蛋白编码区附近的非编码基因，不妨尝试验证彼此间的调控关系，一旦成功，一个新课题便破壳而出。

环状的 circRNA 可视为一种特殊的 lncRNA，从序列大于 200nt（表示 DNA 长度用 bp，表示 RNA 长度用 nt，注意区分）以及非编码这两点来说均符合。一般的 mRNA 呈线性，5′端有帽子结构，3′末端有 poly（A）的尾，而 circRNA 没有这些结构，转而头尾相连以环状形式存在。早在 1976 年研究人员就在电子显微镜下观测到过真核细胞的细胞质中存在环状的 RNA 分子，但是直到 2012 年经由高通量测序 circRNA 才被大量发现。2013 年，《自然》杂志同一期刊登了两篇背靠背的 circRNA 研究文章，此后 circRNA 的文章数量井喷，成为非编码 RNA 领域的明星分子。背靠背是 *Cell*、*Nature*、*Science* 等顶级刊物创造热点的惯用手法，一期同一主题的两篇甚至三篇论文同时发表，能够瞬间创造出聚光灯效应，引起研究者的跟风效仿。

circRNA 由特殊可变剪切产生，主要存在于细胞质中，大部分来自外显子编码，少部分内含子来源的 circRNA 在细胞核中。circRNA 因为呈闭合环状结构，不易被核酸外切酶降解，比线性 RNA 更加稳定。circRNA 的表达水平具有种属、组织、时间特异性，序列保守性比线性的 lncRNA 高。circRNA 已证实是正常细胞功能以及疾病发生、发展中重要的参与者，并且大部分 circRNA 有一个同源表达的宿主基因，只是其表达水平往往与宿主基因不相关。这一现象提示 circRNA 不是 mRNA 剪接单纯的副产物，其生成受到精细的调控。已了解的 circRNA 与 lncRNA 的作用模式高度相同，简而言之无非三种：①基于序列互补与核酸（包括 DNA 和 RNA）交互；②与细胞中各种蛋白交互；③颠覆非编码的常识，序列可翻译出多肽片段（分子量很小的蛋白）。编码短肽的机制路线对专业学术能力的要求苛刻，仅短肽制作特异性抗体进行检测这一步，起点就非同寻常。排除掉此条险途后，要么交互核酸、要么交互蛋白成了 lncRNA/circRNA 机制研究的二选一命题。因为两者机制套路具备相容性，本策后续讨论研究策略以 lncRNA 为例，未加特殊说明则自动囊括 circRNA，一视同仁。

lncRNA 研究在下游效应机制开始前还可以做一步实验探索，用荧光原位杂交技术（Fluorescence in situ hybridization，FISH）确认其亚细胞定位。如果 lncRNA 定位于细胞核，机制方向贴近转录调控，启动子 DNA 和转录因子蛋白是逃不开的两个潜在交互对象。如果 lncRNA 定位于细胞浆，则机制角度一分为二，一者交互胞浆中的各种 RNA，另一者交互众多功能不一的胞浆蛋白。将细胞核与细胞浆的交互场所分开，有助于鉴别排除逻辑不合理的机制情节，进一步缩小交互分子验证的范围，提升研究的效率。下面针对 lncRNA 不同的交互组合，尤其 RNA-蛋白交互模块进行诠释。

lncRNA 的交互对象，第一种情况是在细胞核内与 DNA 发生交互。DNA 有社交冷淡症，除了复制和转录这两件事，平常将自己包裹得严严实实，少与其他分子沟通。lncRNA 本身没有转录调控活性，其调节转录的功能必须通过影响转录因子或者 RNA 聚合酶结合 DNA 来实现。因此，lncRNA 结合 DNA 的位置研究较多的还是在启动子区域，很难脱离转录因子说清楚 lncRNA 调控靶基因的机制模式。此时交互对象便有三个——lncRNA、DNA 和蛋白，蛋白-DNA 的二元交互间引入了第三者干扰，无论第三者促进或者阻遏转录因子与启动子结合，进而激活或者抑制了靶基因转录，其内核都是多重分子交互的逻辑结构。按循序渐进的原则，这里仅要而言之，下一章还会深度剖析交互与交互嵌套的高阶套路规则。

lncRNA 结合 RNA，可分为结合 mRNA 和结合 miRNA 两类。lncRNA 结合 mRNA 的情况与 DNA 类似，避不开调控 mRNA 的 RBP 蛋白参与，属于多重交互的范畴。相对而言，还是 lncRNA 结合 miRNA 结论更为简单些。大家只需掌握一点，miRNA 与 mRNA 的 3′-UTR 结合，而 lncRNA 不翻译蛋白，其全长都是 UTR。在第 14 策"见微知著"讨论过的从 miRNA 预测靶基因，或者从 UTR 序列反推 miRNA，包括论证 miRNA 交互的荧光素酶报告基因实验，所有的研究方法全部兼容。然而，miRNA 原本有 mRNA 靶基因，一旦 lncRNA 又结合它，难道不会对下游靶基因蛋白表达产生影响吗？答案是肯定的，依然是多重交互问题，待第四章再得解。

末了，只有 lncRNA 结合蛋白方可在直接机制二元交互格式下合理应用。跟蛋白-蛋白交互类似，根据主变量 lncRNA 交互到什么蛋白，从该蛋白已知的功能特性进一步推导故事闭环。好在大量的蛋白与表型、通路等关联清晰，交互往蛋白求解必得解，可见 RNA-蛋白交互模块与蛋白-蛋白交互的重要性不分伯仲，区别只在于主变量选择编码基因还是非编码而已。筛猜获得创新的 lncRNA 主变量分子，单变量论证的表达差异、一正一反、细胞动物执行完毕，想从直接交互角度阐释分子机制，又不屑于同 miRNA 为伍，那么机制研究的主要思路，便是从确定的 lncRNA 中寻找未知的交互蛋白，利用 RNA Pulldown 实验方法可实现这一目的。

RNA Pulldown 与 GST-pulldown 名字相似、原理类同，GST-pulldown 的诱饵蛋白在 RNA Pulldown 中替换成了诱饵 RNA（体外制备的 RNA 探针），RNA 探针的序列与 lncRNA 一致（Sense 正义链），同时合成一条互补的反义链（Antisense）作为阴性对照。RNA 探针人工加上生物素（Biotin）标签，此标签与链霉亲和素（Streptavidin）特异性结合进而偶联到磁珠上（类似于 GST 结合谷胱甘肽），接下来磁珠上的 RNA 探针亲和富集细胞蛋白，形成稳定的 RNA-蛋白复合物，去除游离蛋白，再洗脱捕获的目标蛋白后，打质谱鉴定未知蛋白身份。在 RNA Pulldown 结果中，只结合正义链探针不结合反义链对照的蛋白才是真正的潜在交互蛋白，其余为假阳性。同样的 RNA Pulldown 流程也可以针对已知蛋白在最后一步用抗体 WB 检测验明正身，此般策略在上一策均阐述过，除去诱饵换一换捕获对象仍是蛋白没变。

RNA Pulldown 简便可行，但属于一种外源的交互研究方法，随着 lncRNA 研究深入，RNA-蛋白交互研究的改进方法也层出不穷，原理差异细微。内源的 RNA-蛋白交互研究，采用生物素标记 RNA 探针，探针杂交捕获细胞内的目标 RNA，同时富集目标 RNA 的结合蛋白以及交互的核酸分子，这样可以分析更加复杂的多分子交互复合物组分。这些高端的衍生技术有 RNA 纯化的染色质分离技术（Chromatin isolation by RNA purification，ChIRP）以及类似的 RNA 靶点捕获杂交分析（Capture hybridization analysis of RNA targets，CHART），可研究 RNA 结合的蛋白或 DNA 片段，解析探针捕获的包含目标 RNA 在内的交互复合物中的 RNA、蛋白和 DNA 成员分别都有谁。

满足分子交互双向论证的严谨标准，从 RNA 到蛋白的标准款为 RNA Pulldown，反过来从蛋白到 RNA 的关键实验要记住 RIP。RIP 就是靶向 RNA 的免疫沉淀，其实理解成 RNA 版本的 ChIP 一点就透。ChIP 出现在蛋白-DNA 交互模块，从蛋白出发鉴定交互 DNA，前半段同蛋白免疫沉淀原理一样，后面交互分子一个 DNA 一个 RNA。用 Protein A 的珠子偶联抗体，抗体结合目标蛋白，蛋白把交互的 RNA 一起沉淀下来，然后测序分析，就能找到未知的结合 RNA，此法缩写 RIP-seq。如果已知交互的 RNA 序列，RIP 沉淀下来的 RNA 直接用 qPCR 鉴定即可。

通过 IP 免疫沉淀的蛋白，同时富集的交互对象可能位于一个多分子复合物中。co-IP、RIP 都有同样的局限性，并不能证明是直接两两结合，也可能经过第三个分子介导结合效应（间接交互），因此需要两个以上不同原理的交互实验相互佐证。RIP 的一个替代选择是交联免疫沉淀分析（Crosslinking and immunoprecipitation，CLIP），CLIP 用紫外照射事先交联了 RNA 和蛋白的交互，免疫沉淀时只保留了与蛋白直接结合的 RNA 互作对象，未发生交联的 RNA 被酶切去除，由此 CLIP 可检测出交互发生的特定 RNA 序列位置也避免了第三者干扰。不过，细胞内的蛋白-RNA 的交联对实验条件敏感，因此 CLIP 的操作难度显著高于 RIP，应用也没有 RIP 普遍。

蛋白-蛋白交互和 RNA-蛋白交互都不推荐用生物信息预测＋实验验证的策略，而是直接从实验开始筛，原因是 co-IP、GST-Pulldown、RIP、RNA Pulldown 这些实验无可回避，先搞定实验才有资格研究此类交互。既然具备了关键技术平台，何必舍近求远赌在充满不确定性的算法上？当然，预测 RNA-蛋白结合的互作类数据库也有一些，比如 catRAPID，一个专门用来分析和计算蛋白与 RNA 相互结合能力的数据库，其根据二级结构、氢键、范德华力等参数来预测 RNA-蛋白结合关系。可以从一个 RNA 出发预测潜在的结合蛋白列表，或者从一个蛋白出发预测结合的 RNA，输入核苷酸或氨基酸序列就行。针对两个指定的 RNA 和蛋白分子组合，catRAPID 也可分析评估两者相互结合的效能。

　　　　领悟了 RNA-蛋白的交互论证要点，等于同时解构了 RBP 蛋白结合 mRNA 的蛋白-RNA 交互作用研究模式，两者在关键的交互证据链上内容相仿，无需额外的实验技术。主变量聚焦于 RBP 蛋白时，探讨结合什么 RNA 介导表型功能，不外乎以蛋白为中心的 RIP 结果，加上以 RNA 为中心的 RNA Pulldown 数据两组双向证明。至此，以交互分子类型归类的逻辑方法体现出优越性，两种故事完全不同的科学问题，居然可以用同一套研究系统进行总结，所有的二元分子交互就在 6 种模块套路中。

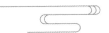

第 18 策

革故鼎新

二元交互模块分步研习完毕，本策将零件装配为整机，输出 10 种三元变量包含一组交互的文章套路。多元变量组合数量以 3 为尊，满足横向展开上下游全面照顾到位，局部细节的纵向突破选择一组两两交互系统论证，由此数量和质量比翼齐飞，可纵横驰骋于二区期刊水平。

第二章"去彼取此"，已将变量嵌套的数量推演至三元极限，三元之上增加的都是不包含主变量的次要逻辑两两关系，此类支线机制论证虽体现工作量却一定程度上削弱行文逻辑重心，实非科研策略上选。第三章"始制有名"，转换了方向进行机制突破，从上下游（从哪来到哪去）的线性描述，递进一层在调控（Why）基础上回答交互（How）的问题。因为交互所以调控，细致之处凝聚思维高光。再加之二元交互论证祭出了格调更高的交互实验，ChIP、co-IP、RIP、Pulldown，文章档次跃然而上。

在前面 4 策逐一拆解 RNA-RNA、蛋白-DNA、蛋白-蛋白、RNA-蛋白（蛋白-RNA）二元交互模块后，不同类型的分子与分子逻辑嵌套在一起，通过交互作用来阐释直接机制的规律已了然在胸。4 种二元交互又可分为两组：论证相对简单的基础款 RNA-RNA 与蛋白-DNA，以及实验标准严格的高级款蛋白-蛋白和 RNA-蛋白。以经典的蛋白-蛋白为分界线，对标中科院二区期刊平均水准，往上 RNA-蛋白实验方法雷同，顺水行舟不日抵达；往下则论证体系更加浅易，研究工作一片坦途。

第 18 策"革故鼎新"，意为破除旧的、建立新的，叠加组合变量嵌套和分子嵌套两种创造机制深度的手段，探讨三元一组交互格式的推导与论证。第 14 策"见微知著"浅谈了 miRNA-靶基因二元交互基础上的三元套路升级和伪三元一组变种，理当悟透三元一组的全部形式，统一内在数据规范，活用于文章课题之中。

第一个知识点：交互模块放在三元变量哪一组二元关系中。一组二元交互的两个分子要素，总是可以分为主变量和次变量，以及调控者和被调控者的不同角色，谁调节谁的方向性必须纲纪有序，不能有丝毫混乱。当二元交互承担主变量的下游机制时，主变量为调控发起方，而次变量是调控对象，最终传递信号连接表型效应。反之，当次变量施加调控，而主变量为被调控者，主变量发生变化再往下传导到细胞功能，那么二元交互扮演了主变量的上游机制。依照机制研究"先下后上"的原则，三元变量融合二元交互的框架中，一组交互应当优先放在下游位置，从主变量出发调控下游效应变量的交互更合理，以加强论证效应机制为目的。而上游有交互、下游仅有调控的情节，容易产生头重脚轻的违和感，因此不推荐使用直接在上、间接在下、主变量居中的逻辑套路。

第二个知识点：实践"间接在上、直接在下"的三元一组交互模式，三个变量哪个先出场？我们在第 12 策"一元三形"提炼过此问题的答案，既然调控关系的"你动我也动"不能从下游推上游，那么想满足主变量上游还有一个间接调控的变量，就应该先锁定最上游药物、分子或通路，以此干预细胞或动物模型，从已知的驱动变量筛猜创新主变量分子，从三元变量的第一位向第二位推导。主变量表型验证通过，单变量论证完成，再从主变量的分子类型考虑下游做什么直接效应机制。主变量为 miRNA，下游就是 RNA-RNA 交互 miRNA-靶基因组合；主变量为 lncRNA/circRNA，下游一分为二，要么交互核酸，要么交互蛋白。主变量为编码基因则兵分三路：如果已定义转录因子，走向蛋白-DNA 交互的 TF-靶基因形式，而当蛋白质属于 RBP 家族，划归蛋白-RNA 交互的 RBP-靶基因搭配，其他蛋白主变量全部执行蛋白-蛋白交互模块。

由此，产生了一套秩序井然的三元一组交互逻辑格式，舍弃二元交互假设下理不清楚的 RNA-DNA，未来在更复杂的多重分子交互嵌套体系中消化，剩余 5 组相对独立的二元交互各自在上游配置一个明星变量，药物、分子、通路皆可，形成驱动变量＋RNA-RNA、驱动变量＋蛋白-DNA、驱动变量＋蛋白-RNA、驱动变量＋蛋白-蛋白、驱动变量＋RNA-蛋白 5 种"间接在上、直接在下"的三元一组文章套路。它们对应了三元变量的 8 种常见结构中药物/分子/通路＋分子＋分子的三种组合，局部二元关系从"知其然不知其所以然"上升到"知其然知其所以然"。

　　第三个知识点：是不是所有的交互都直接影响调控？答案是不尽然。交互是否影响调控，与交互的分子类型没有必然联系，需要纳入五大调控水平的具体调控情景进行分析，一般有四类影响分子表达的调控重点：其一，转录调控，可促进或抑制 mRNA 生成；其二，mRNA 稳定性调节，可降解 mRNA 或防止被 mRNA 降解；其三，翻译调控，促进或抑制蛋白生成；其四，蛋白稳定性调节，可降解蛋白或防止被降解。不难看出，只有交互的效应介导 mRNA、蛋白生与死的结局时，这种分子间交互才对表达调控有直接影响，否则必须从更多组的分子交互中求解。一句话结论：交互不介导表达调控，则必影响另一组交互。如此复杂的机制需研修第四章方可释然，在此略做铺垫不展开。

　　既然不是所有的二元交互都能够直接调控分子表达，势必产生交互对象与效应对象角色分离的问题。当交互影响表达时，交互变量即效应变量，交互与效应功能二合一，效应变量的表达变化构成了主变量下游调控最初的因，其他后续信号传导一直到表型，皆为此因导致的直接或间接的果。当交互不影响表达时，交互变量并不是效应对象，交互变量的下游一定还有变化的效应变量，主变量、交互变量、效应变量三者各司其职、分别交代清晰，机制脉络才能清晰可辨，仅靠二元关系无法讲明白故事。这就使得我们不得不规划出一种"直接在前/间接在后"的伪三元一组交互形式：主变量结合交互变量调控下游的效应变量。

　　此类主变量位于最上游的伪三元一组交互，算是二元交互的增强版，其中交互变量和效应变量的关系来源于文献，利用一组已知的"交互变量-效应变量"的调控作为桥梁来沟通表型。交互变量调节效应变量已知，会减弱课题的创新性吗？其实不会。主变量与表型的单变量因果关系创新，主变量与交互变量二元直接交互也创新，主变量与效应变量二元间接调控同样创新，交互变量与效应变量有报道并不影响。三个变量组合，三组两两关系，只要求围绕主变量的两组有创新即可，不包含主变量的次要论证可省略，此处亦是同理。当交互不介导调控，下游找一个间接调控的明星通路，破局概率很高，等于交互对象已知的一切下游明星分子或通路，都是主变量探寻效应机制的求解范围。交互对象并不唯一，推导下游效应裂变开来有海量选择，总有一个合适的。

交互介导调控，仅仅是二元交互论证的理想状态。编码基因、miR-NA、lncRNA、circRNA，不同类型的主变量各自运用不同的二元交互模块，基于某种预设的交互分子组合筛猜效应变量，恰好遇到交互对象中有表型相关的明星分子，下游机制仅凭一组两两关系便可自圆其说，简洁明快。然而，科研风险不确定，如果直接筛选交互并且效应的靶分子失败，权宜之计是将交互和效应两个角色分开，经由两个分子共同构建下游机制。曲径通幽处，禅房花木深，增加一组间接作用不但提升了数据工作量，增加了内容的厚度，而且解开了难解之题，化不可能为可能，不失为一种智慧。

交互为了解释调控，主变量的交互对象与调控对象最后定然要合体或绑定因果关系，这就引出第四个知识点：主变量单变量论证完成，机制探索应该先筛交互还是先筛调控分子？

从上一段的分析不难发现，锁定交互对象并从交互对象已知的下游明星分子与通路中搭建调控关系，从难到易如顺水推舟。而反过来，两两调控固定继而推测交互，从什么分子类型筛猜？每一次筛猜都是一组交互实验，逆流而上难度陡增。当然，正确的做法建议一起筛，一次性获得调控和交互两个分子集。有交集就作为二元交互直接解法，此路不通则查阅文献在两部分集合里做连线，采撷一对分子编织出一套三元一组交互的效应机制。

无论交互介导调控，二元交互的下游还有调控，由此构成的"直接在上/间接在下"伪三元一组；抑或交互不介导调控，交互的下游连接间接调控，凑成的伪三元一组，归根到底这一类交互模式也有 5 种：RNA-RNA＋效应变量；蛋白-DNA＋效应变量；蛋白-RNA＋效应变量；蛋白-蛋白＋效应变量；RNA-蛋白＋效应变量。效应变量可以是明星分子和通路但不会是药物，5 种加 5 种共计 10 种三元一组交互套路，包容文章课题的千变万化。看似相同的逻辑格式，区分"直接在上/间接在下"与"直接在前/间接在后"两类定义的关键，在于前者包含一组交互、两组调控关系（一组直接交互介导调控，加上一组间接调控），而后者仅有一组交互、一组调控关系（一组直接交互不介导调控，加上一组间接调控），不宜混为一谈。

在修炼了前 18 策之后，我们已经积累了 30 种文章套路，第 9 策"造因得果"第一次将变量代入恒量形成单变量文章格式，哪怕是半套的相关性研究，因为可以独立成文可列为第 1 种套路，而表达差异、一正一反、细胞动物完整论证的单变量便是第 2 种了。第 10 策"阴阳两仪"，变量嵌套输出 4 种二元组合：药物＋分子，药物＋通路，分子＋通路，分子＋分子。第 11 策"三才合一"，提炼二元变量＋表型嵌套的二变量二恒量与三元变量的三变量一恒量在逻辑上的融洽关系，由此获得了表型嵌套这一万能逻辑模块，注意表型嵌套可以搭配在任何一个套路上，是通用的套路零件，但不作为单独文章套路。第 12 策"一元三形"，归纳三元变量组合 8 种常见态：药物＋分子＋通路，药物＋通路＋分子，药物＋分子＋分子，分子＋分子＋通路，分子＋通路＋分子，分子＋分子＋分子，通路＋分子＋通路，通路＋分子＋分子。下面，两两调控关系的局部推导交互作用，第 13 策"执手相依"以调控和被调控的分子类型归类有 6 种二元交互：RNA-DNA，RNA-RNA，RNA-蛋白，蛋白-DNA，蛋白-RNA，蛋白-蛋白。最终，三元变量嵌套一组二元交互，三元一组交互演化出 10 种：驱动变量＋RNA-RNA，驱动变量＋蛋白-DNA，驱动变量＋蛋白-RNA，驱动变量＋蛋白-蛋白，驱动变量＋RNA-蛋白，RNA-RNA＋效应变量，蛋白-DNA＋效应变量，蛋白-RNA＋效应变量，蛋白-蛋白＋效应变量，RNA-蛋白＋效应变量。这 30 种科研套路，除了 5％的中科院一区期刊外，大部分文章中的各种形式变化莫不在此。

纵览本书中的方法论，领悟宏观视角的第一层为模块嵌套，从变量嵌套的单变量到二元、二元再叠三元，加变量不过瘾有恒量表型嵌套（第二章），变量嵌套＋表型嵌套中间可植入分子嵌套（第三章），一组交互之上还有多组交互嵌套（第四章），一种细胞体系太单调嵌套成二元细胞（第五章），一套机制不过瘾可嵌套两套机制（第六章），基础科研的六重逻辑嵌套手段——表型嵌套、变量嵌套、分子嵌套、交互嵌套、细胞嵌套、并行嵌套，已领略其三，模块化装配的思维理当深入骨髓。第二层宏观视角，将同一种逻辑套路的数据表现形式统一，无论全套论证、半套论证甚至半套都不如的残次品，不管数据结果如何省略，我自岿然不动。完整论证标准如同一把尺子，审视全局自动查漏补缺。第三层宏观认知，逻辑套路存在真或伪，形似而神不似。有的三元变量机制方向单边，有的三元变量两组调控已知，有的三元一组其中交互已知等，因为应用模块无创新或者搭配不合理，导致价值贬损、徒有其表，注意区分鉴别。

　　总结三元一组交互论证的数据规范，首先满足三元变量 5 条证据链的要求：①单变量论证确认主变量与表型的相关性和因果关系（证据链 1）；②主变量与下游变量的调控（证据链 2）＋回复（证据链 3）因果证明；③上游变量与主变量的调控（证据链 4）＋回复（证据链 5）因果证明。在此基础上，补充一条双向互拉验证二元交互的重复实验结果（证据链 6）（≥两个实验），同时充分展现出多条件、多模型、多法标论证的严谨论证数据广度，差不多能撰文投稿了。不过，一些苛刻的审稿人仍会提出：怎么证明交互对调控是必要的？阻断交互，调控就必定失效吗？调控关系有回复验证，交互就没有必要性论证吗？这些问题将在下一策"秋毫之末"——二区文章没要求、一区文章必选项的交互作用位点中研究。

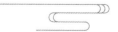

第四章

用之不盈

　　《三十六策》第四章"用之不盈"，语出《道德经》第四章，原文是："道冲，而用之或不盈。渊兮，似万物之宗。""冲"是一种虚而不满的状态，道的意境静水流深，表面上平静背后却是无底深渊，因为"深"所以"静"，这就是冲。用之不盈，意思是道的作用无穷无尽，盈就是满，不盈即不满。取之不尽，用之不竭，延绵不绝，此为道。

　　基础科研内含的道是逻辑规律，言之寥寥，演化无穷。基本要素的"五恒量、三变量"，单变量论证的"表达差异、一正一反、细胞动物"，变量嵌套的"先辨主次、再分上下、两两调控、三三回复"，回复论证的"正正反、正反正、反正正、反反反"，加上直接机制分子嵌套尚有十六字口诀，前文洋洋洒洒十八策，可以浓缩在短短 62 字的心法口诀中。修习本书旨在培养模块分解、规范论证的理念，上半部归类与还原 30 种文章套路，由此逐步入道。

本章在分子套分子二元交互的基础上，交互套交互，组成双重交互嵌套，将两组交互并存的平行逻辑、因果逻辑内在规则层层揭开，直接机制的功力便可步入化境，用之不盈。交互嵌套中还有分子修饰的科学问题，本就数量庞大的分子变量，通过加基团或者去基团在特定的核苷酸或氨基酸位点上，以修饰影响交互，交互介导调控，调控作用于表型，环环相扣、妙趣横生。通关本章 6 策，一区期刊文章读之不过尔尔，但从感知套路到复现套路中间，还有筛猜机缘、实验门槛、成功概率的重峦叠嶂。此间没有捷径，唯有投入、付出。

第 19 策

秋毫之末

　　研究分子交互的入微境界，是能利用特定的实验手段，破解分子上具体发生交互的核苷酸或者氨基酸位点。识别了互作位点，进一步人为阻断交互作用，观察交互介导的调控与表型是否失效，可借此论证交互在整个机制事件中的必要性。交互究竟是不可或缺还是可有可无，需在位点截短突变策略中见分晓。

　　二区期刊内，分子交互已变得屡见不鲜，回望三区、四区直接机制只见 miRNA-靶基因的荒芜，这种论证模块的档次差异不言而喻。ChIP、co-IP、RIP、Pulldown 实验中一望而知的 Input 标示，显示着交互研究的高档次，哪怕一时没有将图完全读懂，交互实验出现则说明水平已经到位。更何况，文献中出现的图大概率提示阳性结论，绝大部分阴性结果没有摆上台面的资格。下一步，证实作者做到了双向互作的数据重复，论证严谨性也满足，文章的雅与俗高下立判。可以这么说，看到交互论证动作合规，我们才会真正认可文章确实够格站在二区期刊上。

　　不过，如果有幸去一区的庄园里转一转，立刻会意识到双向互作实验并非交互论证的全部，分子三两成对之外还各有各的拥抱姿势，应当继而揭开交互作用发生的序列位点。在高水平研究中，探讨作用位点总是伴随交互论证而出现，它仿佛绣在华服上的特殊纹路，观龙凤图案即知帝胄身份，显露出卓尔不群。解析位点的效用，还体现在接下来制作一个不包含结合位点的突变体，可以人为模拟不交互之后的情况，如果不交互导致原有的调控失效，表型功能失活，那么交互对于整套分子机制的作用无疑至关重要。鉴定位点构成了研究者对机制最深层次的发现，可观测的最小单元。位点之下是基本粒子的量子世界，那里没有因果律，所以生命科学以生物大分子的交互位点为解释机制的终点。在第 19 策"秋毫之末"，我们借由剖析交互位点，体悟一番基础科研微观到极致处的纤毫之美。

首先要纠正一个易混淆的认识：双向交互论证不是因果关系的充分和必要条件证明，"我在你也在"以及"你在我还在"，两个交互对象之间并非因果逻辑，而是相互作用关系。因果的特点在于有前后顺序，因与果位置不可替换，而相互作用表现为互为前提、互为条件的相互因果关系。当受到因作用的果，同时反作用于因，则因果就转变为相互作用。相互作用可谓一切事物的终极原因，人类无法追溯比相互作用更深的因，除非有朝一日物理学四种基本相互作用（引力、电磁、强、弱）达成完美的统一。

论证交互的相互作用与因果关系原则不同，不是操作因观察果，而是双向互作实验。然而，交互对调控是有因果的，符合因果论证的规律，可通过促进交互、抑制交互来论证调控结果是否随之而动。分子间交互事件产生了调控事件，先有交互后有调控，交互为因、调控为果，交互解释了调控发生的原因。为了满足交互-调控这一组因果的条件论证，充分条件有交互即有调控，可通过人为制造交互观察调控改变来证明。而必要条件没有交互就没有调控，需要阻断两个分子间的交互效应，这一点就唯有先捕获交互位点，然后通过破坏位点来实现交互阻断了。其实只要交互关系客观存在，作用位点就必然存在，最极端的找法是"一个个撸"：排查核苷酸和氨基酸位点，不断突变这些位点然后重复做交互实验，看看到底哪些位点对于交互来说必不可少。原理非常简单，但是暴力破解性价比太低，最终学术界形成了这样一条不成文的规则：解析蛋白的交互位点明确在哪个结构域（Domain）就行，而针对核酸的交互位点解析分辨率做到 500bp 以下的片段，再往下可省略。

具体来说，交互对象中的启动子 DNA 序列，或者全长非编码 RNA、mRNA 以及 3′-UTR 序列，假设长度为 1000bp，可分成 4 段，每段 250bp，然后重复前期做过的交互实验，比如 Pulldown 或 EMSA，制作 4

个新的核酸探针平行验证，观察结合作用位于在哪个区段上。显而易见，位点解析的实验工作量是前面双向交互的数倍之多，而且有时正好切断的地方是交互位点，结果分段之后所有片段都交互阴性。此时存在两种可能性：要么交互现象不可重复，实验本身假阳性；要么换分段策略，序列错开重新分区再重复实验才能成功。理论上位点一定在，但一次就能鉴定到还得靠运气。有时交互还依赖核酸的高级空间结构，情况会更复杂。

为了避免正好切到位点的尴尬，除了序列均分的分段方式以外，还有一种等差延长的分段思路：1～250bp 第一段，1～500bp 第二段，1～750bp 第三段，1～1000bp 全长第四段，这样哪怕交互恰好发生在 250 位点、500 位点、750 位点附近，更长的那一段也能交互上，所以一次成功的概率就高了。分段并非数量不限。分成三段或四段做一批交互实验比较常见，如果序列很长，通过分步两次分段可逐步缩小范围。一段 2000bp 的序列每次分 4 段，第一次解析分辨率为 500bp，阳性交互片段再分 4 段，第二次解析分辨率 500bp 除以 4 等于 125bp，而假设 2000bp 一次性分 8 段，分辨率只有 250bp，效率整整差了一倍，分步走更优。

交互对象为蛋白的位点验证，一般不采取序列均分的模式，而是查询 Uniprot 信息数据库中的结构域信息，根据已知的结构域将蛋白氨基酸序列按一个结构域一段并且加上标签（Tag）制备外源过表达载体，这样的外源蛋白通过标签抗体可以实现免疫沉淀，能高效重复交互实验，验证结合结构域的归属。真正分子交互需要的核酸基序（Motif）一般仅有 7～8 个碱基长度，蛋白上氨基酸仅有 1～2 个位点是关键的。运用分子生物学技术，我们确实能够做到定点突变（Site-specific mutagenesis）DNA 上的一个或多个核苷酸位点，RNA 和蛋白上的突变从表达载体 DNA 上进行操作同样可实现，改变蛋白的氨基酸密码子即可精准突变氨基酸，指哪打哪随心所欲，剩下的只是研究中有没有必要解析到单个位点的问题。只有分子修饰相关的交互研究在位点解析中要求到单个"点"的精确度，其他的交互作用只需解析到"区域"即可。这种剔除部分序列区域的突变载体统称为截短突变（Truncation），截短实验等于截短突变做的交互验证，是解析位点的标准数据内容。

二元交互分子对象有两个，推导交互也要有双向互作的证据，因此探讨作用位点是否需要分析交互双方是一个艰难的选择。相互作用逻辑上互为因果，两个要素是平等的，只不过研究对象依然有主次之分，一个有创新另一个不创新，这么看只做主变量的交互位点而忽略次变量位点存在合理性。其实，审稿人也都明白位点解析确实工作量不小，简化次变量的步骤情有可原。然而，基础科研高质量文章还讲究工作量的饱和度，从数据体量、完整度建立高分门槛，应做尽做替代了性价比投机，所以如果目标是 CNS 顶刊以及子刊的话，不妨做交互对象位点分别截短两套实验。没有这种宏大目标，仅关注主变量位点应当足够。

位点解析的第一步是用截短载体做交互实验重复，锁定位点区域；学术惯例用大写希腊字母 Δ（Delta）表示截短（Truncation），在文献中属特殊标识。与表型实验的"一正一反"类似，交互作用的获得（Gain）与失去（Loss）也可通过人为设计截短载体来模拟。有两种截短突变体策略：①仅保留交互区域的截短体——ΔGain（Gain of interaction），仅有交互而没有其他序列；②只剪除了交互区域的截短体——ΔLoss（Loss of interaction），没有交互而其他序列都在。第二步是 ΔGain 与 ΔLoss 突变载体与野生型（Wild type，WT）载体比较，观察交互对调控的因果关系。前者仅有交互区域便出现分子调控和表型功能此为充分性证明，后者不包含交互区域的其他序列没有调控和功能则证明必要性。通过截短突变分子操作实现了人为控制交互有无，有交互和无交互两组比较，可以重复上下游信号调控以及细胞＋动物的表型效应，大量的数据又重复了一遍，足以填满一张大图（Figure）。这些实验通常以野生型全长序列为阳性参照，截短策略二选一较为普遍，贪图方法简便可以用 ΔGain，这个载体前面解析交互位点的时候已制备好，但是从逻辑上 ΔLoss 与全长（WT）比较会更完美，提供了交互对调控必要的关键证据。

基础科研从宏观到微观，串联的因果逻辑一共递进了五层。第一层因果：为什么有疾病？因为背后有表型变化了，表型发生在细胞微观层次，已经需要科学手段来观察。第二层因果：为什么表型变化？因为有分子变化，分子是解析生命活动的主要角度。第三层因果：为什么分子变化就会导致表型变化？因为分子调控了一个已知的效应分子（或通路），借此传递信号到表型。第四层因果：为什么分子间有调控关系呢？因为分子间有交互作用，交互介导了调控。第五层因果：为什么分子间有交互作用呢？因为它们存在交互位点，经由位点手拉手产生了分子交互。疾病、表型、分子、调控、交互、位点一共 6 个逻辑节点、5 层因果递进道尽了基础研究的求解路线和思维法则，在这条逻辑链条上进行必要性的反向推导，需要证明：①无位点不交互（截短体观察交互，上述位点解析第一步）；②无交互不调控（截短体观察调控，上述位点解析第二步）；③无调控不效应（变量双操作回复验证）；④无分子不表型（主变量反向操作观察表型）；⑤无表型不疾病（省略证明，文献已知）。正向充分性论证，反向必要性再推一遍，逻辑对称性之美油然而生，结论输出得天衣无缝、完美无缺。

至此，关于直接机制分子交互的规范论证，又可提炼出十六字心法口诀：五层调控、六类交互、双向互作、位点解析。首先，调控有基因、转录、转录后、翻译、翻译后 5 层，其中能直接影响下游分子表达的交互模式值得重点关注；其次，调控者有 RNA 和蛋白两种分子类型，被调控对象可在 DNA、RNA、蛋白三种形式上被结合和调控，因此二元交互一共有 6 种类型，以分子类型而不是调控场景归类，显示了逻辑方法论的简洁性，但交互模块还是为解释调控现象而服务的；再次，要论证两个分子存在交互，需要"我在你也在""你在我还在"双向交互实验做两遍，根据从什么分子类型出发找什么分子类型，定位专门的交互实验方法来应用；最后，有位点解析的交互研究才算全套论证，有双向互作没有位点解析仅是半套论证，而双向交互论证都没做完整就有点不伦不类了。截短实验能证明位点对于交互是必要的，进而证明没有交互连调控都没有，乃至没有调控表型失活。不做位点解析，这些必要性逻辑定然缺损，理辩到深处暗生无力感。

一种经常出现在文献中，不做位点解析但仍用于加强交互介导调控论证的实验设计是：同时操作两个交互分子，观察对调控和表型的效应变化。如果两个分子有调控关系，那么双操作逆转调控趋势观察下游效应和表型回复即为回复验证。当两个交互分子没有调控关系时，同时过表达则必然加强交互，理论上促进下游调控效应变化，但要注意区分两个独立的单变量正向操作（Gain of function）造成的其他作用，彼此交互不会是它们唯一的机制。而一个过表达一个沉默则必定抑制交互，因为交互作用如同伴侣关系，我们在一起做了某件事，如果你或者我不在，这件事就做不成。阻断了一个交互分子，应该观察到另一个交互分子依赖于交互介导的效应被显著抑制了，从而证明交互一方或者不在，对于另一方执行功能不可缺少，间接推断出交互对于调控可能是必要的。注意有"可能"两字，因为直接证据只能来自位点突变，操作变量而不是特异性阻断交互，表达变化导致的广泛下游调控波动总会对结果产生干扰。

单变量、间接机制、直接机制的规则，可对应文章水平 3 层爬坡的历程。第 1 层：零基础阶段，掌握恒量体系模法标研究套路，领悟筛猜变量尤其是找新分子，没人做过的分子往表型里一装，验证成功就是一篇灌水 SCI 文章。第 2 层：单变量数据发表有些浪费，不妨找找下游调控的明星通路机制，"变量＋变量"二元嵌套能脱离沉在底部，三元变量上下游机制做全并且回复论证到位，三区期刊也游刃有余，此时二区期刊已非高不可攀。第 3 层：踏入直接作用机制的领域，思维晋级到用交互解释调控的同时，交互实验也树立一定的操作门槛。论证交互两个分子由此及彼，再由彼及此来两次，关键实验技能解决顺利突破阶层，在二区水平闲庭信步。如果还有做截短体的耐心，把前面交互实验再来几遍，"双向互作＋位点解析"的全套交互论证，配合变量嵌套、表型嵌套组合用足，数据严谨性不出纰漏，征服一区期刊同样没问题。

第 20 策

蝶使蜂媒

双重交互嵌套的第一课，从声名显赫的 ceRNA 开始。ceRNA 不是分子类型，而是一种机制模式——两条 RNA 竞争性与 miRNA 结合所产生的正调控关系。六种分子交互类型中最简款 RNA-RNA，在一篇 ceRNA 文章里至少来两遍，难度不见得大，档次不见得高，却是我们领悟两组二元交互嵌套格式的极好教案。

2011 年的一天，《细胞》（Cell）杂志上刊发了一篇对学术界影响深远的文章——《一个隐藏着 RNA 语言的罗塞塔石碑》（The Rosetta Stone of a hidden RNA language），开启了竞争性内源 RNA（competing endogenous RNA，ceRNA）研究的大幕。罗塞塔石碑保存于大英博物馆，被誉为镇馆三宝之一，此石碑的重要性在于借助其碑文找回了一度失落千年的古埃及象形文字解读方法。

一个科学家用罗塞塔石碑的寓意作为自己文章的题目，可见学术与艺术在一定程度上是相似的，顶级的学术一定曲高和寡、阳春白雪，而一旦某种学术策略被多数人掌握，套路就会变得泛滥不堪，只有创造稀缺才能凝聚价值。十几年前，miRNA 研究如火如荼，新的 miRNA 分子已经被搜得差不多了，研究套路演化也逐渐成熟，嵌套交互呼之欲出。ceRNA （competing endogenous RNA，竞争性内源 RNA）提供了一种 miRNA 作用机制的升级版，从单机游戏一下子进化成了网络游戏，一股风潮自此而生，影响了后续几乎每一个非编码 RNA 的研究者。在 lncRNA 或 circRNA 为主变量的研究中，甚至没有多少人会设计"分子＋通路"的间接机制结构，做机制直接从 ceRNA 框架起步，也就多做几个荧光素酶报告基因实验而已，可见其套路普及程度。第 20 策"蝶使蜂媒"，蜂与蝶迎花起舞，你来我往，此消彼长，充满画面感，隐喻着 ceRNA 这场多元 RNA 分子间的爱恨情仇。

　　ceRNA 阐述了一种机制模式：与 miRNA 结合的多条 RNA（编码或非编码均可），可以彼此间产生调控效应。我们知道 miRNA 通常与 mR-NA 的 $3'$-UTR 结合抑制蛋白表达，一条 mRNA 可能受到多个 miRNA 的调控，而同一个 miRNA 也可调控多条 mRNA 靶基因，其作用方式呈网状。当两条 mRNA 的 $3'$-UTR 能结合同样的 miRNA 片段时，其中一条 mRNA 数量增多竞争性结合 miRNA，会导致另一条 mRNA 与 miRNA 的结合减少，从而摆脱 miRNA 的抑制表现为表达上升，推导可知两条 mRNA 间应该具备正调节关系。文章《一个隐藏着 RNA 语言的罗塞塔石碑》在实验室水平首次证明了内源 RNA 之间通过争夺 miRNA 交互影响各自表达的调控现象确实存在，可以说 ceRNA 开创了 RNA 与 RNA 间多元交互介导调控的高阶机制典型，可作为我们学习交互嵌套格式的优良模板。

　　ceRNA 展示了分子调控中网络效应（Network）的普遍性，多个分子、多组交互并存，且彼此相互影响。竞争 miRNA 的 RNA 分子还有个术语——miRNA 海绵（miRNA sponge），如海绵吸水，十分传神。想象一个水库的作用：雨季蓄水、旱季放水，下游的水流量能够形成相对稳态，有更强的环境抗压能力。生命体内部的调控似水库，一个基因变化会引起一堆基因表达产生涟漪，一方面一传多响应效率高，另一方面波动中有多条路可纠正不利影响，所以网状调控才是细胞内真实的情境，一篇文章仅阐释片面的一两组交互与调控属于研究方法的局限。当然，高水平研究论文不满足于探讨一组二元交互，两组甚至三组交互服务于同一个机制故事的论著相当普遍，这便进入了"交互嵌套交互"的高维度学术世界。

　　在 2011 年 ceRNA 开山之作中，作者定义了两条 RNA 共享超过 7 个 miRNA 才视为可能构成 ceRNA 关系。在随后几年里，研究者们齐心协力发展出一个简约版本：一个 lncRNA 或 circRNA 主变量，一个竞争结合对象 miRNA，再加上一个效应变量 mRNA 串联表型，三个变量两组创新的 RNA-RNA 交互组成了 ceRNA 标准的论证框架。套路一路走来在演化中产生了三个变化点：①早期不少报道揭示 mRNA 与 mRNA 各自的 $3'$-UTR 竞争 miRNA，主变量定在编码基因可惜 mRNA 的选择范围远没有长链非编码丰富，编码基因作主变量的 ceRNA 研究日渐稀少，而长链非编码作主变量的 ceRNA 研究排山倒海；②原始的 ceRNA 假设中涉及两条 RNA 共同竞争多条 miRNA，多靶点模式明显加强了 ceRNA 可靠性论证。只不过因为懒惰这个本能，这种做法并不流行，同时重复三组以上的 miRNA-靶基因的荧光素酶报告基因实验也对文章加分意义不大；③ceRNA 的三元变量中主变量位于最上游而非居中，归入伪三元逻辑架构。伪三元的第二位与第三位两两关系一般不需要创新（缺少主变量参与），然而 ceRNA 曾经是一区文章的常客，借用已知的 miRNA-mRNA 关系含金量太低，提炼两组原创的 RNA-RNA 交互就成了如今沉淀下来的通用设计（注意其逻辑性并不完美）。

　　科研新人们很难想象，往前数十几年，miRNA 的 RNA-RNA 交互以及 ceRNA 的两组 RNA-RNA 交互都有过顶级杂志座上宾的待遇。那时候高通量测序技术刚刚起步，大规模发现 miRNA、设计引物检测 miRNA、从 miRNA 预测靶基因的方法都不完善，开荒的过程毫不轻松。追逐热点自然是风险与机遇并存，在研究还不成熟的阶段，实验难度造成壁垒能发高分文章，一朝方法普及了套路就迅速贬值。

　　已经熟得发紫的 ceRNA 研究思路，实践过程第一步从筛猜 lncRNA 或 circRNA 出发，获得表型明确的创新 lncRNA 分子（circRNA 套路完全一致，下文省略）。这里高通量分析 lncRNA 差异时建议同时检测 miRNA 和 mRNA，保留三种分子表达相关性的图谱。表达有相关性是分子间有调控关系的前提，可为 ceRNA 网络预测提供有效线索。

　　第二步，跳过通路这一类间接机制，从直接机制 ceRNA 入手挖掘，生物信息预测与主变量有交互作用的 miRNA，并且同时预测潜在交互 miRNA 的 mRNA 靶基因，建立起理论上的 ceRNA "分子对"组合（lncRNA、miRNA、mRNA 三个一组）。预测 RNA-RNA 交互的算法准确性较高，依据 RNA 序列上是否有 miRNA 识别元件（miRNA recognition elements，MRE），miRNA 序列数量少，其结合规律已接近于全破解。

第三步，生物信息预测完，先别着急上荧光素酶实验验证，操作主变量再送高通量测序，观察调控下游变化符合趋势的 miRNA 和 mRNA。lncRNA 与 mRNA 之间应该正调控，lncRNA 与 miRNA 之间负调控，第一步相关性数据＋第二步生物信息算法数据＋第三步调控关系数据三合一，推导出高潜力的 ceRNA 分子搭配，文章发表时数据输出也更全面多样。

第四步，验证分子间两两调控和交互作用。比如过表达 lncRNA 抑制 miRNA 的 qPCR 和促进 mRNA 表达的 qPCR 及 WB（主变量反向操作亦可），还有操作 miRNA 调控 lncRNA 和 mRNA 表达的 qPCR 和 WB（如有）。要理解 ceRNA 模式中 RNA 之间有网状调控、动态平衡：lncRNA 多了则 miRNA 减少、mRNA 增加；mRNA 多了则 miRNA 减少、lncRNA 反过来增加；而 miRNA 变多则另两个 RNA 一起减少。在调控确认的基础上，利用荧光素酶报告基因实验阐明 lncRNA 与 miRNA 以及 miRNA 与靶基因两组转录活性调节，间接佐证 RNA-RNA 交互作用。并且，补充 lncRNA＋miRNA 同向双操作（反正正、正反反），联合 lncRNA＋mRNA 反向双操作（正正反、正反正）的两种回复验证。先调控、再交互、后回复，而非先调控、再回复、后交互，来自经验推荐并不绝对。ceRNA 文章缺失荧光素酶实验不可接受，但回复结果差强人意还能厚着脸皮投稿，优先级高的内容默认前置。从一个主变量出发，预测的 ceRNA 分子组合有很多，一批批做，连通一组就将假设印证成现实，无非通量解决概率问题。

以当前 ceRNA 混迹于三区、四区 SCI 的落魄模样，严谨交互论证所需的位点解析动作多数作者置若罔闻，然而 RNA-RNA 交互位点解析和突变体证明理应成为证据链的一环（第五步）。miRNA 与 RNA 交互依赖于 5′端 2～7 位碱基的种子区（Seed region）与靶基因完全互补配对且序列保守，针对预测的 miRNA 种子区结合位置，在 3′-UTR 或者 lncRNA 序列上做突变操作，替换碱基阻断 miRNA 与其交互，可观察荧光素酶报告基因实验中荧光素酶活性是否失活。注意，miRNA 位点验证用突变（Mutation）而不是截短（Truncation），miRNA 序列本身就短，不能再截。在文章中荧光素酶报告基因结果图中出现了 Mutation 标注分组，大概率进行了序列突变验证交互位点，可判断数据的完整性有提升。有了不结合 miRNA 的突变体 ΔlncRNA，还可以进一步论证 ΔlncRNA 与 WT lncRNA 比较，对 mRNA 效应变量的调控以及对表型的作用是否失效，得出无交互不调控、无交互不功能的必要性结论。

荧光素酶报告基因实验毕竟是分子交互的间接证据，如果要在 ceRNA 中论证直接的 RNA-RNA 交互作用，可以应用 RNA 探针捕获 lncRNA 的 ChIRP 实验，从富集的 lncRNA 交互复合物中检测结合对象 miRNA 的有无。此外，也可以从蛋白出发免疫沉淀拉到 miRNA 介导的 RNA-RNA 交互体，原理在于 miRNA 结合 RNA 依赖于 RISC 蛋白复合物，此复合物中有一关键催化组分——AGO2 蛋白，借由 AGO2 抗体 IP 共沉淀然后将其中结合的 miRNA 和其他 RNA 都送去测序，就能获取 ceRNA 交互网络中参与结合的 miRNA 和交互 RNA 全体分子对，从而证实荧光素酶报告基因实验中提示的 RNA-RNA 交互对象真的存在交互。RISC 复合体中还有加工 pre-miRNA 为成熟体 miRNA 的 Dicer 酶组分，用敲除（Knockout）核酸内切酶 Dicer 的工具细胞（此细胞缺失成熟的 miRNA），可证明 lncRNA 和编码基因之间的调控依赖于以 miRNA 为中介，相当于另一种 Rescue 的必要性论证强化。lncRNA 的 ChIRP、AGO2 蛋白的 RIP、Dicer 酶敲除的细胞 Rescue 验证、三种高阈值的实验展露出的与众不同，现阶段想在高分文章中使用 ceRNA 模块，就不得不在数据质量上尽量高配一些，中间多证明几个 miRNA 竞争对象平行堆数据亦可考虑。

规范的 ceRNA 论证格式，至少有单变量 1 组＋两两调控 3 组＋三三回复 2 组＋二元交互 2 组，一共 8 组证据链：①lncRNA 介导表型论证；②lncRNA 调控 miRNA 关系论证；③lncRNA 调控 mRNA 关系论证；④miRNA 调控 mRNA 关系论证；⑤lncRNA 调控 mRNA 和表型依赖于 miRNA 的回复验证；⑥lncRNA 调控表型依赖于 mRNA 效应变量的回复验证；⑦lncRNA 与 miRNA 交互的荧光素酶报告基因实验；⑧miRNA 与 mRNA 靶基因的荧光素酶报告基因实验。此间，第 4 组和第 8 组在 miRNA 和靶基因互作有报道的情况下可忽略，还有 miRNA 依赖于靶基因介导表型的 Rescue 未列出，其出场的必要性最低。如果再有 lncRNA 结合位点突变的荧光素酶报告基因实验和 lncRNA 结合位点突变的下游调控和表型功能验证，则数据内容可算得上完满，至于 lncRNA 的 ChIRP 以及 AGO2 的 RIP-seq 或者 Dicer 阻断细胞 Rescue，非一区期刊不必苛求。

从 lncRNA 推 miRNA 和 mRNA 是 ceRNA 研究套路的正向推演，我们也可以执行反向思路，从 miRNA 或者 mRNA 出发，化老分子腐朽为新分子神奇。比如，研究者已完成一个 miRNA＋mRNA 靶基因的多条件、多模型、多法标严谨论证，此份数据正常来说至少有三区的实力，立足于此可再推导出一个 miRNA 交互的创新 lncRNA/circRNA，置换主变量并且增加数据工作量将文章抬升到二区的水平。甚至于从主变量 lncRNA/circRNA 出发，ceRNA 基础上再探索与蛋白交互的机制内容，两类交互形式两幕戏搭起一台剧，有望攀附上一区的凤枝。

circRNA 事实上比其他类别的 lncRNA 更有构建 ceRNA 的天然优势，理由是 circRNA 大部分来源于编码基因同一个 RNA 前体的特殊剪切形式（成环化），如果其序列中包含或部分包含了 mRNA 的 $3'$-UTR，则理所应当拥有编码基因 mRNA 相同的 MRE 元件，具备了竞争 miRNA 的天赋使命。在 lncRNA 中，还有一类称作假基因（Pseudogene）的分子值得特别关注。顾名思义，假基因与对应的编码基因序列相似，但是已经丧失了正常编码蛋白的功能，一般情况下假基因不转录，当发生转录时也不编码蛋白或者不能编码正常蛋白，可归为 lncRNA 的子类。假基因突出的特点也在于与 mRNA 之间的序列相似性，天生具有竞争相同交互对象的潜能。所以从 miRNA 除旧更新找创新 lncRNA 的时候，锁定了 mRNA 效应靶基因，不妨查询下此编码基因是否有相关的 circRNA 和假基因。如有，尝试过表达这几个 circRNA 和假基因候选分子，观察对 mRNA 是否有调控作用，万一中标一篇保底二区的文章手到擒来，全新的主变量分子加上全套的 ceRNA 三元变量两组交互（"三元两组"）规范论证，细胞、动物、组织多层次的数据表现，但最难的技术仅是荧光素酶实验而已。看到这里，你们应该明白为什么 ceRNA 底子这么高端的套路沦落到与三元变量间接机制档次差不多的田地，荧光素酶实验作为技术关卡几乎拦不住任何人。

miRNA 结合 RNA 之后有两种机制走向，一种是阻遏蛋白翻译，另一种是降解 mRNA，前者不影响 RNA 表达而后者对 RNA 是负调节关系。毫无疑问，ceRNA 中此两种机制都是兼容共存的，可是为什么在文章中看到的 ceRNA 研究几乎都只做表达负调控的机制呢？一方面当然是表达负相关的仅用 qPCR 就可以验证，实验更容易证明；另一方面细究背后的逻辑本质，其实也有着显著的不同。lncRNA 通过交互调控 miRNA

表达，再经由 miRNA 传递信号给 mRNA，在这个假设中 lncRNA-miRNA 交互与 miRNA-靶基因交互相互独立，两者间发生联系的关键在于 miRNA 的表达变化了。如果 lncRNA 结合 miRNA，不影响 miRNA 表达，只是导致了 miRNA 结合 mRNA 交互效应的减少，此时两组 RNA-RNA 交互是彼此影响的，一组交互发生排斥了另一组交互进行。显然，后者需要论证 lncRNA 表达高低对 miRNA-mRNA 交互的调节作用，注意是操作 lncRNA 观察 miRNA 与 mRNA 的交互效应改变（比如 AGO2 的免疫沉淀）。想回避探讨分子交互是否被调控的麻烦，miRNA 机制就默认为降解 RNA 吧。

　　双重交互嵌套有两种形式，交互影响中间传递信号分子表达的，可以两组交互分开探讨，$1+1=2$。而不影响表达的就必然交互影响交互，机制研究的精华就在于说清楚交互之间是如何影响的，$1+1>2$。在下一策"三头两绪"中，我们将围绕两组交互嵌套的不同逻辑格式，揭示三元两组交互套路的普遍规律。

第 21 策

三头两绪

　　有三元一组交互必然会有三元两组交互，两组交互既有平行逻辑，又可组成因果嵌套，前者称作"信号接力"，仅是二元交互论证工作量的翻倍；后者为"竞争结合"，需增加一组交互影响另一组的实验证明。一共30种潜在的三元两组交互组合模式，本策统一归类梳理，并重点领悟4种典型信号接力的套路法则。

　　临床上同时应用两种药物的时候，可能遇到协同增效（Synergy）、拮抗减效（Antagonism）、独立互不影响（Independence）三种合并效应，协同相当于$1+1>2$，拮抗相当于$1+1<2$，独立相当于$1+1=2$。当两个分子嵌套在一起，彼此有正调控作用即$1+1>2$，负调控作用即$1+1<2$，两者没有调控关系则$1+1=2$（非因果）。其实所有的两两关系，归根到效应结局都可以分成这三种情况，可见两组交互嵌套可以造成交互共同促进（第1种），或者介导交互相互抑制（第2种），当然各管各的彼此不影响（第3种）也同样成立。

　　在第18策"革故鼎新"，我们讨论过交互类型中有一些可以直接介导调控结果而另一些不影响调控的二分状况，也提出了交互不影响调控则必定影响另一组交互的结论。当三个变量两组交互并存时，定然会共享一个分子，如果一组交互能够直接调控共享分子的表达，则另一组交互的强弱变化来自共享分子表达改变后的间接作用，是因为分子多了或少了所以交互自然增多或减少。共享分子的表达变化能够分割两组交互，令交互彼此独立。另一种情况，共享分子表达不变，此时两组交互势必会相互影响，要么交互促进，要么交互抑制。

　　感觉不好理解？我们用一个案例说明。草原上有三种动物：一群羊、一队狗和一伙狼。狗保护羊，狼捕食羊，羊是两组交互中的共享单元。当狗在时狼不来，只有狗不在，狼才偷袭，此时两组交互间呈抑制关系（1＋1＜2）。如果狗和狼各据一个山头，只有羊走出狗的地盘到另一个山头，狼才捕食，平常狼与狗秋毫不犯，此时两组交互是独立的（1＋1＝2），传导交互的诱因是羊的位置变化。还有一种可能，以羊为媒，狗与狼互生情愫，处成了好兄弟，则交互间产生了促进关系（1＋1＞2）。三元变量两组交互组合嵌套的逻辑框架中，最简单的类型是两组交互独立，称为"信号接力"；交互抑制的类型难度次之，称为"竞争结合"；交互促进的类型论证最复杂，实际上形成了一个三元交互复合体，我们放在第六章再修炼。本着从浅入深的原则，本策"三头两绪"先学习"三元变量＋两组交互"（简称：三元两组）的入门级信号接力模式。

　　六种二元交互分子类型，选两种组合形成交互嵌套，哪一种你会优先选择？这种黄金之选应该具备调控场景的普适性，并且交互实验体系成熟，难度适中。答案只有一个：转录因子（蛋白-DNA）。miRNA虽简单但毕竟兼容性不足，主变量上游找一个miRNA，机制故事总感觉没有讲完。然而上游出现转录因子就不同了，信号从明星转录因子而来，它仿佛定海神针一般，是一张巨大调控网络中的已知枢纽节点，有了转录因子作为上游开关，研究内容定位于哪条调控线路的哪一段，便有了清晰的位置坐标。

　　两组交互里先锁定一组蛋白-DNA，下一组其实选什么都可以，只是别再选蛋白-DNA。两组转录因子交互嵌套在一起，缺了多样性之美，逻辑上比较别扭，不推荐。当主变量是miRNA，嵌套RNA-RNA交互叙事合理，形成TF-miRNA-靶基因的三元两组结构，蛋白-DNA与RNA-RNA两组交互各自独立。随后主变量继续用非编码RNA（lncRNA/circRNA），其主流的RNA与蛋白交互机制走向与上游的转录因子融洽搭配，可输出成TF-lncRNA-蛋白的三元两组格式。接下来主变量换成编码基因，蛋白-DNA 排除掉，还能够组合蛋白-RNA、蛋白-蛋白两种主要的二元交互类型。在论证过程中，转录因子调节一个蛋白表达，蛋白又跟另一个蛋白或者 RNA 交互介导表型，TF-DNA 这一组交互与下游的蛋白-蛋白或者蛋白-RNA 交互互不干涉，按先下后上拆分证明即可，思路上只比三元一组进阶了一小步——多论证一组独立的二元交互。

如此，我们就有了 4 种三元两组信号接力的典型套路：TF-RNA-RNA；TF-RNA-蛋白；TF-蛋白-RNA；TF-蛋白-蛋白，这些也是大家在文献中最常见到的信号接力设计款式。上游固定的蛋白-DNA 组合下游四种二元交互模块 RNA-RNA、RNA-蛋白、蛋白-RNA、蛋白-蛋白之一，拆开之后并没有什么论证规则是需要新补充的。1组单变量＋2组调控＋2组回复＋2组交互＋2组位点，排列整整齐齐，即是 1＋1＝2 的平行嵌套逻辑。将上游蛋白的位置从 TF 换成 RBP，从转录后水平改变主变量表达道理通用，只是 RBP 远没有 TF 深入人心，所以记住 4 种经典款，其他变种可自行衍生。

两组交互嵌套理论上有多少种组合方式？此问题的厘清有助于未来在文章里看到任何交互嵌套都有尽在掌控的自信。想象一下，一个人早餐可选择油条、包子，午餐可选择面条、盖饭、汉堡，晚餐可选择火锅、烧烤、牛排，他能够有多少种排列组合确保一日三餐的搭配不重样？2 乘以3 再乘以 3，一共 18 天可以确保不重复。沿此思维推导，从三元两组三个变量第一位的分子出发，上游驱动的分子类型有非编码 RNA 或蛋白 2 种选择，调节第二位的分子假设为编码基因，则交互可作用在 DNA、RNA、蛋白 3 种类型上。无论调控在中间分子的哪个水平，最终编码基因以蛋白状态发挥功能，此蛋白可以是 TF、RBP 或者其他蛋白，调节下游第三位分子的交互类型依然有 DNA、RNA、蛋白 3 种形式，2 乘以 3再乘以 3。也就是说，当三元变量组合中位的变量为编码基因时，上游被RNA/蛋白调控，下游可以调控 DNA/RNA/蛋白，自身被调控可发生于DNA/RNA/蛋白，一共存在 18 种两组交互嵌套的组合模式。

当居中变量限定为非编码基因时，情况稍微有些变化。上游还是可被RNA 或蛋白 2 种分子类型结合并调控，自身表达改变可发生于 DNA 或RNA 2 种分子水平（少了一种），下游可结合并调控 DNA、RNA、蛋白3 种交互分子，2 乘以 2 再乘以 3，一共 12 种两组交互嵌套组合类型。因为主变量只有编码和非编码两种情况，因此分子＋分子＋分子的三元变量组合，内嵌上下游两组分子交互时，一共可以排列组合 18 加 12 共 30 种潜在格式，这便是三元两组搭配的全部。

换一种思路推演，上游 6 种二元交互类型，下游同样 6 种交互类型，穷举之后上限为 6 乘以 6 共 36 种双重交互嵌套的可能性。但是因为第二位分子是非编码 RNA 时少了蛋白这一种类型，中间的 1 往上游乘以 2，往下游乘以 3，一共少了 6 组，36 应该减去 6 才对。所以无论做加法还是做减法，最后答案都是三元两组交互总共 30 种组合，未来在文章中无论看到哪一种都不应该意外，逐一拆还是回到 6 种二元分子交互类型的范畴，模块化还原的精髓就在于化复杂为简单。

主变量居中的三元变量架构，在逻辑上满足了"我是谁""从哪来""到哪去"的本源三问。从三元变量升级到三元两组，机制解释无疑又递进了一层，实现从"Why"到"How"的大圆满。多个变量同时出现时，分清谁主谁次是逻辑要点；分子与分子嵌套形成二元交互，两个分子谁主动（施加调控）谁被动（接受调控）是洞察关键。三元两组用两组交互分别解释上下游两组调控关系，上游"从哪来"的问题从交互类型上进一步细分，可回答调控者什么分子类型作用于被调控对象的什么分子水平。下游"到哪去"以此类推，又展开论述为 RNA 或者蛋白具体结合了什么分子类型，继而调控了效应蛋白表达并介导表型功能。

不难发现，将上游驱动和下游效应的两组交互，来源于什么分子类型调节什么分子类型说清楚，就能有效拆解双重交互嵌套，同时将二元交互模块正确归类，之后每一组交互对应什么双向互作实验方法一目了然。当初三元变量的机制研究，我们通过下游二元、上游二元分步论证调控关系，然后合在一起验证回复必要性完成数据闭环。两组交互嵌套的分解顺序，也应该下游二元、上游二元分步论证交互，证明双向互作，同时各自解析位点，验证无交互不调控的必要性。标准明晰，按图索骥，套路方法论方显威能。

没有领悟直接机制分子交互之前，我们说三元变量设计第一步应该从明星上游变量筛创新主变量，避免主变量筛间接上游时"你动我不动"无效的尴尬。然而驾驭了二元交互模块，此等限制便不复存在。研究者可以从容地筛创新主变量，然后严格完成单变量论证的数据要求，后续从主变量出发筛下游的交互对象，无论非编码 RNA 或者蛋白，都可以从交互蛋白这一万能模块入手，根据交互到什么蛋白，再延伸组织一套效应机制。

下游二元交互能解决最好，二元无解则三元一组必得解。下游交互解决再考虑上游，上游直接机制不用选，做转录因子可谓万无一失。本书上半部习得三元一组交互站稳了二区，当你在六类二元交互中自由穿梭、信手撷取任意两组交互、论证实验运用自如时，已经无形中踏入了一区的境地。活用二元交互论证，搭建三元两组信号接力框架，科研水平称得上万中无一。

六类不同分子类型的二元交互论证，根据实验难度可以分成两档：RNA-RNA、RNA-DNA、蛋白-DNA 三组简易版和蛋白-RNA、RNA-蛋白、蛋白-蛋白三组困难版。简易三款，推导思路一般是生物信息预测，调控验证，然后交互证明，还是先易后难的次序。miRNA-靶基因无论从 miRNA 出发找交互，还是从 mRNA 的 3′-UTR 或者 lncRNA/circRNA 的序列出发找交互，都有数据库算法做交互预测，多种算法同时执行取交集，再通过验证表达调控情况增加可信度，最终用荧光素酶报告基因实验证明分子交互，至此核心的数据均已收集到位，可修修补补成文。转录因子－靶基因的二元交互同理，无论从 TF 出发找效应靶基因，还是从非编码 RNA 或者蛋白的基因启动子序列反向推导，第一步算法预测，第二步观察调控是否成立，第三步论证交互是否存在，与 miRNA 类似。RNA-DNA 交互基于序列特性可预测，同样的三步不赘述，简易三款实验的门槛明显低。

真正经典的二元交互是有难度的那三组，它们的解题路线都是第一步实验筛交互，第二步反向验证交互，第三步确认调控关系。从上坡变成了下坡，起步就在山顶，如果 co-IP、Pulldown 这些实验搞不定，干脆别碰了。这也导致一些科研人卡在二区难以突破，因为勇闯一区的选手都是熟稔任意的交互模块论证，愿不愿意花大量工作做截短解析交互位点属于态度问题，能不能做三类经典交互模块的双向互作实验是实力问题。

双重交互嵌套已经到了分子机制的极深处，利用交互研究数据提升文章的吸睛度，我们仍然应一丝不苟，保持规范论证的严谨标准。三元两组信号接力的全部论证模块包括：①相关性论证×1 组（组织）；②单变量因果论证×1 组（细胞＋动物）；③变量间两两调控论证×2 组（操作上游或主变量两个实验可观察 3 组两两关系）；④三三回复论证×2 组（上游和主变量双操作＋主变量和下游双操作）；⑤分子间交互作用论证×2 组（每一组双向互作两个实验）；⑥交互位点解析×2 组（每组交互至少围绕主变量 Truncation 验证交互位点）；⑦交互必要性论证×2 组（每组交互用 Truncation 突变验证对调控和表型影响）。这赫然已是一篇一区文章的工作量。

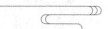

　　梳理完三元两组交互的所有类型，又重点列出转录因子统帅的 4 种信号接力套路模式，交互嵌套的领悟开了一扇窗。本策通达的标志，在于文献中遇到多重交互能够灵活拆解模块，看到转录因子论证的一张图会心一笑，然后删繁就简自动降维，只需要分辨去掉转录因子剩下的到底是什么逻辑套路。如果剩下还有两组甚至更多交互论证，又或者出现了有什么因素影响了转录因子这组交互，应该明白仅靠交互嵌套的入门款应付不了了，需要继续研习更高阶套路，下一策"桃李争妍"便是进阶款，待君来品。

第22策

桃李争妍

三元两组的进阶款——竞争结合，在信号接力分解两组交互论证的基础上，增加了一条逻辑证明：一组交互抑制了另一组，即交互之间存在排斥。正确的理解方式是先有一组二元交互，然后出现一个新的分子介入其中，竞争性地与二元交互中的任意一个发生结合，由此演化出竞争结合的6种典型三元两组套路。

交互嵌套的学习始于第20策"蝶使蜂媒"，你可能没有想到 ceRNA 仅仅是一类套路中的一个明星代表。当 miRNA 结合靶基因 RNA 介导降解时，共享分子 miRNA 的表达发生改变，表达变化将两组交互独立分割，此时 ceRNA 竞争已退化成事实上的信号接力形式（1＋1＝2）。在减配方面 ceRNA 不愧为一个经典案例，不但有论证动作的简化，还有逻辑标准的下沉。只有 miRNA 结合但不降解 RNA 的 ceRNA 假设才构成真正的竞争结合（1＋1＜2），此模式外推其他分子类型普遍适用，能支撑起三元两组交互嵌套的半边天空。

三元变量包含两组交互，其中一个分子必然在两组交互中共有，信号接力模式里共享的基因是同一个，但分子却未必是，可以分解成爷爷（DNA）、爸爸（RNA）、儿子（蛋白）的一元三形。经由分子内在的转录和翻译变化，信号接力的两组交互能够实现物理分隔，即一组交互作用在分子的基因编码 DNA 序列启动子位置上，另一组交互分子以转录出来的 RNA 或翻译成蛋白的形态去参与，本质上可由具有天然联系的同一基因两个分子形式，分别介导两组交互。第一组交互中共享基因是被调控者，而第二组交互中共享基因变成了调控者，身份进行了转换。哪怕两组交互共享的分子是同一个 RNA 或蛋白（此时容易与竞争结合混淆），信号接力也必须满足交互介导共享分子的表达发生改变，以表达的多少变化为因，间接导致后续交互强弱效应为果，多一组因果过渡将两组交互的逻辑纠缠分割处理。

严格意义上的竞争结合，竞争同一个基因同一个分子，且分子表达未变，属于单纯的结合作用之间的竞争拉扯。而宽泛的竞争结合，可包含所有双重交互嵌套中两组交互结合同一个 RNA/蛋白分子的情况，上面说的信号接力中的一类也归在其中。竞争结合机制模式还有专门的术语叫"诱骗"（Decoy）——该结合的不结合、被其他分子骗走了。文献中的 Decoy 符合宽泛定义，而本书逻辑方法论还是提醒大家要区别对待，毕竟竞争结合逻辑档次高于信号接力，关键在于两组交互之间有因果而非平行逻辑，论证的数据要求也有着显著的不同。第 22 策"桃李争妍"，我们一窥竞争结合的高端套路，领悟其中的秘密才算真正贯通了三元两组。

竞争结合存在一种通用逻辑格式：先有一组二元交互，然后引出第三个分子与二元交互中的任一对象竞争性结合，破坏原有的二元交互。当我们以这个第三者为主变量，创新的 RNA 或蛋白竞争性交互六种二元交互，并且是二元中任意一员，全部变化形式不超过 2 乘以 6 再乘以 2 共 24 种。此处有个细节，原有的那组二元交互最好交互后产生表达调控的效果，这样才能在回答第三者竞争结合后有什么效应结局的时候，用比较简单的检测 RNA 或蛋白表达的 qPCR 和 WB 来验证，研究效率大幅提高。如果原有的二元交互没有直接导致其中一个分子表达变化，则机制故事至少还需要引入一个下游额外的变量才能合理解释。

能够直接调控 RNA 和蛋白表达的交互情形经过之前的学习不难总结：①转录水平调节的蛋白-DNA 交互；②转录后水平的 RNA-RNA 交互以及蛋白-RNA 交互；③翻译水平的蛋白-RNA 交互；④翻译后水平的蛋白-蛋白交互。在非编码 RNA 研究兴起之后，这些经典的表达调控二元交互模式都有了通用的第三者，lncRNA/circRNA（两者机制模式相同）介入上述 4 种水平调控，可演化出 6 种标准的竞争结合三元两组模型：①lncRNA 结合 DNA，抑制 TF 结合 DNA；②lncRNA 结合 TF，抑制 TF 结合 DNA；③lncRNA 结合 miRNA；抑制 miRNA 结合 mRNA（ceRNA）；④lncRNA 结合 mRNA，抑制 RBP 蛋白结合；⑤lncRNA 结合 RBP，抑制 RBP 结合 mRNA；⑥lncRNA 结合蛋白，抑制蛋白结合其他蛋白。

竞争结合的 6 种模式与表达调控的正调节、负调节方向无关，虽然竞争结合必定是抑制另一组二元结合，但无论 TF 还是 RBP 几乎所有的套路化机制模块都存在双向可调的性质，抑制一个负调节因子结合，便可负负得正，正调控下游靶基因，所以竞争结合具备完全的机制场景兼容性。非编码 RNA 作为天生的调控者，一生都在调控事件中寻找自身价值，然而在非编码 RNA 出现前，这些调控模式并非没有，恰恰相反，所有的模式几乎都源自蛋白的研究，都能从既往的历史中找到套路的影子。蛋白可以介入转录因子对启动子 DNA 的调节，甚至这类蛋白还有一个专门的名字——转录辅助因子。RBP 蛋白也从来不是单独发挥作用调控 mRNA 稳定性和翻译过程的，蛋白-蛋白交互一样牵涉其中。6 种竞争结合把主变量从 lncRNA 换成编码基因，套路内核一样，可自行延展。前一策讲过信号接力里的转录因子可替换为其他蛋白，用 miRNA 等非编码 RNA 也没有问题，不一一列举。取典型之精华，证普遍之规律，30 种三元两组组合中 4 种讨论信号接力加 6 种竞争结合共 10 种套路足够纵览全局、进退自如了。

竞争结合的论证标准，首先把信号接力的独立两组交互抄一遍：一是 1 组单变量（相关性＋因果关系）；二是 2 组两两调控；三是 2 组三三回复；四是 2 组二元交互作用；五是 2 组交互位点解析；六是 2 组交互必要性。在此基础上还有至关重要的一步：证明一组交互影响了另一组，即阻断一组交互观察另一组交互强度的变化。如何特异性阻断一组交互？没有解析位点和截短载体可能吗？由此可见严谨的两组交互相互影响必须建立在交互位点解析的基础上，截短载体不但用于证明无交互不调控，无交互不表型，还可进一步论证没有交互另一组交互会受影响。不过，此条证据有一种非常流行的减配做法，在不做位点解析的半套交互论证中常见：以操作或不操作第三者为比较对象，观察另一组二元交互的免疫沉淀或探针拉下的交互分子多少的变化。通过操作分子存在不存在，替代了靶向切断交互不交互，证明第三者存在与否影响了原本的二元交互，再结合第三者与二元其中之一结合的双向互作证据，间接性论证两组交互是彼此竞争的。

如果我们仅论证第三者分子的存在可影响另两个分子构成的二元交互，其中的逻辑是"表达调控了交互"，以表达高与低为因，交互多与少的变化为果。这跟第18策讲的伪三元一组"直接在前、间接在后"的模式有所不同，之前的伪三元一组是"交互调控了表达"，一组二元交互影响了第三个分子的表达，即交互为因、表达为果。"表达调控交互"在逻辑上比"交互调控表达"更高端一些，但后者在文章中更常见。文章中的假设逻辑，可以在调控套调控、交互套调控、调控套交互、交互套交互这些组合方式中变化，构建出深浅不一的机制内容。当我们的假设仅有两个变量时，有两种情况：要么两者间用一组调控连接因果；要么用一组调控合并一组交互构建因果。以二元变量"X-Y"为例，X调控Y的二元间接机制只有一组调控关系，而X交互并调控Y的二元直接机制则有一组调控和一组交互的逻辑嵌套，因为交互所以调控，科学假设升级了一格。

变量数量增加一个，无疑增加了更多调控与交互嵌套的可能性，以三元变量组合A、B、C为例，从调控和交互搭配的角度，可构成7种逻辑嵌套的层次递进关系：①第一种：A调控B，B调控C，两组调控嵌套（调控×2），推导出结论A调控C经由B；②第二种：A交互B，B调控C，一组交互一组调控嵌套（调控×1＋交互×1）证明A调控C因为其与B交互，即伪三元一组；③第三种：A交互并调控B，B调控C，有一组交互加上两组调控的嵌套（调控×2＋交互×1）；属于典型的三元一组交互套路，④第四种：B交互并调控C，A调控BC交互，还是一组交互两组调控但逻辑嵌套更紧凑，证明A调控C经由干预BC交互，出现了调控直接指向交互（间接在前/直接在后），两组调控中有一组调控表达另一组调控交互；⑤第五种：A交互并调控B，B交互并调控C，两组交互介导调控的嵌套（调控×2＋交互×2），此为信号接力即两组交互独立；⑥第六种：A交互B，B交互并调控C，A调控BC交互（抑制），AB交互调控BC交互（抑制），两组交互嵌套基础上还有排斥效应（调控×2＋交互×2），提示A调控C源自交互B，此为竞争结合，呈现出交互调控交互的逻辑效应。⑦第七种：A交互B，B交互并调控C，A调控BC交互（促进），AB交互调控BC交互（促进），此时两组交互嵌套并且形成了三元交互复合体，还是交互调控了交互（调控×2＋交互×2），顺带着要考虑 A 与 C 是否有直接交互（AC 交互则调控×3＋交互×3）。三元分子拥抱在一起，CNS 顶级刊物的无上机制也至多如此，其实套路层层推导，背后逻辑井然有序、纲目清晰。

三元交互的顶配套路此刻暂不需要，记住对逻辑演化而言三元交互在两组交互嵌套的延伸链条上，本策剖析多重交互嵌套规则只领悟此要点即可。比较实用的策略反而是为套路减配，高阶套路简化成易于操作的款式，却能用套路本身的高级感塑造出胜人一筹的错觉。三元两组竞争结合中，主变量为被竞争那一个，同时参与两组创新的二元交互肯定是最好的逻辑设计，但是实操太难，连我们提炼 6 种典型套路归类时都强调要先设置一组二元交互，再用第三者去介入确定的二元关系。因为惯常的研究顺序，一般先有创新主变量的单变量论证，然后直接机制找交互分子，交互对象中查文献看看有没有已知的线索可通向表型，如果已有一组交互介导调控的报道，主变量又交互其中一个分子影响原有的二元交互，此假设验证成立，机制便可自圆其说了。从未知向已知求解的思路蔚然成风，主变量筛完交互再看看交互对象之间是否有竞争反倒属异类，所以三元两组竞争结合其中一组交互已报道，成了常见的减配套路。

此时，论证过程的单变量、两两调控、三三回复都没有变，而交互作用、位点解析、交互必要性从 2 组减少到了 1 组。在此基础上还有至关重要的一步——证明两组交互存在竞争，其一，操作主变量表达观察另两者交互变化，其二，利用主变量的截短突变体证实主变量经由竞争交互分子影响另一组交互。另一组交互虽然是已知的，但是至少要重复单向的一个互作实验，双向验证更好，所以只是创新风险小了，工作量和技术门槛并没有降低太多。

主变量介入一组已知二元交互的竞争结合减配套路，逻辑上归入伪三元结构，因为并非上下游机制都有，但其学术档次却可约等于两组创新交互的信号接力（其中包括一组 TF-DNA），关键在于竞争结合存在交互间的相互影响，两组二元交互的互作实验手段都需要表现，并且严谨来说应该证明竞争是双向的，也就是 A 可以结合 B 竞争 BC 交互，理论上 C 也可以反向竞争 AB 交互，一旦 A 和 C 两个分子的截短都验证，甚至围绕 B 做截短，饱满的数据会让人忘记了一组交互成员已知的事实，沉浸在交互嵌套的逻辑深奥中。更何况，上游缺失引入一组转录因子交互论证拼接自然，此为四元三组交互（一组交互已知），融合了信号接力和竞争结合两种模式，多重交互嵌套还能更舒展，更厚实。

锁定一组已知二元交互，反找竞争结合的创新第三者，在目标 lncRNA（circRNA）的高端课题设计中非常有效。第一步找出一组高水平文献中报道的蛋白-RNA 或者蛋白-蛋白交互，重复 RIP、co-IP、Pull-down 等实验，在此基础上第二步从已知二元交互的调控者出发筛创新的交互 lncRNA，此分子满足：①有表型；②对二元中的效应分子有调控；③与二元中的调控分子有交互。得此分子，正常发挥一区、保底二区的 SCI 文章已立起科学假设，剩下的步骤就是规范论证的添砖加瓦了。

倘若竞争结合欲挖掘两组创新交互，从主变量一筛二、二再筛三，不断重复筛交互、验调控的步骤明显不可行，两次裂变的工作量过于笨拙，无异于大海捞针。比较敏捷的做法应该是主变量和表型之间先调控＋回复确认一个效应变量，解决通往表型的路径问题。然后从主变量和效应变量同一种分子类型出发，分别筛选交互分子后取交集验证。比如 lncRNA 和效应的 mRNA 可以分别 RNA Pulldown 筛交互 RBP，存在于两次质谱鉴定名单中的蛋白，就可能是中间共享的竞争分子，注意区分结合促进还是结合抑制两种不同情况。假如 lncRNA 促进 mRNA 表达，lncRNA 竞争性结合的理想 RBP 应该已知有降解 mRNA 的功能，即 lncRNA 竞争去除了介导 mRNA 降解的交互蛋白，从而增加了 mRNA 稳定性导致正调控，如此逻辑方自洽。以此类推，lncRNA 抑制 mRNA 表达的话，交互分子就倾向于稳定 mRNA 的 RBP 蛋白，因为竞争结合降低了 mRNA 的稳定性，由此表现出负调节效应。

当然，还有一种中规中矩的机制推导方法是 lncRNA 出发筛交互的 RBP，然后选择一个靶基因众多的明星 RBP，操作主变量的同时，比较 RBP 抗体执行的 RIP-seq 实验中，交互的 mRNA 发生了哪些改变，这些改变的 mRNA 编码基因有谁可以作为效应变量来解释表型。操作主变量，观察主变量结合明星分子的交互对象有何变化，解不开再换一个 RBP 试试，多重交互嵌套的背后必然是多轮交互的筛猜，通量解决概率问题，百折不挠总有一条路会走通。

　　变量嵌套组成三元间接机制称得上科研入门的分界线，而交互嵌套竞争结合作为从学术水平入道的基准点，值得每

一位科研人细致品味。想读透顶级期刊的文章，后续的高阶机制模块不是每一种都有用，但是至少两组分子交互是几乎每篇文章必备的。勉强明白多重交互的平行逻辑而不理解因果嵌套，会导致读多半的高分文献都似懂非懂，如坠云雾。一步跨越竞争结合之际，交互嵌套、分子嵌套、变量嵌套、表型嵌套已浑然一体，滋养出枝繁叶茂的思维之树，荫庇科研人生。

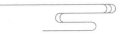

第 23 策

锦上添花

信号接力、竞争结合之后，三元两组还有最后也是最复杂的第三类——分子修饰。所谓修饰即在核苷酸或者氨基酸上加上基团，如化妆打扮一般，可因此影响核酸或蛋白同其他分子的交互作用。修饰或不修饰，介导交互或不交互，引起调控或不调控，全套的因果嵌套逻辑链条丝丝入扣，美不胜收。

变化为变量的显著属性，分子表现尤甚，故而变量难在分子。对于分子在科研套路中的翻转腾挪，我们已体验到四种具体形式：其一，类型细化，miRNA、lncRNA、circRNA、蛋白，各有各的特色；其二，数量堆叠，经由上下游调控关系串起珠链，主配角搭戏跌宕起伏；其三，场景变换，分子表达从 DNA 到 RNA 再到蛋白，五层调控水平到底作用在哪，角度不同故事不同。加之调控信号可来源于 RNA、蛋白两类分子，由此演化出分子类型归类的六种分子交互；其四，角色反转，一个分子对下游时作调控者，对上游时为被调控者，主动和被动行为可发生在同一个基因的不同分子类型上，交互嵌套时上游交互可以在 DNA 或 RNA，下游交互在蛋白，分饰两角扩充了逻辑层次感。第 23 策"锦上添花"，我们领悟分子的第五种也是最后一种变化：由分子修饰（Modification）造成的分子形变。

　　分子修饰，从概念上指的是特定蛋白酶（Enzyme）的催化下，为 DNA、RNA、蛋白分子添加或去除功能基团的过程。常见的化学基团有甲基、磷酸基、乙酰基、氨基、亚硝基等，还可以修饰糖、脂、多肽等有机分子。核酸与蛋白一旦被修饰，里子还是那个里子，面子就发生了变化，变得扑朔迷离、真假难辨。这种效果本质作用是影响分子间的识别和结合。在微观世界中，虽然硕大的分子仅有一处细微的形变，但对于本来要在那个位置交互的对象来说，却是天翻地覆的异化。一个小小的占位便可破坏严丝合缝的分子配对，让理想的交联结构彻底崩塌。

　　最早发现的分子修饰是 DNA 甲基化（Methylation），时间甚至比 DNA 双螺旋结构还早几年。反应步骤为在 DNA 甲基转移酶的作用下甲基选择性地添加到 DNA 碱基胞嘧啶上，变成 5-甲基胞嘧啶（甲基加在 5 号碳原子上）。DNA 甲基化可看作是基因上的锁，不需要表达的基因可用甲基化封印，阻止转录调控蛋白的结合。同时 DNA 甲基化加上构成染色质的组蛋白也发生甲基化，能促进紧密的异染色质结构形成，DNA 盘在一起解不开进一步抑制转录。DNA 上容易点缀甲基化修饰的序列称为 CpG 岛（CpG island），即成簇的富含 C（胞嘧啶）和 G（鸟嘌呤）的序列区域。人类基因组大概存在 4 万个 CpG 岛，大部分位于启动子区域，启动子 CpG 岛甲基化之后诱发基因沉默，CpG 甲基化与转录活性呈负相关。转录因子的蛋白-DNA 交互研究，可以在 DNA 结合区域锁定之后，检测附近 CpG 岛 DNA 甲基化状态的变化，尝试用甲基化位点修饰水平差异，回答转录因子交互或不交互启动子 DNA，进而介导靶基因调控改变的原因，惯性化的套路延伸近乎思维定式，只因新颖度不足近些年少了些踪迹。

　　RNA 上的修饰百余种，存在最广泛、研究最多的还是甲基化。甲基化也可以发生在不同的位置，常见的 RNA 甲基化位于腺嘌呤（A）上，修饰的产物叫 6-甲基腺嘌呤（N6-methyladenosine，m6A）。在哺乳动物中发生 m6A 修饰的腺嘌呤比例不低，平均到每条 mRNA 有 3～5 个位点，然而分布并不均匀，大多数 m6A 修饰的 mRNA 仅包含一个位点，多的也可达几十个。m6A 修饰跟 DNA 甲基化一样具有序列的特异性，以中间修饰的 A 为中心两边各有两个偏好碱基组成 5 个碱基的基序（Motif)，这些特征序列一般位于 mRNA 终止密码子附近的 $3'$-UTR 以及一些较长的外显子中。可想而知，RNA 甲基化修饰影响着编码基因的 mRNA 和非编码 RNA 与其他分子的交互，这些交互分子形形色色，因此 m6A 甲基化必然在转录后水平上调控着 RNA 的全生命周期，包括剪切、转运、降解和翻译等生物学行为，其中调节 RNA 稳定性和影响蛋白翻译起始是两种报道较多的机制。前者参与交互的主要是 RBP 蛋白，后者与翻译起始因子蛋白家族密切相关。

蛋白的修饰情况更加复杂，因为蛋白是翻译完了之后再修饰，所以又称"翻译后修饰"（Post-translational modification，PTM），此领域为高端机制的研究热点。如果是做科研的非职业选手，其中大部分的蛋白修饰类型自己的研究中用不到，掌握"五个化"的常识就能应对大部分的文献阅读。典型的五种蛋白修饰：磷酸化、糖基化、泛素化、乙酰化和甲基化。磷酸化我们讲恒量通路时有提及，激酶修饰底物蛋白磷酸化，可认为是蛋白活化和钝化（失活）的重要调节开关。大量的胞浆和胞核蛋白（包括转录因子）分子交互都深受其影响，许多分子以其磷酸化状态作为信号通路的分子标志物（Biomarker），可见磷酸化作为最常见的蛋白修饰已经融入蛋白执行功能的方方面面。

糖基化是在糖基转移酶作用下将不同类型的糖分子转移到蛋白上，形成糖苷键。蛋白经过糖基化作用可改变多肽链的构象和增加稳定性，蛋白需要折叠成正确的三维空间结构才有功能，糖基化修饰对于蛋白的正确折叠和定位有重要作用，可见这种修饰跟磷酸化一样，既普遍又重要。需注意，大部分膜蛋白和分泌蛋白都是糖蛋白，膜蛋白和分泌蛋白作为参与分子识别、细胞通信、信号转导等生物学过程的关键分子，能够在蛋白-蛋白交互论证基础上再加上修饰对交互的调控，一股高雅气息扑面而来。

泛素化是医学研究重点关注的一种蛋白修饰，其闻名程度可比肩磷酸化。因为泛素化作为一种特殊的多肽标签，可引导蛋白通过蛋白酶体途径内源性地降解，即泛素化调节了蛋白在胞浆中的稳定性，从翻译后水平影响蛋白表达。如果一个编码基因在 mRNA 水平表达不变，蛋白水平却上调或下调了，第一反应就该考虑是否蛋白的泛素化有所改变。与大多数修饰添加单个基团不一样的是，泛素（Ubiquitin）是一种由 76 个氨基酸组成的小分子蛋白，广泛存在于所有真核细胞中，且序列高度保守，从酵母到人仅相差 3 个氨基酸。对分子表达直接有调控的交互类型在机制研究中出场频率极高，最著名的三类有转录、RNA 稳定性以及蛋白稳定性，泛素化为研究蛋白稳定性之代表。

乙酰化和甲基化主要的修饰对象都是组蛋白，上面讲的 DNA 甲基化已涉及组蛋白甲基化对染色质结构的调节。乙酰化的大量工作集中在组蛋白去乙酰化酶（Histone deacetylase，HDAC）上，从明星分子可以打开一个领域的恢宏篇章。DNA 以超螺旋的形式缠绕在组蛋白组装的核小体上，染色体形如项链，组蛋白是珠子，DNA 为链子，组蛋白发生乙酰化或甲基化修饰都会改变相应区域的染色质构象，从而增加或减少基因的表达。转录本身是"万金油"，在此基础上的机制升级，创造出更多分子类型和交互的嵌套，有二生三、三生万物的玄妙。典型的修饰都有套路化的应用场景，从文章中可逐步积累知识。但只要深刻理解了修饰发挥功能源自影响了分子间交互，两两交互一共只有六种类型，遇到什么新的修饰都应淡然处之。

分子修饰的科研框架可以划分为四种分子的角色分工，组成至少三元两组交互的逻辑结构。为分子添加或者去除修饰基团的蛋白酶前者称为"写入者（Writer）"、后者称为"擦除者（Eraser）"，即写入和擦除两个可逆的装扮过程。第三个角色是被修饰的分子，可以是 DNA、RNA 或者蛋白，随后被第四个角色"读取者（Reader）"分子所识别，Reader 可以是 RNA 也可以是蛋白，但一般都是蛋白，目的在于与表型建立更直接的联系。这套四种角色的修饰分工体系，最初起源于蛋白乙酰化的研究，在 RNA 甲基化研究中发扬光大，最后发现对所有的分子有普适性。之所以 DNA 甲基化没有人"Writer""Eraser""Reader"这么叫，是因为这些概念产生之时晚于 DNA 甲基化兴盛阶段，就像 miRNA 的命名规则晚于 let-7 等早期分子，那些俗名便保留了下来。蛋白磷酸化修饰的写入者（Writer）习惯上叫激酶（Kinase），擦除者（Eraser）叫磷酸酶（Phosphatase），名称的不同不影响它们统一的逻辑内核，我们应该将所有的分子修饰都置入四个角色的架构中。

已知的 DNA 甲基化 Writer 即 DNA 甲基转移酶（DNA methyl-transferase）有 4 种：DNMT1、DNMT2、DNMT3a、DNMT3b，DNA 去甲基化有脱氨酶参与的碱基切除修复途径（base excision repair，BER），还有酶催化下氧化或者水解方式直接移除甲基化 CpG 的核苷酸切除修复机制（nucleotide excision repair，NER）。识别 DNA 甲基化的蛋白一般含有甲基化 DNA 结合结构域（methylated DNA-binding domain，MBD），MBD 家族有 MeCP2、MBD1、MBD2、MBD3、MBD4 五个成员。MBD 识别甲基化位点，负责招募阻遏蛋白抑制转录过程。当然也有些转录因子直接对甲基化位点敏感，有甲基化存在便不能结合启动转录。来到 RNA 甲基化修饰，RNA 甲基化的 Writer 有 METTL3、METTL14 和 WTAP，去甲基化修饰 Eraser 有 FTO 和 ALKBH5。负责读取 RNA 甲基化修饰信息的 Reader 蛋白通常具有 YTH 结构域（YT521-B homology domain），包括 YTHDC1、YTH-DC2、YTHDF1、YTHDF2、YTHDF3 五个成员，此外一些 RBP 蛋白如 HNRNP 蛋白家族、FMRP、eIF3、IGF2BP 蛋白家族等也有报道。分子修饰的认识随着研究发展在不断补充中。

从这些研究背景描述可以判断，核酸分子修饰的四种角色分工相当于一道填空题，位置固定分子范围也相对固定，公式中主要的变化来自被修饰的分子可以在任何基因。搭配好的写入者（Writer）、擦除者（Eraser）、读取者（Reader）调控不同的主变量，分子修饰的机制模式自然具备了广谱的兼容性。再看各种各样的分子修饰 Writer 和 Eraser，同样归属于一个数量有限的蛋白酶范围，只不过识别修饰的 DNA 和 RNA 依赖于特殊的蛋白结构域，而蛋白-蛋白交互没有这种限制，因此不同位置的蛋白修饰造成的交互对象变化没有核酸上的情况易于简单归类。常识拼图的完整需要将所有碎片拾取并回位，逻辑规律的掌握却只需从局部验证成功推演至全局，哪怕我们距获知分子修饰的全貌还有很长距离，但科研套路格式地基已下，万丈高楼从此而起，未来以不变应万变。

分子修饰发生在 DNA、RNA 和蛋白上，修饰前和修饰后分子产生形变，由此我们的二元交互类型需要拓展一下，修饰的添加和去除由蛋白酶催化，蛋白酶作用于 DNA、RNA 或者蛋白，导致后者加上基团或者去除基团，产生了三种新的二元交互套路：蛋白酶-DNA'、蛋白酶-RNA' 和蛋白酶-蛋白'，"'"代表修饰之意。而修饰或去修饰后的 DNA、RNA、蛋白被另一个分子识别，介导交互或不交互的作用变化并最终产生表型效应，一般来说识别交互的分子用蛋白作解释比较通用，直接可以往表型上靠，我们就用另外三种套路格式来标注：DNA'-蛋白，RNA'-蛋白，蛋白'-蛋白。当以 RNA 为分子修饰的 Reader 分子时，大家也不用意外，类推无异。

二元交互介导分子修饰变化与单纯的二元交互存在特征差异，因此作为单独的套路组件来认知，带修饰位点的二元交互明显逻辑格调更优。一方面，修饰前后分子发生了形变，我们不理解成变量数量增加，但变量的质量确实提升了，跟交互嵌套中纳入多种不同分子类型组合的加分效果类似。另一方面，有修饰必有位点，而且还不是分段找到区域就行，是修饰在哪个核苷酸、氨基酸上必须讲清楚，换言之双向互作、位点解析的全套动作，没有偷懒做半套论证的空间。再者，修饰变化并不一定导致表达水平改变，不能通过 qPCR 和 WB 等易于操作的实验发现，检测特异性的分子修饰依赖专门的技术手段。比如 DNA 甲基化检测用到甲基化特异性 PCR（methylation specific PCR，MSP），以及亚硫酸氢盐测序法（Bisulfite sequencing PCR，BSP），或者高分辨溶解曲线（High Resolution Melting，HRM）技术。RNA 甲基化检测需要用专门针对 RNA 甲基化的抗体先免疫沉淀 RNA（methylated RNA immunoprecipitation，MeRIP），随后联合测序分析即 MeRIP-seq，或者用 MeRIP-qPCR 检测特定基因片段。而蛋白的各种修饰为了便于检测第一步往往需制备特异性抗体，这无形中又抬高了分子修饰研究的课题门槛。

　　分子修饰作为双重交互嵌套的顶级款，可以说是目标一区才需要选择的高阶套路，很多人可能一辈子都敬而远之，但是读通高分文献却也必须掌握其中的论证规律。可以想象三元一组交互的课题设计，其中一组交互选择带修饰问题的，看上去比没有修饰的就更令人眼前一亮，更遑论上游 Writer 或 Eraser 驱动修饰、下游 Reader 识别修饰的三元两组标准论证了。这些套路演变和论证规范，我们在下一策"白璧无瑕"中进行修炼，由此毕业第四章的交互嵌套机制细节巅峰。

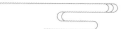

第 24 策
白璧无瑕

完整的分子修饰套路符合三元两组论证格式，依据被修饰的分子类型分为三类。其中六种二元带修饰的交互组件又可以插入三元一组、三元两组的架构中，通过模块化组合交替更迭，演化出层次感丰富的高阶逻辑体验。乃至信号接力、竞争结合与分子修饰可三型合一，交互嵌套犹如潜龙在渊，腾必九天。

分子修饰虽然贵为飘在云端的顶级套路，但在低水平的 SCI 文章中依然可见身影。比如在药物＋分子的二元间接套路中，作为效应变量的分子聚焦于一个蛋白的磷酸化，蛋白总表达不变，加药后磷酸化修饰的比例提高了，分别用两个抗体检测，这就比一般的二元款型精致得多。间接调控中穿插已知分子修饰位点的变化检测，为分子修饰文章中最低配的表现形式——谈修饰变化但不论证交互。

体面的分子修饰当然需要研究交互，第 18 策 "革故鼎新" 讨论的 10 种三元一组交互套路，其中的二元交互换成蛋白酶-DNA'、蛋白酶-RNA'、蛋白酶-蛋白'、DNA'-蛋白，RNA'-蛋白，蛋白'-蛋白任意一组半套修饰，都有焕然一新的效果。分子修饰的高分文章不少，一种已经被报道的修饰类型，从上游的明星 Writer/Eraser 出发，找一个新的修饰底物分子，或者寻觅一个文献已知分子修饰位点的创新 Reader 蛋白，此半套修饰的二元交互无论上游挂个药物还是下游拴个通路即成三元一组。带着修饰单元的三元一组比常规的配置高级了几分，但归根到底交互论证只有一组。至于由此带来的论证标准提升，有一天审稿人让你补实验发现配件昂贵，就只能眼泪往肚子里咽了。

修饰后可产生表达调控的半套修饰二元交互模块，都适合拆出来放在三元一组交互的组合里，比如：转录因子-启动子交互＋DNA 甲基化、miRNA-3′-UTR 交互＋RNA 甲基化、RBP 蛋白-mRNA 交互＋RNA 甲基化、RNA-蛋白交互＋蛋白泛素化、蛋白-蛋白交互＋蛋白泛素化，诸如此类半套修饰下游加通路凑成三元一组，比原有的三元一组风味更甚。当然有些实验的难度要注意，比如检测蛋白泛素化水平变化，需要用泛素的抗体先做 IP 富集，拉下来的蛋白里再 WB 检测目的基因，操作上显然比直接 WB 要复杂得多。co-IP、Pulldown 之类的经典交互研究还没有得心应手，分子修饰的实验门槛便可直接劝退了，"三元一组＋半套修饰"可视为三元两组交互嵌套之下顶格的套路。

征服分子修饰的真正实力，体现在全套的三元变量从哪来、到哪去，以及蛋白酶添加（或去除）修饰第一组交互，加上识别修饰差异的结合分子第二组交互摆开架势规范化论证。Writer/Eraser 作为上游驱动信号有一个就行，所以三种不同分子类型的修饰，得出标准的分子修饰套路有三：蛋白酶-DNA'-蛋白；蛋白酶-RNA'-蛋白；蛋白酶-蛋白'-蛋白。Reader 分子以蛋白为主，兼容非编码 RNA，统一合并归类。三元两组分子修饰只需记住三种格式。

分子修饰中上下游两组交互的逻辑关系属于促进、排斥还是独立？信号接力上游交互通过表达调控干预下游交互，分子修饰上游交互通过加减基团介导下游交互，两者均属独立关系，没有两组交互间直接作用的情况。以分子修饰的水平变化为隔断，不需要论证两组交互间的相互影响，但并非意味着其与信号接力逻辑等同。分子修饰中包含的"交互调控修饰"（上游交互）以及"修饰调控交互"（下游交互）的串联因果，明显胜过信号接力模式里上下游两次"交互调控表达"的单调重复。同时，"修饰调控交互"的论证人为操作修饰有或无，观察分子交互变化，需要用到位点突变体，比"交互调控交互"的论证毫不逊色，由此可见分子修饰排在三元两组最后出场的理由。

　　完整的分子修饰论证步骤，首先匹配三元两组的一般规则：①单变量论证；②调控关系论证；③回复效应验证；④交互作用论证；⑤交互位点解析；⑥交互必要性论证。在单变量论证中，相关性研究应关注主变量修饰水平与临床参数的关联，而非讨论表达高低。哪怕修饰会导致表达变化，修饰水平的检测也不可或缺。此外，一正一反操作主变量证明表型改变也不严谨，需用修饰位点突变（Mutation）的载体，确认特异性的修饰变化对表型调节的因果作用。接下来，在阐释调控关系时，同样区别上游蛋白酶调节了修饰水平而非表达水平，以及分子修饰为因介导了下游效应变量调控的果。修饰和表达属于两个不同的概念，检测修饰与检测表达、操纵修饰与操纵表达均存在难度差别，修饰位点的问题从单变量开始贯穿论证始终，而不是像其他的交互套路，位点解析完成才考虑阻断交互观察交互对调控是否必要。起步即冲刺，开局即决战，此为分子修饰规范论证标准。从这里也不难体会为何文献中作者们偏爱能调控表达改变的修饰类型，目的无非用表达变化替代靶向修饰的论证动作，实验设计可避重就轻。

　　研究条件、经费支持尚不充裕时，无法一步登天实现阶层跨越。所以分子修饰是站稳二区水平，力争突破一区时可选的一条路径，应当满足三元一组或者两组交互无忧、双向互作实验熟练、截短突变载体亦可驾驭的前提条件。一种比较稳健的策略是主变量三元一组或三元两组搭建好，从主变量出发试一试是否有修饰变化。核酸上找修饰可基于序列特性分析，通过测序等方法验证，蛋白修饰要保证先有针对修饰的通用抗体，进行免疫沉淀后观察主变量是否在其中，或者用质谱技术进行批量筛查。等找到有差异的修饰位点之后，再证实修饰有功能，修饰影响主变量的交互和调控，把前面已经组织好的机制故事，用修饰问题再提升色彩。守二区望一区，挖掘分子修饰仅仅是众多可选项之一，没有快速破局的修饰对象也不必气馁，老老实实用交互套交互继续升级。真正想做分子修饰的正确入口应从筛猜主变量开始就围绕修饰差异展开。

　　分子修饰课题执行的第一步，是RNA修饰或蛋白修饰二选一。除非有新的修饰热点出现，否则DNA修饰难有出头之日。疾病与对照两组比较筛修饰差异可能是多数人想到的思路，但这么做创新不显著，同时上游的 Writer/Eraser 不清晰。建议首先复现文献里报道过的明星蛋白酶在细胞模型上的表型功能，在表型明确的前提下过表达 Writer/Eraser，筛选修饰底物差异。RNA 甲基化研究可用 MeRIP-seq 做高通量分析，蛋白修饰变化可以用质谱做修饰组学检测，这里注意，无论从 RNA 还是蛋白角度挖掘修饰异变，都推荐大家补充验证表达水平波动，修饰直接介导RNA 或蛋白稳定性变化的假设论证会比修饰仅影响交互但不影响表达容易得多，高通量的烦恼往往是目标太多而不是太少，候选对象有选择的情况下尽量走简洁的机制模式。

第二步，需要从海选中锁定主变量。带有分子修饰的主变量本身并不需要很新，甚至已知跟表型有关都无妨，只要此分子的修饰现象第一次报道，研究者的立意便无可挑剔。鉴定主变量的关键在于证明分子表达变化和修饰变化都可以调节表型，并且修饰变化可以调节表达水平，此时核心证据在于过表达蛋白酶同时阻断内源的主变量表达，再回复（Rescue）一个修饰位点突变的载体（突变导致无法被修饰），证实蛋白酶介导表型依赖于对主变量特异位点的修饰。如果再补上一个蛋白酶与主变量交互的双向互作结果，上游这一组二元关系就基本处理妥当了。至于蛋白酶的催化结构域要不要截短（Truncation）验证？明星蛋白酶的作用机制少人质疑，一般就合理忽略了。但是严谨来说，主变量修饰位点的突变（Mutation）和蛋白酶催化灭活的截短（Truncation），都可以实现对修饰有或无的特异性操作（Gain and loss），多种策略并行论证同一结论，数据质量更有保障。

第三步，解决下游第二组分子交互。从主变量出发找"读"（Reader）修饰的蛋白，用野生型和修饰位点突变的主变量同时做交互筛选，从差异的交互对象中，采撷可解释 RNA 稳定性或蛋白稳定性调控的明星分子，将主变量修饰变化介导表达变化的假说在第二组交互层面闭环。RNA 修饰典型的机制便是 RNA 降解或影响蛋白翻译，蛋白上发生的修饰也多与泛素化介导蛋白降解相关，找这些特定的线路来组织故事，交互双向互作、位点突变验证数据齐全，调控＋回复、细胞＋动物的数据广度表现满足，两组交互即可高效编织一项高水平课题。

不难想象，从蛋白酶往主变量修饰顺流向下筛选比逆流而上效率更高，聚焦修饰影响表达的模式也堪称匠心独具。如果主变量完全创新，与表型之间的效应机制未知，先筛主变量修饰差异再逐一排查上游的蛋白酶，同时主变量的修饰不介导表达调控，所有修饰效应都需要用交互不交互的结果佐证，这一套分子修饰剧情将增加大量额外的工作量。不要小看从上游明星"写"或"擦"（Writer/Eraser）筛主变量，且修饰与表达变化共有才往下验证的巧思。

　　在三元两组交互嵌套中，亦可活用只有上游或下游半套的分子修饰论证模块，将两组交互中的一组置换为半套修饰，比单纯二元交互稍胜少许。转录因子调节蛋白酶＋蛋白酶修饰底物，这样的信号接力＋修饰半套是不是比纯粹的信号接力更有质感？两组交互独立并且分别完成位点解析，其学术水平进入一区没太大问题。那么竞争结合可以与修饰半套组装吗？lncRNA竞争性结合激酶，导致激酶无法对底物磷酸化，此假设RNA-蛋白一组交互，蛋白-蛋白另一组，再加上磷酸化位点修饰，下游再来个通路验证一下，又是一项令人艳羡的高价值课题。竞争结合可以交互原有二元的任一单元，所以除了结合蛋白酶，lncRNA/circRNA也能竞争性结合底物蛋白，导致激酶无法结合催化磷酸化，或者抑制磷酸酶结合后的去磷酸化。此外，有没有想过信号接力＋竞争结合＋分子修饰三要素联合的研究设计？一个创新的lncRNA/circRNA，上游一组信号接力转录因子调控表达，下游竞争性结合泛素连接酶，抑制了此酶给效应蛋白加泛素化修饰，增加了蛋白稳定性（正调控）介导表型。四元变量三组交互，分别是蛋白-DNA、RNA-蛋白、蛋白-蛋白三类样式完备，接力、竞争、修饰大满贯。当泛素化修饰的蛋白-蛋白已有报道时，其实拆解开论证逻辑，内在条理清晰：①先筛创新主变量，搞定单变量表型；②上游转录因子一套二元交互轻松没压力；③从主变量筛交互蛋白，重点关注泛素连接酶；④从泛素连接酶已知的诸多底物中，验证出一个效应蛋白。这四步学完前面的章节单独拿出来都应该会实操，当四元三组交互（一组交互已知）套路模块逐一破译后，没有一个超出预料，不过如此。当然，ChIP、EMSA、RNA Pulldown、RIP、co-IP这些交互实验通通来一遍，工作量一定蔚为壮观了。操作主变量观察蛋白-蛋白交互变化，观察泛素化水平变化；lncRNA/circRNA截短突变验证RNA-蛋白不交互促进蛋白-蛋白交互（co-IP），这些复杂的论证动作哪一条都不能耽误。

经过第四章"用之不盈"的学习，我们已经在上半部 30 种套路的基础上又拓展了 19 种，其中信号接力典型 4 种、竞争结合典型 6 种、二元交互分子修饰模块 6 种，再有全套的分子修饰三元两组论证 3 种。由此覆盖的三元一组交互半套修饰模块替换，以及三元两组 30 种排列组合中剩余的部分，还有两组交互其中代入半套修饰，均自动简并，用标准一致的论证原则处理。围绕同一个主变量，上下游各一组交互，并且都做到位点水平，已触及了机制研究的深度极限，未来两章共 12 策消化的是专属于高分文章的不同的逻辑嵌套思路。

我们不妨将做科研比作烹饪，能做好实验的人都可以烧一手好菜，精细的实验操作都能掌握，何况剂量要求粗略的菜谱呢。烹饪的第一要素是食材，食材等于科研中的变量，食材新鲜、高档，比如各种海鲜河鲜，哪怕厨艺普通，味道也差不到哪里去，变量创新效用如斯。不过，只会单变量还不算会烧饭，家常菜至少要懂食材之间的搭配即变量组合，鸡蛋是百搭的，可以配西红柿、黄瓜、洋葱、辣椒、西葫芦或者肉丝等，二元或者三元变量组合，平常过日子绰绰有余。接下来区分业余选手和职业选手的是烹饪方法，煎炒烹炸煮炖焖，腌卤酱拌生烤蒸，高端复杂的技法如同分子交互，增加了同样变量组合下的内涵变化，将口味带入更多层次，水准一下子就立起来了。

专业厨师还经常采用多种烹饪手法组合，比如花几个小时吊一锅高汤在各种菜里提鲜，这种做法等于交互嵌套，但求菜肴的表现要尽可能极致。饭店里还会遇到一根黄瓜片片薄如蝉翼但牵连不断，豆腐切丝甚至萝卜雕凤凰，精品的刀工类似我们做分子修饰，一出场就是叹为观止的细活，没有经过长时间的训练支配不了。再往上，那些米其林星级厨师都好在哪？有时候味道是差不多的，论证也就那些实验手段，但是人家会讲文化、造意境。就食论食，天花板只有好吃不好吃，一旦跳开了口味本身，将感受融入精神力量，让理解不了的人都从自身修养找原因，不敢贬低造次。

我们能在高级烹饪技法组合基础上继续进阶的机会，在于尝试跨菜系的融合菜以及精品菜组合出私房套餐的两种套路，前者是第五章的细胞交互模式，后者是第六章的并行机制嵌套。很多人可能一辈子都不会应用这两种策略执行课题，但修炼过自然多一条逆袭之路。各位求道者可以一口气研习完全书，也可选择在此停下，再细读几遍将前四章的表型嵌套、变量嵌套、分子嵌套和交互嵌套这 4 种科研技法融会贯通，文献中的云山雾罩可消弭殆尽。基础研究机制最深处，我们在交互嵌套以及分子修饰的体系中已领略到。本章所授化为己用，科研造诣炉火纯青。

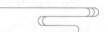

第五章

蔽而新成

　　《三十六策》第五章"蔽而新成"，语出《道德经》第十五章，原文是："古之善为道者，微妙玄通，深不可识。夫唯不可识，故强为之容：豫兮若冬涉川，犹兮若畏四邻，俨兮其若客，涣兮其若凌释，敦兮其若朴，旷兮其若谷，混兮其若浊。孰能浊以静之徐清？孰能安以动之徐生？保此道者，不欲盈。夫唯不盈，故能蔽而新成。"

　　这段话说的是修道之人，微妙玄通，具备谨慎、戒备、庄重、宽达、质朴等特质，老子用了豫、犹、俨、涣、敦、旷、混这些词描述，但也没法完全形容出来，所以归纳为：深不可识。修道中包含的规律是动静的平衡与转换，一件事物如果处于"浊"的状态，就应该静下来，慢慢等它的澄清；如果一件事物处于安逸平和，那么就应该动起来，以保持生命力。动和静之间永远在调整中，此为"不盈"——不圆满。得道之人是不追求圆满的，正因为不圆满，才能不断吐故纳新，破除陈旧，获得新生。

在前四章遍历串联因果关系的表型间嵌套（Cross-talk）、变量间嵌套、分子间嵌套以及交互间嵌套之后，第五章我们将面对细胞间嵌套——细胞交互。细胞交互意味着一项研究里包含了两种甚至更多细胞之间的相互作用，即研究架构在多元细胞体系之上，机制研究需关注分子所在的特定空间场景。领悟了多元细胞的观察角度，之前的所有套路知识即刻刷新重生：间接调控或直接交互机制均可置入两种细胞交互通讯的故事里，介导跨越细胞的信号传递，回答从哪个细胞来到哪个细胞去，为文章逻辑思维再添一道藩篱，具备了两种细胞两套机制并行不悖的可行性。至此，基础科研四维尺度递进的真实面貌全部揭开。

第 25 策

绵里藏针

　　单一细胞体系的机制研究深度，从观摩交互嵌套可见一斑，竞争结合的巧妙、分子修饰的精致，基础科研的深邃尽收其中。从本策开始，我们需领悟一元细胞之外还有二元细胞结构，细胞间经由分子传递信号发生交互，拓展了分子间调控作用所在的空间属性，增添了全新的逻辑维度与论证规则。

　　什么是细胞交互？即一种细胞对另一种细胞经分子所介导的调控作用。生命体由系统构成，系统由器官构成，器官由组织构成，组织由细胞构成，细胞内解析分子机制，机制最深处可至位点变化，这是人类认知从宏观到微观的尺度放大（Zoom in）。构成组织的细胞从来不是孤立的，多种类型的细胞在组织间纵横交错，它们彼此间势必产生相互影响。对细胞来说，自身内部的变化为内因，外部的刺激为外因，内外因共同调节细胞表型效应。进一步而言，外因诱导下通过内因驱动的细胞表型变化，可伴随着分子信号分泌，成为策动其他细胞生物学行为的外因。如此一来，被调控者也同时拥有了调控者的身份，既可以是一群同类细胞中的一部分调节另一部分（Autocrine，自分泌），也可以一类细胞调节另一类细胞（Paracrine，旁分泌）。这些复杂的细胞间调控机制可归纳成一个统一的学术概念——微环境（micro-environment），一种细胞的邻近细胞与非细胞间质成分共同组成了微环境，微环境可衍生出大量的细胞交互研究课题。

在真实的细胞微环境中，两种以上的细胞共存并且发生交互作用相当普遍，但是在基础科研中，一个项目涉及三种甚至更多的细胞类型较为罕见，原因在于三种细胞有三组两两配对关系，每一组两两细胞交互都要解释分子机制，其工作量不是一篇文章能承载的。经典的细胞交互课题格式固定，包含两种细胞类型：从信号传导的方向上区分，输出分子信号一类叫供体细胞（Donor），接受信号发挥效应的另一类叫受体细胞（Recipient）。更多元组合的复杂细胞交互，也是拆分成二元细胞关系来整理逻辑。在一组二元细胞关系中的受体可以成为另一组二元细胞关系的供体——主动还是被动取决于对谁来说，这般在变量组合中娴熟应用的逻辑套路在此处无障碍适配，方法论同文共轨，相得益彰。

从第二章"去彼取此"三元变量组合嵌套的从哪来、到哪去，发展到第四章"用之不盈"三元两组信号接力模式，"从哪来"要回答上游什么分子类型调节主变量在什么分子水平，"到哪去"需分解为主变量什么分子类型调节下游什么分子水平，两组机制的问题都从间接作用的"Why"晋级到了直接作用的"How"，套路的逻辑内涵大大加深。细胞交互框架实现了更上一层，从哪来、到哪去一分为二，两个角度阐释两遍：从哪个分子来到哪个分子去，以及从哪个细胞来到哪个细胞去。经此说明，分子交互、分子调控被细胞来源赋予了"空间"的属性。可以说二元细胞交互没有颠覆任何原有的分子机制规律，仅仅在场景上进行了变换更替，等同于分镜头的模式，将分子角色演绎的故事划定了空间，本来在一个舞台的戏转化为两个舞台的分幕剧，层次感又升级了。

本书多次提到"层次感"，对普通读者来说，层次感就是文章很"绕"，多表型、多变量、多交互、多细胞，不容易看懂。通过修炼逻辑方法论，洞悉机制深度的本质不过是模块化要素数量多，要素间层层包裹因果嵌套，有表型嵌套、变量嵌套、分子嵌套、交互嵌套、细胞嵌套，一层套一层营造出抽丝剥茧的高级解谜氛围感。实现了单元化解构，理解复杂的剧情都由简单的分镜拼装，能力就从观众进阶到了专业编导的水平。上一章刚刚走过了交互嵌套的入微巅峰，破解细胞嵌套应该有一种翻过雪山看到草原的畅快淋漓，只需抓住细胞交互的核心是给分子机制内容展开带来两面性，照顾到两种细胞两套机制的嵌套操作，分清楚机制所在的细胞场所便没什么难的。第 25 策取题"绵里藏针"，意在表达绵的软与针的硬体现事物两面，细胞交互既有一劈两半的两面机制，又在"单核"化"双核"的潇洒写意中隐藏着一丝诡诈机敏——大框架不难但小细节颇多。

细胞交互笃定的思维框架，须牢记三个关键问题。第一问：什么细胞调节了什么细胞？信号传递的方向必须明确。旁分泌（Paracrine）是细胞交互的典型模式，即一个细胞分泌、另一个细胞吸收。肿瘤细胞调节成纤维细胞视为改造微环境，反过来，成纤维细胞也可以影响肿瘤细胞，反转方向则属于两个完全不同的科学问题，注意鉴别。一种细胞在不同文章中有角色切换很正常，但同一篇文章里要么主动、要么被动，供体与受体的位置不能混淆。二元细胞交互一定可以把机制分为三段：供体细胞内一段、受体细胞内一段、细胞外一段。方向确定后，谁提供信号，谁接受信号并且发挥功能，分工便清晰了，论证可分步进行。区分两种细胞还有助于厘清论证重点，二元细胞交互内含两套机制，哪一套更重要呢？前面学习的逻辑原则会类推的话，先下后上，下游效应先行。供体细胞驱动信号，信号强弱变化的原因来自供体细胞（Donor），而受体细胞（Recipient）连接表型，解答为什么会有表型的效应问题，受体细胞上的机制优先级更高。有些时候，细胞交互的主被动身份可以合二为一，即细胞自己分泌自己吸收，称为自分泌（Autocrine）形式。此时机制分段并非失效了，哪怕同一种细胞自产自销，信号经历了出细胞、入细胞，也是细胞交互的范畴，也应该证明信号分子可分泌、可吸收，细胞外那一段机制内容不可省略，同时需要验证表型变化依赖于分泌和吸收过程，与单一细胞的胞内信号传导效应在证据条目上泾渭分明。

细胞交互第二问：交互的途径是什么？发生细胞交互可能有三种途径：第一种细胞直接接触，细胞膜上的分子发生交互传递信号；第二种信号分子分泌"裸奔"，在细胞间穿梭并被膜上受体识别；第三种信号分子坐交通工具——经囊泡（Vesicle）运输实现细胞跨越。囊泡再根据直径大小分为微泡（Microvsicle）和外泌体（Exosome）两类，后者尤其受到重视。细胞的分泌物包括生物大分子、化学小分子、代谢产物等，其中用来主动传递信号的主要是分泌蛋白，大量的细胞因子（白介素、趋化因子、生长因子等）就属这一类。分泌蛋白具有信号肽结构，经过内质网、高尔基体加工，进而被运输到细胞膜分泌到细胞外，通常在胞外执行功能。就像非编码 RNA 将调控分子的世界一分为二，囊泡也为细胞交互通讯开辟了新篇章，划分出直接分泌和经囊泡运输两种途径。非编码 RNA 作为胞外信号媒介分子，需要囊泡包裹以增加稳定性，没有囊泡这一运载工具，我们研究细胞交互仅需聚焦于分泌因子，RNA 一旦进入循环定然降解无痕。分泌因子跟转录因子一样，也是一类传统的定式套路，标准论证内容包含至少一组配体和受体蛋白-蛋白交互，胞内传递信号还有更多的蛋白-蛋白交互，蕴藏不落凡俗的高端品质。囊泡＋非编码 RNA 把分泌蛋白扮演的情节再演一遍，"革故鼎新"在细胞交互中同样适用。细胞交互其实不创造新的分子机制组装形式，反倒是兼容了前面我们所学的全部套路，因此细胞交互只需要根据信号途径归类两种套路格式：直接分泌和囊泡运输，至于细胞接触过于冷门，略过不论。

　　细胞交互第三问：信号从哪里来，到哪里去？胞外的分子上游在供体细胞内由谁调控，以及下游在受体细胞里调控了谁？细胞交互重在场景定位，主变量为参与细胞间通讯的信号分子，其上游驱动因素从哪来，导致了胞外主变量的分泌变化，这一段描述的对象位于供体细胞。而下游效应环节在哪里，响应了分泌信号分子的调控作用，这一段对应的系统在受体细胞里。比如第 12 策"一元三形"里猫、鼠、米的三元组合，放在细胞交互的情境中，猫变成邻居家的猫，鼠流窜到我家吃米，发生在隔壁的猫吃老鼠，对于我家的老鼠吃大米事件有跨越空间的调控作用。科学假设可凝练为：疾病中，我家的老鼠可消耗大米导致人出现饥饿的表型，而邻居家的猫显著抑制这一效应。"我家的"和"邻居家的"两个细胞来源的限定词，丰富了多元变量调控链条的地点定义，注意此要点，细胞交互的逻辑脉络便一览无遗。

　　细胞交互课题之所以被视为高阶套路，其难点首先在于恒量中模型的复杂度。细胞交互需要一组存在交互的细胞模型，并不是所有的细胞都有商业化细胞株、心肌细胞、成骨细胞、内皮细胞、上皮细胞、成纤维细胞、星状细胞、神经元细胞、干细胞以及各种免疫细胞亚群（Th、Treg、MDSC、NK、DC、巨噬细胞等）都是原代细胞，当我们不得不制备原代细胞时，研究的前置门槛就抬高了。

　　第二个难点，这组二元细胞交互需要确认供体细胞影响受体细胞的表型现象，通过用一种细胞的培养上清去刺激另外一种细胞，继而观察后者刺激后的生物学效应改变来实现，即条件培养（Conditional culture）模式。有两种具体操作的方法：一种是两种细胞分开培养，把一种细胞的分泌物加到另一种里；另一种是用带微孔的小室（Transwell），分上下两层共同培养，两种细胞不接触但分泌物可交互。不推荐直接将两种细胞混在一起养，因为一旦混在一起后分不开，直接影响表型指标的检测，除非进行细胞特异性示踪，那样实验难度更大。细胞交互研究体系中，科学问题本身预设了明确的信号走向。谁调控谁的假设为课题出发点，用供体细胞的条件培养基处理受体细胞，可验证细胞间是否真的有调控功能。只有在供体细胞培养上清介导受体细胞表型显著改变的现象基础上，再去分析分泌物中具体什么分子诱发了这种效应，逻辑上才是合理的。没有可重复的细胞交互预实验结果之前，盲目筛分子差异表达、猜分子调控关系、挖分子交互模式都可能徒劳无功。

第三个难点，如果我们选择筛猜囊泡中的非编码 RNA 分子，分离、提取囊泡以及对其特征进行鉴定又有一套技术壁垒，解决了富集囊泡的难点，才能正式进入高通量筛猜环节，一路可谓荆棘密布。最后一个难点，到了锁定主变量的临门一脚，即细胞实验验证单变量有表型，常规做法是根据分泌或者囊泡中分子表达的变化趋势，在供体细胞上逆向操作分子，观察条件培养基孵育下受体细胞表型是否逆转。不难发现其中利用了回复分子证实表型回复的策略，说明主变量在细胞交互中的作用必不可少。细胞分泌物中当然会有很多差异信号分子，多个分子或许需要相互配合才能执行一种跨越细胞的表型功能。然而，只有挖掘出一个原创分子，证明它可以一力扭转两种细胞间交互调控的现实，这样的靶标才能担当一篇细胞交互论文的主变量，筛选的条件颇为苛刻。

领悟了细胞交互的逻辑套路，我们可以正式总结出基础科研的四维尺度规律：①分子灿若繁星，一个分子一个点，此为零维；②当分子与分子连接，或者分子与表型联系，两点成线即一维；③两条线相交，分子经由分子调控表型，间接机制研究形如二维平面，朴素又简单；④在一个垂直的纵深方向拓展直接机制，分子交互介导表达调控，二维的面升级成了三维的体。分子机制骨架形同三维立体，姿态各异本质如一，多几组交互并存也仅仅是同维度的延伸重复；⑤三维构象的分子机制加上细胞交互的新维度——空间，一共四维的科研宇宙观款款而来，基础研究可承载多元细胞、多元调控、多元交互的多重参数变化，任何一个维度的缺失皆显得有些美中不足。从这个角度讲，在单一细胞内穷尽多组交互嵌套，于位点之上精雕细琢，论匠人精神的话算足够到位，但宏观格局还是小了。倘若故事架构宏大，有空间感加持，细节论证稍微粗犷一些，效果并不输于前者。做到疏密兼顾，四维逻辑且交互满足位点解析，自是高手中的高手了。

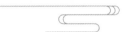

　　领悟本策的标志，在于文献阅读时第一时间识别细胞交互关键要素，理清细胞交互的内在逻辑，分段拆解机制问题。供体细胞、受体细胞定位清晰，直接分泌还是囊泡运输对套路归类，上游信号和下游信号在两种细胞内各自论证，汹涌波涛复归平静。结尾处提出的四维尺度的科研观是结合我们现实世界认知感受的一种理想思维模型，目的在于启迪方法论智慧，对文章课题的升维手法心有灵犀。当神秘不再神秘，缭乱不再缭乱，心有所傍，行有所依，《三十六策》的种子已在各位的心中种下，愿静待花开。

第26策

薪尽火传

　　前四章讨论变量分子，默认其位于细胞内。开启细胞交互视野之际，一类细胞外液中游走的分子映入眼帘。在循环系统中可被检测的分子，作为无创的生物标志物临床价值显著，由此诞生了液态活检的概念。细胞释放的游离分子到哪去效应先不论，证实其与疾病的相关性即成细胞交互极简套路。

　　编码基因产物——蛋白，和非编码的 miRNA、lncRNA、circRNA 是医学研究中常见的分子变量，细胞交互课题并没有颠覆这一观念。当蛋白中划分出分泌蛋白，非编码 RNA 包装上囊泡，穿梭于细胞间的上下游分子信号传导就与之前的模式完全兼容了。最终的分子结合与调控依然在供体或受体细胞内完成，故而细胞交互制造空间但不创造新角色，用统一的逻辑思想来理解更为合理。不过，细胞交互发生在局部微环境的近端，和交互对象分隔于不同脏器的远端，在细微之处仍有区别。近端交互两种细胞物理位置靠近，供体、受体鉴别清晰，套路结构整齐。而远端交互必定需要长途运输的管道，人体的循环系统正好充当了交通干线的作用，高速公路上旅行中的胞外游离分子抽样检测便利，但是分析从哪来、到哪去的细胞来源及归属十分困难。甚至有些分子只是细胞代谢的伴随产物，并没有明确的进一步效应的故事，然而只要它在循环中的表达对于疾病的诊断、治疗效果的评价、预后的追踪有临床指示作用，其作为生物标志物就有研究的价值。褪去了细胞内的分子机制内容，单独讨论循环系统中游荡的分子与疾病临床因素之间的统计学关联，无疑匹配了单变量的相关性论证套路，不会再有比相关性研究更浅显的逻辑模式，因此细胞交互从浅至深的套路演化，从极简化的循环分子生物标志物（Biomarker）研究开始。

人体主要成分是水，体液分为细胞内液和细胞外液，细胞内液是分子的舞台，细胞外液中也普遍存在分子。细胞外液主要有三类：组织液、血液（血浆）和淋巴液，组织液参与了近端细胞间交互，而同属循环系统的血液和淋巴液，执行了远端细胞间交互的信号输送。在循环体液中的分子会被冠以"循环"（Circulating）的定语，比如，循环 miRNA 分子（Circulating miRNA），循环 lncRNA 分子（Circulating lncRNA）。循环分子显著的特点为检测便利，血常规是最常见的临床检验项目，如果一个分子游离在血浆中，与组织细胞中特异表达的分子相比，在观察难度上截然不同——无创 VS 有创，可见循环分子作为生物标志物具有突出的先天优势。无论细胞是主动还是被动（细胞死亡后的副产物）释放了循环分子，只要循环分子表现出较强的临床相关性，研究属性可归入转化医学范畴（Translational medicine），机制不再重要，标志物有效则研发体外诊断产品投入临床，研究意义大幅升华。本策名为"薪尽火传"——柴燃尽，火种仍流传，意指细胞虽凋亡但细胞内的分子在循环中继续传递下去。病理性的组织改变往往导致细胞经各种模式走向死亡，细胞死亡伴随着循环分子标志物的出现，创立了独树一帜的医学检验生物标志物研究套路。撇开分子机制的浩瀚无垠，初学科研者亦可品一品，疾病组与对照组检测分子差异，再加上统计分析，仅此而已。

DNA、RNA、蛋白都可以循环（Circulating），但是学术界没有循环蛋白的概念，因为分泌蛋白以及其中最典型的细胞因子（Cytokine）家族，定义都早于循环分子。正如 DNA 甲基化没有 Writer、Eraser 和 Reader 的概念，仅仅出于研究历史的发展无法向前追溯，后立的标准不能统一前文，约定俗成就不易更改了。而在我们的科研逻辑体系中，本质上同类的标签应该归于一处，循环蛋白等价于分泌蛋白细胞交互可近可远，远距离作用依赖循环系统导航，循环分子要么"徒步"要么"坐车"，终极科学问题的归属还是回答"从哪来"和"到哪去",内在方法论完美统一。已发现的细胞因子有上百种,根据功能大致可以分成白细胞介素(Interleukin,IL)、干扰素(Interferon,IFN)、集落刺激因子(Colony-stimulating factor,CSF)、肿瘤坏死因子(Tumor necrosis factor,TNF)、趋化因子(Chemokine)和生长因子(Growth factor,GF)六类。我们任意选择其中一个明星分子,纵览其成千上万篇的文献报道,也无非三种套路变形:①供体细胞、受体细胞内容完整的全套交互研究;②只交代一种细胞或分泌或效应变化机制的半套细胞交互论证;③分析细胞因子在循环中表达与疾病临床特征有何关联的单变量相关性简配模式。循环的蛋白如此,循环的 DNA 和 RNA 亦逃不脱这一框架,只是核酸更依赖囊泡保护罢了。

胞外的 DNA 或 RNA 又称为 cell free DNA 或者 cell free RNA,简称 cfDNA 和 cfRNA,即游离的 DNA、RNA,可视为独立的变量分子类型。蛋白分泌属于细胞主动行为,而 cf DNA、cfRNA 释放既有主动也有被动的因素。人体细胞无时无刻不在执行着自我的新陈代谢,像细胞凋亡这般主动式的细胞降解能产生片段化的 DNA,大小基本在 $100\sim200$bp,当发生外界物理、化学刺激引发的组织坏死或者免疫杀伤作用导致细胞被动式裂解,会释放较大的 DNA 片段。无论 cfDNA 来源于主动还是被动,一般到了外周血中都会被快速清除,然后细胞又持续释放新的 cfDNA 形成动态平衡。在健康状态下,cfDNA 维持在一个较低的水平,人体内检测到的 cfDNA 含量实际上为 DNA 的释放与清除平衡后的结果。当严重的系统性组织损伤或者异常代谢打破这种平衡时,大量死亡的细胞输出 cfDNA,会使血液中的 cfDNA 含量大大增加,于是就跟疾病的临床诊断挂上钩了,从分子水平提示了疾病的发生、发展。

早在 1948 年,在人血液中就已经发现了 cfDNA,但当时对于 DNA 是遗传物质的认识还没建立(DNA 双螺旋结构于 1953 年发现),所以并没有引起很大的研究热情。1977 年,研究者第一次发现肿瘤病人血液中的 cfDNA 含量比正常人高,1989 年证实了一部分 cfDNA 来源于肿瘤细胞,提出了"液体活检或液态活检"(Liquid biopsy)的概念,直到 2013 年确认了肿瘤细胞的 cfDNA 可以检测出肿瘤特异的突变信息,液体活检技术才终于得以大范围临床应用。传统的病理技术从病灶获得组织,侵入式检查有一定局限性和安全性隐患：①从肿瘤的异质性考虑，仅取某个局部组织不能反映患者整体情况；②有些患者还不具备组织活检的条件，在受到穿刺操作后肿瘤有加速转移的风险。而液体活检的样本取自血液，非侵入式的检测不但不用担心潜在的转移，并且可以多次采样动态观察变化，临床优势明显。只不过来自肿瘤细胞的 cfDNA 量不大，目前对早期的肿瘤病人敏感度仍有不足。

肿瘤领域的 cfDNA 研究声势浩大，衍生出一个专门的名词 ctDNA（Circulating tumor DNA）——循环肿瘤 DNA，其实就是肿瘤细胞的外周血 cfDNA，名称不同内涵一致。ctDNA 核心的转化价值在于测序检查其序列可反映非常丰富的遗传变异信息，从位点突变到基因组结构变异、拷贝数变异都能够检测到，用于指导肿瘤精准治疗的个体化方案。与 ctDNA 类似的诊断标志物还有 CTC，即循环肿瘤细胞（Circulating tumor cell），是从实体瘤中脱离出来并进入外周血液循环的游离肿瘤细胞。CTC 计数可预测一些肿瘤的治疗后无进展生存时间（Progression-free survival，PFS）和总生存时间（Overall survival，OS），以此判断患者是否需要接受辅助化疗。同时，也可以对接受化疗的肿瘤患者动态监测 CTC 数量变化，评估肿瘤进展、转移复发风险，抑或实时反映肿瘤负荷，作为是否发生肿瘤药物耐受的监测指标。

CTC 在肿瘤早期就会产生，远远早于影像学证据，只是在外周血中含量非常低，检测的灵敏度难以保障。一般患者 1ml 血液中平均只有 1 个 CTC，而 1ml 血液里面有 50 亿个红细胞和上千万的白细胞。还有一些细胞如巨核细胞、内皮细胞、未成熟的造血细胞、上皮细胞等在正常血液中少见，容易被误认作 CTC。判断 CTC 常规通过细胞表面的生物标志物（膜蛋白），理论上有相应标志物表达只能推断细胞可能是恶性肿瘤细胞，而不能进一步确诊为何种肿瘤。没有影像学证据，临床上也没法对症治疗，只能加强随访，提出问题而不能解决。总的来说，ctDNA 的灵敏度高于 CTC，因为 ctDNA 半衰期很短，更新代谢只有几个小时，可以清晰反馈当前肿瘤信息，有实时治疗监控的潜力。然而针对肿瘤早期筛查或诊断，CTC 的准确性优于 ctDNA，早期的 ctDNA 含量太少不易检出。ctDNA 和 CTC 同为肿瘤液态活检的关键靶标，从 ctDNA 检测技术上和数据分析的算法上进行创新，或者寻找新的 CTC 表面标志物提升检测特异性，都是基础科研的着力点。

cfDNA 检测的转化应用的另一个知名案例为无创唐代筛查。在孕妇血液中，约有 $10\% \sim 15\%$ 的 cfDNA 来自胎盘滋养层，意味着通过母亲外周血测序分析其中的 cfDNA 序列，可基于序列特征分离出属于胎儿的那一部分，由此判断是否存在新生儿染色体或者大片段 DNA 的变异。相较于传统的羊水穿刺检测来说，无创筛查堪称一种技术颠覆充分体现了从基础科研到临床运用的现实意义。其实，很多炎症性的疾病因为引发局部细胞的大量死亡，cfDNA 水平都会发生显著变化，比如关节炎、肝炎、肾炎、胰腺炎、炎症性肠病、系统性红斑狼疮等疾病。患者血液中检测到 cfDNA 的量相比健康人大大增加，可作为生物标志物。在科研起步阶段，循环分子的生物标志物研究可行性亮眼，只要收集病患的血样，通过检测其中分子变化，单指标不够就联合多指标，把明星的细胞因子和免疫细胞亚群分析加上去，与临床病理资料、预后随访情况建立相关性统计结论，大样本的病人数还可分亚组做分层分析，数据量足以发表一系列三区、四区 SCI 文章，跨越一穷二白的新手阶段。

围绕这一思路，选择循环分子的范围可进一步拓展，比如关注更加创新的 cfRNA。DNA 双链结构较稳定，cfDNA 担当可靠的循环生物标志物已成共识，RNA 没那么稳定，非常容易降解，因此 cfRNA 应用价值不突出。不过，cfRNA 研究依然覆盖广泛，其来源与 cfDNA 相似，可主动或被动由细胞释放。在血液中的 cfRNA 即循环 RNA（Circulating RNA），其他的体液也会有 cfRNA，包括尿液、唾液、乳汁、前列腺液、精液、经血等。这些游离 RNA 在一些文献中用的名称是 exRNA（extracellular RNA），概念表述不同，内涵却一致，理解时可合并同类项。cfDNA、cfRNA、ctDNA、exRNA 全是游离（cell free）的，extracellular 等同于游离。游离的分子除了近端作用形式（与周围细胞发生交互），进入循环系统便属于"循环"状态，一个分子前面有 Circulating 的定语，表明其不但游离（Cell free），且可在血液中检测，适用于液态活检。

mRNA、miRNA、lncRNA、circRNA 都可能出现在 exRNA 中，出于 RNA 稳定性的考量，exRNA 更倾向于"坐车"——用囊泡的形式分泌出来。细胞外囊泡英文为 Extracellular Vesicles，简称 EVs（英文缩写有复数形式为一种表述习惯，EV 与 EVs 等价）。有三类常见的 EV：第一种是凋亡过程产生的凋亡小体（Apoptotic body），体积最大，500nm～2μm，伴随凋亡产生所以只跟凋亡表型挂钩。第二种是微囊泡（Microvesicle）或称微泡，体积在 100nm 或 200nm 以上。第三种外泌体（Exosome），体积小一点，一般定义 30～100nm，也有放宽到 150nm 的。以粒径大小来区分微泡和外泌体并不严谨，就像 lncRNA 的定义是 200nt 以上的非编码 RNA，但 180nt、190nt 的非编码 RNA 也是 lncRNA，大家不必僵化理解这些人为赋予的概念。微泡与外泌体区别在于形成的机制不太一样，凋亡小体和微泡都是由细胞直接出芽形成的囊泡，外泌体的形成中间要经历一个多囊泡体阶段。早在 1986 年外泌体即被发现，最初在绵羊红细胞的培养上清中找到的有磷脂膜结构的小囊泡，后续二十年里其他类型的细胞（各种免疫细胞为主）都发现了有功能性的外泌体，但真正得到关注还是在 2007 年发现在肿瘤细胞和正常细胞外泌体之间的差异，其中携带的 RNA 可实现跨细胞的调控性的事件，成为肿瘤微环境研究的一个突破性证据。

2015 年，研究人员证实外泌体作为细胞通讯的载体具有广泛性，能够在全身水平上被其他细胞摄取并发挥调控功能。广泛性的证明尤为重要，非编码 RNA 的 miRNA、lncRNA 和 circRNA 都是因为作用普适而掀起研究热潮。凋亡小体包含大量降解的核酸碎片、肽段和脂类分子，基本没有用于调控的完整的核酸分子，而微泡和外泌体都可以携带蛋白、脂质和 RNA，RNA 包括 mRNA 和非编码 RNA。既然所有分子类型里，创新最显著的是 lncRNA 和 circRNA，那么不难推测 lncRNA/circRNA 穿上外泌体的外衣介导细胞交互作用，细胞内包含 RNA-蛋白经典交互元件，课题架构从主变量分子类型到细胞交互模式到机制逻辑套路皆为高端配置，后面用完整一策细细阐释。

　　循环分子的出现提供了一种专属细胞交互的全新分子类型变化，基于此，第 9 策"造因得果"的单变量相关性研究也焕发了新生。以外泌体中特异性表达的创新非编码 RNA 分子作潜在标志物，主变量的取用范围几乎无法穷尽，加之液态活检的广阔应用前景，这一极简套路潜力不俗，上限也在二区期刊水平。不过，究其数据变化无非在样本来源（内部数据＋外部数据）、指标对象（一个或多个建预测模型）、患者分层（依据临床特征亚组分析）三个角度罢了。相关性终非因果证明，对循环分子表达高低的讨论再多，对细胞交互套路的理解而言仍属管中窥豹、不得全貌，尚需笃行不怠。

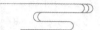

第27策

半壁江山

　　向往细胞交互的四维至尊，却不足以驾驭两种细胞多组分子交互的精雕细刻，高端的细胞交互套路亦有减配做半套的形式变通。其中的诀窍在于将单一细胞的效应变量连接上明星分泌蛋白，或者将上游驱动变量框定为已知的胞外配体＋膜上受体组合，因这些分子天然与细胞通讯捆绑，伪细胞交互堪当以假乱真。

　　学术成长有"由奢入俭"和"由俭入奢"两种不同的路径。所谓"由奢入俭"，即一入门便从顶刊（C.N.S.）开始阅读文献，培养认知品位（Taste）和灵感思维（Sense）。开辟课题旨在解决重大科学问题，创新标准如阳春白雪，不屑于拾人牙慧、流于俗套。同时，对假设的论证务求严谨，步骤工整。虽然最后成文数据不一定完美，但限制之处在于客观失败的风险，而非主观上拒绝工作量。现实中，受限于时间、财力等因素，不少人会选择反向的"由俭入奢"。起步先搭建简单模块，随后一步一脚印组合模块成复杂套路。无论被动接受结果不理想，还是主动避开高难度技术路线，一项研究中合乎情理的数据省略、套路减配有其内在逻辑规律。徜徉于科研的世界，论证简化是我们必修的一课。

在第 11 策"三才合一"，我们讨论了单变量的半套模式——有相关性无因果、有细胞无动物、一正一反只做一边以及二元调控的半套论证——有调控无回复、有细胞无动物、一正一反只做一边。在第 19 策"秋毫之末"，又接触了分子交互的半套结构——有双向互作没有位点解析。要注意，双向交互证明省略到剩一个方向，归为残次品（不合规范）。在第 22 策"桃李争妍"，交互嵌套的减配思路直截了当：竞争结合一组交互已知。半套的三元两组仍强于三元一组，因为其论证动作中包含交互相互影响的证据单元。在第 24 策"白璧无瑕"中，分子修饰从哪来、到哪去只阐述一半，省略另一半的简化称为半套修饰，半套修饰＋信号接力或半套修饰＋竞争结合可实现组件嵌套，减法做完还能再加回来，进退中衔接自如。到了本策"半壁江山"，分子信号从哪个细胞来、到哪个细胞去的问题也允许仅说明一半，将另一个细胞内的分子机制完全略过。只要抓住了"分子必有一段在细胞外"这一特征，半套细胞也可与其他各种模块灵活组合，演绎出变幻莫测的套路形态。

上一策剖开了循环分子临床相关性研究的细胞交互最低配课题样式，创新的循环分子经由筛猜提取，通量解决概率问题。沿着一个确定有生物标志物意义的循环分子继续拓展，接下来的内容无非两条路：要么找到一种供体细胞的病理过程，揭示某些疾病条件下该细胞会释放主变量循环分子；要么探讨一种受体细胞的效应表型，回答此细胞输入了循环分子信号后对疾病进展有什么影响。两步都踩实难度颇大，因为远端细胞交互的供体、受体对象并不如近端作用那般清晰可辨，更何况基于细胞代谢或死亡被动释放的一些循环分子（如 cfDNA）没有鲜明的传递信号使命，故事无法续写。还有极重要的一点，循环分子生物标志物证明有临床转化价值，已经可以开发体外诊断试剂产品了，有没有进一步的效应无足轻重，但解释一番从哪里来仍能加强检验对象可靠的印象，为现实应用添加注解。由此可见，"循环分子＋供体细胞机制（套路 1）"的半套细胞交互设计，逻辑上合乎情理，构成了循环分子相关性研究的自然延伸。

此套路实施的第一步，是从各种循环分子中锁定一种具体类型，类型不同实验方法存异，没条件的直接检测核酸或蛋白，有条件的先抽提囊泡再检测。既可以挖掘已报道文献中的公共大数据，也可以在自己的样本上进行高通量筛选，然后差异分子进行二次实验验证。在组间比较表达值差异显著的前提下，结合临床资料分析循环分子的生物标志物应用潜能：是否有助于疾病的诊断，或者对患者的预后评估有效，再或者是否利于判断特定治疗方法的疗效。可视化的数据表现有基线资料表、单因素分析表、多因素分析表、预后生存曲线图、ROC 曲线图、列线图（Nomogram）等。

第二步，向上寻找一种疾病相关的细胞表型效应，一般从病变靶器官的关键细胞类型上排查，实在阻碍于原代的细胞模型不易建立，则退而求其次聚焦免疫细胞，一样有机会得解。绝大部分疾病都能跟免疫扯上关系，疾病调节某一种免疫细胞亚群，免疫细胞释放循环分子合情合理。在供体细胞释放循环分子的假设中，供体细胞出现表型变化，进而输出游离的主变量（Cell free），表型在前为因、分子在后为果，例如化疗导致肿瘤细胞杀伤，循环的 ctDNA 继发性增加。这些适配的上游细胞效应绝非凭空而来，应当总结回顾文献循迹而往。在细胞水平，培养供体细胞并诱导表型改变，随后检测循环分子在培养上清中的含量变化。在动物水平，建立疾病模型并诱导表型，在血样中检测到循环分子差异，信号来源的因果问题便论证清楚了。

第三步，供体细胞上还有更精细的分子机制吗？无论细胞破碎时被动释放，抑或细胞应激后主动分泌，这些生物学过程都存在相对明确的分子路线。循环分子为主变量，也可能先有供体细胞内表达增高，再有胞外分泌上升，表达调控从 DNA、RNA、蛋白不同分子水平切入，主动分泌则定然有蛋白参与的分子交互，机制模式就回归了分子嵌套、交互嵌套的正途。至于在这一步的笔墨轻重，取决于主变量有没有深度参与其中。阐释分子机制带着主变量的戏份怎么加码都不过分，没有主变量的故事属于支线论证范畴，要避免抢戏过度导致观众失焦，就得适可而止。

一个有诊断价值的标志物并不一定担当效应分子角色，它可以是生物学效应的副产物，甚至是一个废物。比如一个药物进入人体能代谢出一种小分子，此分子可指示药物吸收的情况，但是它不发挥药效，理论上没有下游效应的情节，所有这一类去路断绝的循环分子都只有往上觅答案的独径可行。而反过来，具备信号传导效用的循环分子类型，比如囊泡中携带的蛋白和 RNA，在相关性研究结束后，通常选择往下鉴定靶向的受体细胞和相应的可调节表型功能。不问从哪来只求解到哪去，呈现出半套细胞的"循环分子＋受体细胞机制（套路2）"逻辑格式，内在法度与前述套路1同归于一。

在实践中，将循环分子像加药一样地加到受体细胞培养基中，观察受体细胞表型变化，解析受体细胞摄入循环分子以及细胞内如何交互、如何调控直到连通表型的机制细节，与我们在单一细胞体系内的做法几乎相同。但是因为有循环分子液态活检的空间，搭配胞外吸收到胞内的情境加成，半套细胞内含一组二元分子交互，可达到信号接力两组交互嵌套的近似效果。换言之模块替换时引入机制的"空间"概念，和叠加一组二元交互价值相差不大。倘若半套细胞搭配三元两组，胜任一区都绰绰有余。

细胞半套倾向选上还是择下的原则，判断依据来自主变量是否已知为介导细胞间信号传递的类型。信号分子可上可下，做细胞交互半套优先往下，与多元变量机制先下后上理由一致。非信号分子下游展不开，半套细胞就向上溯源。像代谢组学研究往往筛选体液中的特征性小分子，这些小分子完成一套临床相关性数据，代谢终端产物去哪效应没法发挥，于是重点放在谁在细胞内代谢和分泌了它们。寻根问祖找供体细胞的亲缘上游——各种代谢酶以及酶上的蛋白修饰和交互，照样风生水起在高分区遨游。

不少研究者垂涎于细胞交互的风姿绰约，但对筛猜创新的游离分子感到棘手，这里再提供一种高效的细胞半套升级迭代形式：将单一细胞中三元变量组合的上游驱动变量或者下游效应变量，限定为一个已知介导细胞交互的游离分子，而主变量位于胞内不分泌。借由信号链条上的胞外分子，代入细胞交互的论证内容和逻辑元素，原本的一元细胞体系立刻具备了二元细胞交互的特性，一眼看去以假乱真。游离的DNA、RNA和蛋白中，分泌蛋白（尤其明显细胞因子）可谓文献高频报道的细胞交互核心媒介，可提炼出适合自己领域的供体细胞、受体细胞、细胞因子三要素框架。以细胞因子为效应变量，在供体细胞筛猜创新主变量，就有了一套"供体细胞新机制＋已知细胞交互（套路3）"的课题设计。而以细胞因子为驱动变量，筛猜受体细胞内被胞外细胞因子调控的创新主变量，又组成一套"已知细胞交互＋受体细胞新机制（套路4）"的研究方案。此路既开，掌控本书上半部心法者均可小步一跃，跨入四维逻辑层次，多重交互嵌套力不从心的话，运用半套细胞附加一组交互尚可一战，多学一种模块则套路零件的可选项愈发丰富了。

细胞因子作为效应变量，其在供体细胞内能被谁调控呢？细胞因子即蛋白，可在 5 种调控水平被非编码 RNA 和蛋白两种分子类型结合与调控，6 种二元分子交互款式统统囊括。根据第三章"始制有名"学过的知识推导，从直接机制筛猜创新主变量的策略有三种：①从细胞因子的基因启动子 DNA 序列出发预测转录因子，以新的 TF 为主变量；②从细胞因子的编码 mRNA 出发 RNA pulldown 筛猜 RBP 蛋白，以新的 RBP 为主变量；③从细胞因子的蛋白出发 co-IP 或者 pulldown 筛猜胞内交互蛋白，以调控细胞因子蛋白稳定性或转运分泌的新蛋白为主变量。当然，第四章"用之不盈"也不是白学的，从交互嵌套衍生的高级策略还有三种：①从细胞因子已知的转录因子出发，筛猜影响蛋白-DNA 交互的新 lncRNA（circRNA）或者蛋白；②从细胞因子已知的调控 mRNA 稳定性的 RBP 蛋白出发，筛猜影响蛋白-RNA 交互的新 lncRNA 或者蛋白；③从细胞因子已知的介导分泌过程的关键蛋白出发，筛猜影响蛋白-蛋白交互的新 lncRNA/circRNA 或者蛋白。

因为主变量并不分泌，调节效应细胞因子的机制捅破天际也仅在供体细胞里完成，观察表型变化替换成了验证细胞因子表达和分泌的变化，分别用 WB 和 ELISA 两种实验方法确认。此时，也许会有人不往下做了，完全避开受体细胞培养和表型、机制问题，通过细胞因子文献引用在论文里大言不惭讨论主变量介入了细胞交互调控网络。然而严谨来说，势必需用操作主变量之后的供体细胞培养上清刺激受体细胞，在受体细胞上证实表型变化，并且补充操作主变量逆转细胞因子（效应变量）的回复证据，明确供体细胞中的主变量依赖于调控细胞因子介导另一边的受体细胞表型。高分文章中为了论证胞外通讯的重要性，还可能用抗体将供体细胞上清中的细胞因子中和（无效化），或者沉默掉执行细胞因子分泌的关键蛋白，总之多种方式阻断细胞交互中信号的传导来论证机制途径各个节点的功能必要性。

供体细胞分泌物能诱导受体细胞出现表型，这是体现细胞交互格局的研究在第一幅图中就该展示的内容。半套与全套的区别在于分子机制是在供体、受体细胞做两套还是只做一套。当我们忽略供体细胞内的机制，把细胞因子作为受体细胞的驱动变量看待时，细胞因子等于间接机制模式中的明星通路或者药物。细胞培养环境用细胞因子刺激，继而筛猜创新主变量即可迈入舒适区，从变量调控组合到用交互解释调控，浅掘或深挖全凭研究者喜好。假如从直接机制入手，需注意细胞因子从胞外传递信号入胞内，要通过受体细胞膜上的配体-受体（蛋白-蛋白）交互启动，主变量分子其实是与细胞因子已知受体蛋白的胞内结构域发生结合。钓鱼的饵料不能弄错，不是用细胞因子做免疫共沉淀观察交互，而是从受体蛋白的胞内段出发筛选交互的非编码 RNA 与蛋白，从中验证对受体细胞表型有显著调节的创新分子。将新分子插入细胞因子既有的信号通路下游，你就为人类认知版图的进步贡献了一小块。

四种半套细胞交互套路，分别对应游离分子和胞内分子两种主变量情况，各选上半套驱动机制或下半套效应机制实际均走得通。半套细胞交互植入二元分子交互或是双重交互嵌套，得到 6 种融合了直接机制的复合套路，盘活了前四章掌握的诸多手段。从下一策起，我们介绍全套的细胞交互研究架构，囊泡中的外泌体＋miRNA 充当其中最通行的样式。有意思的是，miRNA 研究本已渐渐式微，结果因外泌体而又掀起一阵研究的热潮。细胞交互逻辑上只分了直接分泌和囊泡运输两种差异套路，囊泡运输的规范化论证从外泌体＋miRNA 可一探究竟。

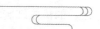

第 28 策

绝渡逢舟

从细胞交互逻辑框架（第 25 策），循环分子相关性研究（第 26 策），到细胞交互半套机制（第 27 策），我们尚未领略两种细胞、两套机制在一项研究中唱对手戏的场面。"miRNA＋外泌体"可谓完整细胞交互的理想教案，十全大补的论证步骤处处流露出不同以往的空间细节，令黯然失色的 miRNA 再度丰姿冶丽。

从间接机制到直接机制，miRNA 主导的 RNA-RNA 交互做了先锋。自二元交互过渡至多重交互嵌套，miRNA 的 ceRNA 模式又承上启下，模块论证简单但逻辑内核不简单。在细胞交互从半套升级全套的规则领悟中，miRNA 再次登台献艺，勾勒出完整二元细胞研究体系。囊泡运输的细胞交互，数据结构上比直接分泌复杂，多了囊泡分离和鉴定的步骤。外泌体＋miRNA 理解透彻的话，把 miRNA 换成 lncRNA/circRNA 或者蛋白，分子机制组件的多样性会上涨，但细胞交互研究的实施策略和内容要求本质上无差别。汲取全套细胞嵌套的思维精华，用这一策便可贯穿全局。

miRNA 研究的兴盛始于 2001 年，在 2014 年之前发文量一直稳步增长，直到每年超过了一万篇。2015、2016 年原本文章数量已相对稳定，然而 2017 之后又出现发文井喷，其背后因由与 miRNA 在外泌体中的研究热度快速积累有关。在囊泡运输机制获诺贝尔奖后的那几年有 miRNA 工作基础的都在攀附外泌体，没有 miRNA 经历的想做外泌体也首选 miRNA 分子类型，一套定式扫遍了各个疾病领域。第 28 策题为"绝渡逢舟"，表达了柳暗花明又一村的意境，细胞交互带给 miRNA 这样略显老派的分子枯木逢春般的惊喜，学术圈风向一定程度上与时尚圈有着相似的循环往复趋势。

对 miRNA 的全生命流程赋予空间概念的话，可以概括为：① miRNA 由一个茎环结构的前体分步加工而来，miRNA 的转录和转录后从 Pri-miRNA 剪切成 Pre-miRNA，并进一步将 Pre-miRNA 转运到细胞浆，在细胞浆成熟形成单链的 miRNA 分子，这一系列动作发生于供体细胞内。②供体细胞浆中的 miRNA 被主动或被动包装入外泌体，并经过固定程序分泌出细胞。外泌体本身体积很小，装不下太多大分子，miRNA 占据了外泌体主要的内容物角色。这些外泌体释放到近端可影响微环境中的其他细胞，扩散到循环系统内可周游全身到达远端的靶器官。③某种特定的受体细胞吸收了携带有 miRNA 的外泌体，而 miRNA 经典的作用机制是结合下游的靶基因 mRNA 3′-UTR，抑制其翻译表达。miRNA 与 mRNA 的结合位于受体细胞内，产生的细胞表型效应也在受体细胞上，由此从哪里来、到哪里去的问题分成供体、胞外、受体三段捋清楚了。体会供体细胞为受体细胞作嫁衣的感觉，像含辛茹苦的父母将女儿养大，精心呵护的小苗一朝花开、艳惊四座，随后被女婿整盆端走。养育 miRNA 的是供体细胞，而发挥生物学功能却在受体细胞，一个娘家一个婆家，故事层次感升级，此即双重空间的逻辑效用。

当观察到受体细胞内某个 miRNA 表达增加了，细胞交互场景下可能的信号来源向上推导有：①受体细胞本身自有的 miRNA 表达上调；②受体细胞摄入的外泌体增多了；③外泌体中 miRNA 含量提高了；④供体细胞释放的外泌体数量变多；⑤供体细胞内 miRNA 表达上升。首先需要排除①（与细胞交互假设冲突），其次分辨受体细胞②和③哪一种或并存，再分辨供体细胞④和⑤哪一种或并存。为了厘清这些问题，可想而知细胞交互的数据内容会有不小的扩充，此般供体细胞、受体细胞、外泌体三种场景的来回切换正是细胞交互精彩之处。单变量论证的表型变化在受体细胞，表达差异却体现在供体细胞或者外泌体中；信号传导的调控关系下游机制在受体细胞解析，而上游机制要跑到供体细胞里挖掘，时刻关注分子在哪个场所，这一类课题就回归了熟悉的模样。

上一策"半壁江山"是半套，此策我们可视作两个半壁合成完璧，分为上下两部分数据。上半部，从疾病中供体细胞内主变量 miRNA 的表达或分泌改变，到检测细胞培养上清中外泌体数量或内含的 miRNA 数量变化为止，包括揭示现象和阐述供体细胞内的分子机制。下半部，从受体细胞吸收了外泌体并同时接受了外泌体中的 miRNA 主变量，明确 miRNA 来自外源导入而非受体细胞内在的合成增加，进而解释 miRNA 的功能和靶基因直接交互机制，把它与疾病关联表型串起来。两个半套凑成全套，执行步骤可分为 10 步归纳。

第 1 步，建立二元细胞交互的标准模型。分别培养供体细胞、受体细胞两种细胞模型，并且验证两者间有表型调节作用。当交互对象包括免疫细胞、干细胞等需原代培养的细胞，研究者要先克服细胞模型构建的困难。两种交互细胞都用细胞株当然最理想，但现实往往达不到，一种细胞系加一种原代的组合较常见，两种原代做交互就有点自虐了。锁定了两种细胞配对，用一种细胞的培养基上清处理另一种细胞，通过表型对应的法和标确认变化，此动作相当于细胞交互课题的预实验，没有细胞间确定的交互作用则立论不成立，分子机制也无从谈起。

第 2 步，完成分离、鉴定外泌体的特定数据套路。从体液或细胞分泌物中分离外泌体的方法有很多，分离的原理包括离心、色谱、过滤或者基于高分子聚合物的沉淀和免疫亲和分离，参照商业化试剂盒流程进行。得到的分离产物需要鉴定，鉴定数据包含透射电子显微镜（Transmission Electron Microscope，TEM）拍摄外泌体典型形态照片，动态光散射（Dynamic Light Scattering，DLS）技术分析颗粒粒径大小、颗粒密度、颗粒电荷（Zeta 电位），以及检测外泌体特异性的膜表面分子标志物。外泌体的标志物惯例使用 HSP70、TSG101、CD63 等，可以用 WB 或免疫荧光两种实验方法检测。

第 3 步，跟踪受体细胞摄入外泌体的情况。因为囊泡有脂质膜结构，所以相应的示踪方式是用亲脂性的荧光染料标记外泌体，再观察受体细胞摄入荧光标记外泌体数量。荧光染料有 DiI/DiD/DiO/DiR 等，都是一些相似的衍生化合物，这些荧光染料在进入细胞膜之前荧光非常弱，与细胞膜结合后荧光强度大大增加。一旦进入细胞膜，可在整个细胞膜上扩散，使细胞显色。此步骤与上一步一样属于囊泡特定的鉴定步骤，如果是目标检测循环（Circulating）分子无囊泡包裹，也可以直接标记分子来观察摄入情况。介导细胞间信号传导的分子或者囊泡荧光示踪，得到被受体细胞吸收的客观证据，在细胞交互论证中甚为关键，不可或缺。

第 4 步，重复一下第 1 步的受体细胞表型功能，但是不添加供体细胞培养上清，而是用第 2 步从供体细胞分泌物中分离出的外泌体作用于受体细胞，将细胞间分泌物有调控（供体细胞培养上清刺激受体细胞出现表型）升级到细胞交互调控来自分泌物中的外泌体组分（供体细胞抽提的外泌体刺激受体细胞出现一致的表型），逻辑递进了一层。细胞外泌体的生成有已报道的典型生物学途径，我们可以用抑制剂阻断外泌体合成，比如用中性神经鞘磷脂酶的抑制剂（该酶为外泌体生成途径必需的酶），或者封闭参与外泌体释放的关键分子，如采取基因沉默手段抑制 Rab27a 蛋白。阻断了供体细胞中的外泌体产生，再用供体细胞上清孵育受体细胞，与没有阻断外泌体的组别相比，可以证明供体细胞分泌物中是否由外泌体介导了受体细胞表型。

第 5 步，搭建研究体系还有最后一环，细胞模型的表型应拓展至动物模型校验，将分离的外泌体像加药一般干预动物模型，评价表型变化佐证细胞水平数据，方可满足体外加体内（in vitro＋in vivo）的论证广度要求。其实做完了上面五步，我们依然还没有引入变量 miRNA 分子，仅仅停留在外泌体介导细胞交互的研究体系搭建。不难体会，细胞交互课题之所以体现出明显的高维属性，主要在于其具备更加复杂的模、法、标恒量特征，前期门槛高、投入大，哪怕只做单变量论证上述步骤也不能少。也因此几乎看不到低分区文章用细胞交互设计，养兵千日只用一卒未免过于浪费，没有分子交互直接机制配不上细胞交互这样的架构。总结前五步细胞交互研究体系的复杂性，较之单一细胞差别有三点：①分别培养供体细胞和受体细胞，拥有两种独立的细胞模型；②供体细胞培养上清刺激受体细胞诱导表型改变，此为筛猜变量之前提；③外泌体的分离、鉴定、示踪有一套固定数据，增加的工作量无法回避。

第 6 步，筛猜外泌体中差异表达的 miRNA 分子，可以抽提外泌体后送测序，并且利用 qPCR 技术对差异靶标（Candidates）二次验证。一般我们会更多关注外泌体中表达上调的 miRNA，因为对受体细胞而言，外源信号是一种加法而非减法，如果选用外泌体中低表达分子，逻辑上就得证明正常生理状态下，外泌体介导的细胞通信长效存在，而病理状态导致这种通信失效，无形中增加了自圆其说的难度。高通量筛选得到的差异分子数量往往偏多，如何合理过滤体现猜的智慧。为了提升研究项目中候选分子的临床转化价值，我们可以对外泌体中的 miRNA 差异分子，于组织水平患者循环外泌体中解析是否有生物标志物的潜能，选择那些表达差异在供体细胞外泌体和循环外泌体中结果一致、同时与疾病的临床病理及预后参数存在显著相关性的创新 miRNA 作为课题主变量。此时，项目的立足点便优人一步，奠定了丰满的数据基础。假设细胞交互发生于远端，从人体液样本中直接筛外泌体 miRNA 是可行的，如果预想交互作用于近端，也并不代表循环分子中就不存在，外泌体一旦结合上液态活检的概念，文章镀金效果良好。

第 7 步，单变量论证在表达差异之后的"一正一反、细胞动物"，证实供体细胞来源的外泌体中主变量 miRNA 介导了受体细胞表型作用。操作 miRNA 分子为"因"，观察细胞交互表型变化为"果"。逻辑上，这里从第 4 步的外泌体调控细胞交互，收敛到外泌体中的某个 miRNA 分子调控细胞交互。注意此步骤又有细胞交互套路的特点，单变量论证需要"隔空"操作主变量，只在受体细胞中一正一反操作主变量观察表型作证据不严谨。所谓"隔空"，即在供体细胞中操作主变量，然后抽提外泌体再干预受体细胞，与阴性对照比较，表现出受体细胞表型变化。操作的因在供体细胞，观察的果在受体细胞，因果隔空分开，单变量论证也在细胞交互"空间"定义下产生了显著的变化。

操作分子一定需要验证改变表达的动作有效，供体细胞检测 miRNA 表达为必备结果，受体细胞检测表型的同时验明 miRNA 表达也一样重要，多一个场景就多一条证明。在此基础上，为了确认受体细胞中的 miRNA 表达变化来源于细胞外，而非本身细胞调控所致，还要补充检测 miRNA 前体 pre-miRNA 的表达是否发生改变。如果主变量 miRNA 由外泌体外源导入受体细胞，受体细胞内 miRNA 前体数量应该不变，成熟体特异性增加，这才铁证如山、不容辩驳。沿着论证规则往下走，第 5 步细胞交互的动物模型已建立，换成操作主变量 miRNA 分子的外泌体再来一遍，从而实现单变量数据"细胞＋动物"的标准要求。

第 8 步，单变量阐释完剖析分子机制，受体细胞下游机制优先，此刻站在了第 14 策"见微知著"里 miRNA-表型因果关系探明后的同一起跑线。miRNA-靶基因的直接机制从 miRNA 出发数据库预测靶基因，并用荧光素酶报告基因实验（Luciferase assay）证明转录调节效应，此外 miRNA-靶基因之间的调控＋回复的双重论证一如既往。更进一步，应当解析 miRNA 的 RNA-RNA 交互位点，用结合序列位置的序列种子区（Seed region）突变载体，再做一次荧光素酶实验推导作用位点对于转录调控的必要性。与单一细胞体系不同的是，回复实验里受体细胞同向双操作靶基因（反正正、反反反），其中操作 miRNA 过表达的动作，可以被培养基添加供体细胞外泌体所取代（隔空操纵），或者两种策略平行展开、相互印证，工作量肉眼可见成倍往上翻。

第 9 步，做完下游机制再挖掘上游机制，在供体细胞内还存在一套主变量如何表达改变或者分泌增加的研究内容。miRNA 表达调控受到基因水平、转录及转录后水平的影响，预测一个转录因子后再来一套蛋白-DNA 交互论证称得上中规中矩的选择。减配的机制设计可以尝试通路、药物或者明星分子对 miRNA 的间接调控，从一些已知的变量中寻找合适的。细胞交互比较有特色的上游机制是从经典的蛋白或囊泡分泌分子途径入手，其思路就像守着分子修饰去找上游的 Writer/Eraser 酶。介导外泌体分泌的蛋白必定在一些有限的分子集合中，路不一定每一条都能走通，但走通一条就可以满足驱动因素"从哪来"的逻辑需求。

第 10 步，整理一下变量间调控的跨细胞回复（Rescue）思路。外泌体 miRNA 的细胞交互套路中，执行 miRNA-靶基因的"反正正""反反反"双操作，其上游 miRNA 的操作在供体细胞，而下游靶基因的逆向回复操作在受体细胞，观察表型也在受体细胞。将过表达 miRNA 的供体细胞外泌体，加入到过表达靶基因的受体细胞，这样的异空间双操作为细胞交互所专属。细胞交互带给论证的精细化，究其本质，除了研究体系的模型壁垒提升，其实就是操作变量出现了手段的多样性。操作主变量这一步可分裂为操作主变量或者操作外泌体，操作外泌体又分成促进外泌体分泌或者摧毁它。在受体细胞上对外泌体吸收也可实现一分为二（促进或抑制）的操作，结果均影响了主变量在受体细胞中发挥调控表型的效应。最后，将回复跨越细胞的操作模式在动物模型上重复，这场细胞交互全套论证表演终于画上了句号。

　　本策所展示的外泌体 miRNA 全套细胞交互，十步论证气势如虹，唯一缺憾仅在于"RNA-RNA"交互距离机制深渊尽头还遥远。下一策"筑巢引凤"，继续领悟细胞交互全套论证的套路演化，RNA-RNA 交互距离机制的尽头还遥远，更多逻辑嵌套格式如潮涌动、生生不息。

第29策

筑巢引凤

二元细胞全套论证的巢已筑，lncRNA/circRNA/蛋白的凤归来。献上 RNA-蛋白、蛋白-蛋白两种经典交互，供体细胞 1 组、受体细胞 1 组两组交互嵌套、变量嵌套、分子嵌套、交互嵌套、细胞嵌套四合一联合组装，套路水平超脱了俗世束缚，科研境界日臻化境，一览众山小。

细胞交互全套论证的逻辑框架由"两居室加一个连廊"构成，即两种细胞一段胞外信号传导。不管研究什么疾病与表型，只要关注一种细胞的分泌物质影响另一种细胞的问题，这套"巢"的结构具有通用性。上一策，我们往巢里带入了一只"山鸡"——miRNA，本策将引真正的"凤凰"——lncRNA/circRNA/蛋白引入巢中，体会逻辑推演举一反三的魅力。细胞交互整体分为直接分泌和囊泡运输两种形式，后者的论证显然比前者更复杂一些，因为需要同时关注囊泡的特征数据，在操作分子之外还多了人为调节囊泡的选择，衍生的论证内容不逊于增加一个变量要素。直接分泌主要领会细胞因子这一类分泌蛋白的研究套路，交互对象优先找受体细胞膜上的受体蛋白（Receptor，受体），这组蛋白-蛋白交互还仅说明了胞外信号特异性识别的过程，对于供体、受体两种细胞内的生物学效应尚未展开。所以主变量为分泌蛋白的课题属于至少两组分子交互起步的高阶套路，拆解开二元交互模块分别规范化论证，纷乱的数据可逐步化繁为简。而将分泌因子做效应分子或者驱动分子的设计思路，我们在第 27 策"半壁江山"中讨论过，主变量在胞外还是胞内，是区分细胞交互套路的试金石，一旦发现主变量为胞内分子，哪怕出现了多个细胞间串联的故事，也定然有形无质，不堪推敲。伪细胞交互不会执行均衡、对称的证据标准，只有主变量所在的细胞重点聚焦，从单个细胞内机制的深度看是否交互嵌套，论证细节观有无位点解析，与前四章相差无几。

实际上，全套的细胞交互以囊泡运输模式为基准，囊泡中又以外泌体为典型，外泌体＋主变量（miRNA/lncRNA/circRNA/蛋白）得心应手之后，所有的细胞交互论证便不再有难点。外泌体携带的分子从 miRNA 替换为其他分子类型，在论证步骤上没有变化，只是直接机制的走向从 lncRNA/circRNA 或从蛋白出发，上游与下游偏好的二元交互模块略有不同而已。细胞交互可兼容全部间接、直接机制套路，此条认知举足轻重！故而我们并不为细胞交互单列几个变量几组交互的细则，只需要把熟悉的变量、分子和交互嵌套手段在二元细胞的架构中重新推导一遍，即可获得一以贯之的逻辑法则。完整的细胞交互至少适配三元变量组合，上游驱动变量在供体细胞，下游效应变量在受体细胞，中间主变量在细胞间搭桥，三元间接的变量嵌套有了细胞交互空间加持，科学假设层次跃升一个维度。两个细胞有主有次、一君一臣，受体细胞代表表型效应，机制内容应当稍微深入些，"先下后上"不可忘。当受体细胞中增加一组二元分子交互，则三元一组交互与二元细胞嵌套也仿佛佳偶天成。接下来，两种细胞各演一套分子交互，变量嵌套＋分子嵌套＋交互嵌套＋细胞嵌套汇流成海、蔽而新成、涅槃重生，本书前五章可融为一体。

上一策结尾我们收获的套路：外泌体中的主变量 miRNA，下游在受体细胞发掘靶基因，上游在供体细胞鉴定转录因子，已隐约实现了 TF-miRNA-mRNA 三元两组信号交互与细胞交互外泌体格式的嵌套组合。在此基础上套路继续迭代，当供体细胞内出现一个 lncRNA/circRNA 竞争性结合 miRNA，导致外泌体中 miRNA 含量变化，ceRNA 的三元两组竞争结合也可放置在二元细胞的框架中。延展开来，有四种典型的信号接力——TF-miRNA-mRNA、TF-lncRNA/circRNA-蛋白、TF-蛋白-mR-

NA、TF-蛋白-蛋白，把囊泡携带的主变量升级一下，毫无疑问都是兼容的（TF-蛋白-mRNA 和 TF-蛋白-蛋白还兼容主变量为分泌蛋白的直接分泌形式）。六种竞争结合套路：lncRNA 竞争结合蛋白-DNA 中的 DNA；lncRNA 竞争结合蛋白-DNA 中的 TF；lncRNA 竞争结合 RNA-RNA 中的 miRNA（ceRNA）；lncRNA 竞争结合蛋白-RNA 中的 mRNA；lncRNA 竞争结合蛋白-RNA 中的 RBP 蛋白；lncRNA 竞争结合蛋白-蛋白中的一个蛋白，只要竞争结合的分子可以被囊泡运输，跨细胞的竞争结合理论上也都存在。只有启动子 DNA 不作为调控分子，无法传导信号到另一个细胞。但并非所有的 DNA 都没有跨细胞调控功能，比如 2017 年之后逐渐火起来的染色体外 DNA（Extrachromosomal DNA，ecDNA，又称环状 DNA），就可以进入外泌体介导细胞间运输，它们存在细胞间竞争结合的潜在机制。还有三种分子修饰三元两组：蛋白酶-DNA'-蛋白；蛋白酶-RNA'-蛋白；蛋白酶-蛋白'-蛋白，后两种模式与囊泡联姻不该感觉意外，均在逻辑体系排列组合之中。

供体细胞放置一组二元交互可谓恰到好处。然而，受体细胞机制深度仍有开拓潜力。想象一下外泌体 circRNA 主变量，上游供体细胞配置转录因子二元交互，下游受体细胞论证 ceRNA 调控表型，实验内容并不高冷，但逻辑结构已经到了二元细胞四元变量三组交互（TF-circRNA-miRNA-mRNA）。逻辑高配、模块低配是常见的文章取巧策略，模块选择决定实验难度，而逻辑嵌套影响阅读体验，所以可以用看似复杂实则简单的套路来制造高级感。细胞交互四元三组典型的例子应该是：上游 RBP 特异性剪切加工 circRNA，circRNA 包装入外泌体，被受体细胞吸收后竞争结合一个泛素连接酶，影响泛素连接酶修饰的效应蛋白稳定性从而介导表型。四元变量配置中，RBP 蛋白为驱动变量，circRNA 为主变量，泛素酶当交互变量，被修饰的底物蛋白即效应变量。三组交互有供体细胞一组蛋白-RNA 交互、受体细胞一组 RNA-蛋白交互加上一组蛋白-蛋白交互（带泛素化分子修饰），避开了所有简易二元交互模块，逻辑层次几乎相同，研究难度不能相提并论，最终文章表现差了至少一个档次（有或无位点解析）。

细胞交互在单个细胞上的研究内容，依然秉承着严格的论证规范，以三元两组信号接力＋二元细胞囊泡运输为例，数据构成有：①单变量论证×1 组；②调控论证×2 组（上游细胞 1 组、下游细胞 1 组）；③回复论证×2 组（两细胞各 1 组）；④交互论证×2 组（两细胞各 1 组）；⑤位点解析×2 组（两细胞各 1 组）。除此之外，还有细胞交互所特有的论证内容，包括：⑥囊泡特征数据；⑦分泌相关机制；⑧吸收相关机制；⑨跨越细胞回复实验，后四点是我们要从上一策"绝渡逢舟"的 10 步论证中再进一步提炼升华的。比如检测受体细胞 miRNA 前体是为了证明表达上调的 miRNA 来自胞外而非胞内自主增加，可归入吸收相关机制的范畴。当囊泡携带蛋白时，检测受体细胞中的 mRNA 有相似的鉴别来源作用。而以 lncRNA/circRNA 作为囊泡信号分子，也可以通过转录后的 RNA 前体分子表达水平来辅助证明，或者对 RNA 分子进行荧光示踪。细胞交互在论证过程中时时注意信号来自胞外，这一特点由始至终，与单一细胞论证显著不同。此外，囊泡有特异性和非特异性两种作用于受体细胞的方式，非特异性是指受体细胞什么囊泡都吞，不挑食，而特异性的作用指囊泡表面有膜蛋白，可以结合受体细胞膜表面的受体，通过配体-受体的结合建立识别的特异性。探讨囊泡膜表面标记与受体细胞膜蛋白之间的蛋白-蛋白交互，也属于吸收相关机制的研究内容，是符合逻辑的细胞交互支线论证（不包含主变量的机制）。

　　囊泡介导的细胞交互作为一个多步骤的过程，包括合成、分泌、运输、识别、摄入等，阻断其中某个环节也能成为回复设计的可选项，目的在于说明细胞交互依赖于囊泡介导的信号传递，增加机制细节的颗粒度。胞外来的主变量表达上调介导了表型，验证这种上调依赖于细胞交互通讯，可以从阻断囊泡分泌、吸收的关键环节来实现。由此就会出现回复实验中操作两个因素分别位于不同细胞的跨细胞回复实验。以上一策的 TF-（Exosomal miRNA）-mRNA 为例，三元变量有两组回复必做：①miRNA、mRNA 双操作证明 miRNA 发挥功能依赖于靶基因；②TF、miRNA 双操作证明 TF 调控下游效应依赖于 miRNA。注意第 2 组的分子操作发生在供体细胞中，而观察对象却是受体细胞的靶蛋白表达和表型，产生了跨细胞效应。供体细胞操作 miRNA 可以替换为阻断囊泡合成、分泌或者阻断受体细胞囊泡识别、吸收；操作 TF 的同时阻断受体细胞囊泡摄入也是一种跨细胞回复策略，论证供体细胞内 TF 调控下游受体细胞表型依赖于囊泡介导的信号传递。跨细胞"隔空"双操作，是我们掌握细胞交互论证规则的新知识，需要在实践中不断积累经验，直到能条件反射般自然反应。

二元细胞交互的回复操作节点繁多，从逻辑关系梳理，有 5 条因果递进、4 层必要性论证最为重要：第一步，在研究体系中供体细胞培养上清刺激受体细胞表型改变，证明了供体细胞调节受体细胞现象的存在（第 1 条因果）；第二步，供体细胞阻断囊泡分泌，观察到供体细胞对受体细胞调控失活，说明供体细胞调节受体细胞依赖于囊泡途径（第 2 条因果，第 1 层必要性）；第三步，供体细胞中阻断分子表达，再次确认供体细胞对受体细胞调控失活，验证供体细胞调节受体细胞依赖于囊泡中某个分子，这一步其实就是囊泡主变量分子的单变量论证结果（第 3 条因果，第 2 层必要性）；第四步，受体细胞内主变量和效应变量双操作观察表型回复，体现主变量介导表型依赖于效应变量（第 4 条因果，第 3 层必要性）；第五步，供体细胞的主变量和受体细胞的效应变量双操作，观察到供体细胞对受体细胞调控失活，证实供体细胞调节受体细胞依赖于跨细胞的主变量调节效应变量（同第 4 条因果，第 3 层必要性）；第六步，供体细胞内驱动变量和主变量双操作，观察到供体细胞对受体细胞调控失活，明确供体细胞调节受体细胞依赖于驱动变量对主变量的调控（第 5 条因果，第 4 层必要性）。第四步是大家在文献中经常看到的单一细胞 Rescue 实验内容，但在细胞交互的必要性推导中相对不重要，可以被第五步替代，论证逻辑相似但第五步具跨细胞特性。此外，还可以操作主变量的同时干预囊泡分泌或吸收，从而分裂出更多必要性证明的细节逻辑。跨细胞回复的多样性恐怕是细胞交互作为高维套路天然创造的理解壁垒，注意操作的两个要素所处什么空间，到底谁对谁必要，多组模块嵌套拆成两两关系，单元化解析可拨云见日、洞见根本。

《三十六策》在细胞交互上亦可输出十六字口诀：细胞交互、套路兼容，分泌吸收、跨越回复。前八个字意在"求同"，从表型嵌套到变量嵌套、分子嵌套、交互嵌套，已有的四十多种套路结合上二元细胞交互在逻辑规律上一脉相通，仅赋予了机制"空间"的属性。后八个字旨在"存异"，细胞交互研究与单一细胞体系最大的区别在于胞外分子有分泌和吸收两个必经步骤，由此必须增加额外的论证动作，包括跨细胞的回复实验操作，时刻提醒着细胞交互与单一细胞研究相比的不同成色。分子交互有位点解析，细胞交互有跨越回复，两者环肥燕瘦各有风采，但均确立了所在套路的数据优势，这种差距不是堆砌表型和变量的间接调控可以比拟的。

文读百篇，其义自见。从期刊论文中可以发现一个普遍原则：文章数据的"浅-深-浅"格式。一篇文章的数据三、四区一般 4～6 张图，二区 6～8 张图，到了一区就会有 8～10 张图。为了正文简洁，大量次要论证工作可能放在文章的补充材料中，这种情况在一区腰部以上（前 2.5%）的期刊颇为常见，可见工作量饱和打击是突破高分的基础条件。以 8 张图为例，我们可以按理解难度一分为三：①开篇的单变量论证包括筛猜主变量、相关性研究、单变量因果细胞＋动物，至少可以建立 2～3 张图；②中间分子机制 4～5 张图，可再分为下游机制和上游机制两个板块。一组两两调控关系＋回复验证撑满一张大图问题不大，一组二元交互双向互作＋位点解析以及截短载体的论证足以再加一张大图，因此两组交互（2 乘以 2）呈现 4 张图算是基本操作。③最终信号传导的调控链条需要在动物和组织水平提供佐证，分子机制的验证内容也可以产生 1～2 张图。头和尾的内容通常不难懂，亮点和难点都在中间的机制阐释，科学假设逻辑所涉关键实验数量不多，拿下一篇文献关键在于找到机制顶峰数据并且理解它，譬如交互间有相互影响、跨细胞可回复诸如此类。试卷的压轴大题会解，拿高分如履平地。

对于细胞交互课题而言，从树立两种细胞交互的研究体系，到鉴定囊泡和筛猜分子，证明分子介导表型需要 1 张图，加上动物实验或者组织相关性研究还会有 1～2 张图，到这里单变量因果论证清晰。接下来，两种细胞两套交互机制，至少 4 张图才能承载，如果受体细胞内不是单纯的二元分子交互，是三元一组甚至三元两组，则还需要补上 1 张图，4～5 个图将全部机制讲完。最后 1～2 张图回归动物（*in vivo*）和组织（*in situ*）的广度论证，按照"浅-深-浅"结构归类，机制深处又区分上游还是下游，直接还是间接，具体什么套路。

　　第五章还有最后一策，二元细胞交互并非细胞交互极限，更多元的细胞交互如何处理？特别在单细胞测序技术逐渐成熟应用的现阶段，众多新型细胞亚群被识别出来，丰富了研究者的认知，也带给了细胞交互体系崭新的变化。

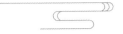

第30策

穷工极巧

  交互嵌套有着三元交互乃至四五个分子共同组成复合物的炫目情境，细胞交互也不全是普普通通二元细胞单向信号传导，存在更多元细胞组合、双向信号或多细胞信号循环的极端场面。当套路复杂度超过一篇文章的内容限制时，一定会出现次要逻辑链的论证简化，深谙简化之道则处理宏大叙事仍可举重若轻。

  基础科研有无数的细胞模型，其中一类细胞经常与别的细胞发生交互，在各种疾病中都有出场，堪称细胞交互的明星细胞类型，此为免疫细胞。本策"穷工极巧"，意指一件东西的工艺极其精巧、绝妙，用来形容免疫细胞正合分寸。免疫细胞共同的来源是造血干细胞，造血干细胞可以分化为淋巴祖细胞和髓系祖细胞。淋巴祖细胞可以接下来分化为淋巴母细胞，然后进一步分化为 T 淋巴细胞和 B 淋巴细胞。而髓系祖细胞可以继续分化为成髓细胞，最后分化为单核细胞（Monocytes）、巨噬细胞（Macrophages）、树突状细胞（Dendritic cells）、肥大细胞（Mast cells）、中性粒细胞（Neutrophils）、嗜酸性粒细胞（Eosinophils）、嗜碱性粒细胞（Basophils）、红细胞（Erythrocytes）、血小板（Platelets）。这些免疫细胞亚群有一些还能往下分，以 T 淋巴细胞为例又可以再分为 CD4＋

（CD4 表达阳性）和 CD8＋（CD8 表达阳性）两个细胞亚群。其中 CD4＋T 细胞至少分成 5 个细胞亚群，CD8＋T 细胞也可以细分，这些常识在不断积累中。研究免疫表型，笼统说免疫细胞不准确，要聚焦到某个细胞亚群为对象，一种细胞亚群数量和活性变化可视为一种表型。

鉴别免疫细胞亚群，最关键的指标是细胞特异的分子标志物。正如谈及通路必定检测明星蛋白一样，说到免疫细胞亚群一堆蛋白家族名称就浮现出来了。最常见是蛋白家族是白介素（Interleukin，IL），IL-2、IL-3、IL-4、IL-5、IL-6、IL-8、IL-10、IL-13 这些分子在免疫研究中都常见。其次是分化抗原（CD）家族分子，CD 后面用数字排序，数量有几百个，不少是细胞膜表面的特异性标记蛋白，惯用于表征免疫细胞亚群的特性。还有一个知名的免疫相关蛋白家族是趋化因子（Chemokine）及其受体，有 4 个亚族，英文缩写为 C、CC、CXC、CX3C，后面加个 R 就是受体，CXCR4 即 CXC 亚家族的受体蛋白 4。

当免疫细胞和免疫分子共同发挥功能，则有了免疫反应的概念。免疫反应有固有免疫（Innate immune response）和适应性免疫（Adaptive immune response）两种，固有免疫指不需要接触病原体而与生俱来的抵抗力，是一种非特异性的免疫反应，响应速度快。适应性免疫需要与抗原进行接触，通过抗体和淋巴细胞以特异性的方式攻击病原体。前者抗体即体液免疫，后者淋巴细胞是细胞免疫，适应性免疫的反应速度比固有免疫慢一些。病原体入侵后最早到达的免疫细胞一般是中性粒细胞，它采用自杀式攻击模式，能通过脱颗粒作用释放抗菌多肽直接杀死细菌，或者释放核内的 DNA 到胞外形成一张网，把病原体控制住。随后到的是巨噬细胞，能吞噬残留的病原体，还可以将已经完成使命并发生凋亡的中性粒细胞清理干净。之后树突状细胞参与进来，作为连接固有免疫和适应性免疫的关键免疫细胞，能吞噬病原体同时提取抗原与主要组织相容性复合体（Major histocompatibility complex，MHC）分子结合，继而呈递到细胞膜上。抗原呈递细胞（Antigen-presenting cell，APC）再将抗原物质信息输送给 T 细胞，由此激活适应性免疫，然后 T 细胞进一步分化为辅助性 T 细胞亚群（CD4＋）和细胞毒性 T 细胞亚群（CD8＋）。辅助性 T 细胞传递抗原给 B 细胞，刺激 B 细胞表达特异性抗体，激活体液免疫。辅助性 T 细胞还协助激活细胞毒性 T 细胞，直接杀死受到感染的细胞，这便是整个免疫反应中规模浩大的多细胞效应流程。

模块化分解一下，一个典型的免疫反应应该包含感受、激活、效应三个阶段，类似于信号通路三大元件受体、激酶、转录因子，分别接受、放大、传递信号到细胞表型。免疫反应更加复杂，囊括了细胞和分子两个变化维度，有跨细胞传递信号的特征。感受过程由病原体产生的分子模式（Molecular patterns，MP）启动，分子模式概括了一群分子的集合，病原相关分子模式叫 PAMP（Pathogen associated molecular patterns），损伤相关分子模式叫 DAMP（Damage-associated molecular patterns），一个外源（病原）一个内源（损伤），代表了免疫信号发起的源头，此为免疫反应的第一个组件。接下来信号需要识别，通过模式识别受体（Pattern recognition receptor，PRR）识别和接受信号，这是系统的第二个组件。至少已经有五大类的 PRR 被发现，包括 TLR（Toll like receptor）、CLR（C type lectin receptor）、NLR（NOD-like receptor）、STING 和 RIG-1/MAVS。分子模式（MP）特异性结合模式识别受体（PRR）等同于配体与受体"蛋白-蛋白"交互，两者均属分子范畴，而 PRR 所在的用于识别MP 的细胞称作感受细胞（Sensor），即抗原呈递细胞（APC），这就有了第三个组件。APC 细胞主要包括树突状细胞、巨噬细胞和中性粒细胞等，利用细胞膜上的 PRR（分子）识别外源或内源的 MP（分子），进而启动下游的效应，构成了免疫的出发阶段——感受。

下一步，感受细胞通过胞内不同的信号传导途径，分泌各种细胞因子，使三大类的淋巴细胞朝不同的亚型分化，包括固有淋巴细胞（Innate lymphoid cells，ILC）、辅助性 T 淋巴细胞（Helper T cells，Th）和细胞毒性 T 淋巴细胞（Cytotoxic T cell，Tc or CTL），此为激活阶段。不同的淋巴细胞亚群各自表达不同的转录因子，形成特异性的细胞表面标志物，并且分泌功能各异的细胞因子往下游送信。对每个亚群（细胞）而言，胞外接受的细胞因子信号标志物、胞内特异性表达的转录因子、细胞膜上特异性的标志物、活化后释放的细胞因子都是不同的，一类细胞亚群对应一群分子标签，熟练掌握常识方能驾驭好免疫表型。这条又有分子又有细胞的线路上，最初的免疫原（分子）决定了感受细胞（细胞）分泌的细胞因子类型（分子），不同的细胞因子决定了下游刺激哪些淋巴细胞（细胞），影响这些淋巴细胞的分化方向。不同的淋巴细胞亚群（细胞）又能够自我激活和传递细胞因子信号（分子）到效应细胞（细胞）上。感受到信号之后，输入什么输出什么，下游再激活什么，免疫应答中有一套非常规整的模块化体系，不同路径之间有明显的分子、细胞界限，存在恒定的套路框架。

固有淋巴细胞（Innate lymphoid cell，ILC）主要分三类——ILC1、ILC2、ILC3，还包括 NK 细胞和淋巴组织诱导细胞（LTi）。它在黏膜表面发挥作用，可以调节组织内动态平衡以及黏膜和非黏膜组织的炎症与修复，包括小肠、肺、皮肤、脂肪、淋巴等部位。由于具有组织特异性，其适用场景没有另外两种 T 细胞来源的亚群广泛。成熟的 T 细胞可以按照表面分子标记分成 CD4＋和 CD8＋两个亚群，两者都从初始 T 细胞（Naive T cells）分化而来，CD4＋是辅助性 T 细胞（Th），而 CD8＋为细胞毒性 T 细胞（CTL）。ILC、Th 和 CTL 三类淋巴细胞亚群中重点关注 CD4＋T 细胞（Th），相关研究比较成熟，经常出现在各种文章中，高曝光的底层逻辑无非问题百搭、且实操易用。

Th 细胞可继续分化为多个细胞亚群：Th1、Th2、Th17 三种为主线，通过三条路径驱动三类不同的效应细胞。经由感受细胞分泌细胞因子活化的 Th1 细胞分泌 INF-γ，而活化的 Th2 细胞分泌 IL-4，借由分子标记可予以区分。Th1 细胞分泌的 INF-γ 可以抑制 Th2 细胞增殖，Th2 细胞分泌的 IL-4 反过来抑制 Th1 细胞增殖，显然两者之间是相互排斥的调控关系，所以 Th1/Th2 的比例形成动态平衡（Balance）。Th1 细胞分泌 INF-γ 或者 Th2 细胞分泌 IL-4 都可以抑制 Th17 的产生，因此 CD4＋T 细胞向 Th1 分化时 INF-γ 能够同时抑制 Th2 和 Th17，如果向 Th2 分化 IL-4 也同时抑制 Th1 和 Th17，它们之间构成了路径选择的问题，对应了三种免疫效应途径，称之为免疫效应模块（Immune effector modules）。Th1 介导的是 1 型免疫，Th2 介导的是 2 型免疫，Th17 介导的是 3 型免疫。1 型免疫的免疫原为胞内的病毒、胞内细菌、胞内的寄生虫，2 型免疫原主要来自非胞内的寄生虫，3 型免疫原是胞外的细菌、真菌等常见的炎症病原体。感受细胞感受到不同免疫原后分泌的细胞因子不同，诱导不同的 T 细胞亚群分化，最后招募不同的效应细胞。

感受、激活、效应，到了效应环节需要一系列吞噬细胞来执行功能。1 型免疫在 Th1 激活后通过 INF-γ 信号刺激巨噬细胞，以巨噬细胞的吞噬作用消灭侵入机体的细菌、吞噬异物颗粒、消除体内衰老和损伤的细胞以及变性的细胞间质、杀伤肿瘤细胞等，CD8＋细胞毒性 T 细胞也是利用这一效应组件。2 型免疫的效应模块是 Th2 激活后通过 IL-4、IL-5、IL-13 等细胞因子活化肥大细胞、嗜酸性粒细胞、嗜碱性粒细胞作为效应终端排除寄生虫。3 型免疫的效应模块活化 Th17 后通过分泌 IL-17、IL-22 作用于中性粒细胞。整个免疫反应从病原体识别就进入模块体系，到最后杀灭病原体依然是一一配对的严格形式。

　　Th17 细胞和调节性 T 细胞（regulatory T cell，Treg）源自同一祖细胞，亲缘关系非常近。祖细胞先分化为 Th17/Treg 细胞的中间祖细胞，中间祖细胞继而通过表达转录因子 Foxp3 和 RORγt，刺激自身向 Th17/Treg 两种细胞亚型分化。Foxp3 与 RORγt 功能截然相反，RORγt 诱导中间祖细胞分化为 Th17 细胞，Foxp3 则刺激中间祖细胞分化为 Treg 细胞。Th17 细胞与 Treg 细胞功能相互制约，其比例变化在免疫调节中有决定性作用，可以说 Th17/Treg 也构成了一对动态平衡。正常机体处于免疫抑制的状态，免疫刺激产生时感受细胞释放特异的细胞因子，顺势就解除了 Treg 介导的免疫抑制。Th1、Th2、Th17、Treg 这四种免疫细胞亚群相互调节：Treg 抑制 Th1 和 Th2，活化的 Th1 抑制 Th2 和 Th17，活化的 Th2 又抑制 Th1 和 Th17。总的来说，一种细胞亚群居于主要地位，则其他细胞亚群自动让位，彼此间通过分泌蛋白传递调控信息。

　　免疫反应是天生的细胞交互科学问题，一种细胞亚群附带了三个与分子相关的问题。第一，什么分子能诱导免疫细胞向特定的亚群分化，每一种亚群前面的诱导因子不一样；第二，诱导成功后该亚群细胞能表现出什么样的特征，一般是通过膜蛋白的生物标志物来鉴定，用特异性的抗体利用流式细胞仪检测，也包括 Western 检测特异性的转录因子表达；第三，此细胞亚群还会分泌什么样的效应因子引起下游的免疫反应。这些因子跟上游诱导的因子小部分有重合，这种情况表现为自激活，但大部分不一样，信号还要继续传递给下游的效应细胞。感受、激活、效应，三个环节各自有不同的细胞亚群，每一种细胞亚群包括胞外信号来源、膜上受体、胞内转录因子、下游分泌因子众多格式化的分子信息，体现出多元细胞串联交互的宏伟格局。

　　毫无疑问，免疫归入所有表型中套路最高深之领域，普遍的多细胞、多分子信号传导，比单一细胞信号通路更复杂，还加上了跨越细胞的空间维度。与研究明星通路习惯检测多个上下游关键标志物同理，当多种细胞亚群的上下游链条已成常识时，顺藤摸瓜进行验证也就变为常态。这样很容易产生一种课题设计：疾病状态下一种组织细胞（A）发生病变，释放了囊泡中的主变量分子，被一种免疫细胞亚群（B）摄入后，调控转录因子表达引发细胞因子释放，诱导下游免疫效应细胞（C）的激活。在 A 细胞研究主变量的驱动机制，在 B 细胞探讨主变量的效应机制，以 B 细胞释放的细胞因子为效应变量，顺带检测 C 细胞被细胞因子激活的情况。三种细胞自上而下的故事，作为病变组织细胞调控机体免疫反应的科学解释。B 细胞激活、C 细胞效应，用到了免疫反应标准程序，隔离开 C 细胞的效应，A 与 B 两种细胞加上囊泡中的主变量，正如上一策"筑巢引凤"所论，是全套的二元细胞交互课题模式。而基于常识增加了第三种交互细胞，并延伸了作用链条，在逻辑上居于次要位置，毕竟囊泡携带主变量只到了 B 细胞，从 B 分泌效应分子进而激活 C，B 连接 C 没有主变量的参与，自然无法鸠占鹊巢、反客为主。不过，因为逻辑链条加长，论证工作量增加，质量必然有所提升。

免疫领域能将细胞亚群解析得如此细致，原因还在于血液取材便利，在组织细胞中进行亚群划分，从培养原代细胞开始就困难重重。这一点观摩干细胞研究的艰难推进就可明了，神经干细胞、脂肪干细胞、骨骼干细胞、肿瘤干细胞等，模型的门槛卡住了大部分研究者。然而，细胞亚群细分是不可阻挡的发展趋势，分子层面解析到作用位点无可进步了，自然"卷"到细胞维度上来。20 世纪 70 年代发明 DNA 测序技术，2001 年人基因组图谱完成，2005 年第一台商业化二代测序平台上市，2009 年单细胞高通量测序首次报道，2017 年商业化的高通量单细胞测序平台发布，2020 年单细胞文献发表超过 1000 篇，单细胞 RNA 测序（single-cell RNA sequencing，scRNA-seq）时代已来。单细胞技术满足了我们对细胞异质性的探索需求，哪怕同一种类型的细胞，也可以根据分子标记无限细分细胞亚群，由此就将组织微环境中细胞交互的问题拓展出无数种可能性，类似对 T 细胞不断细分定义的情况会发生在其他任何细胞上。单细胞技术还实现了多组学检测，为单个细胞水平上全面、精细、完整地揭示分子变化提供了可靠途径。前期工作虽然苦了些，但未来拥有一种专属的细胞亚群研究，是一件极其美好的事。一旦突破分离、鉴定、扩增特定细胞亚群的模型瓶颈，后续深入到分子机制，套路类同畅通无阻，文章产出无边无际。

细胞多元宇宙徐徐展开，分子链条在不同的细胞空间中旅行，增加了一个维度也不必恐慌。第11策"三才合一"曾讲到，多元变量组合之中，主变量只有一个最近的上游和下游，理论上三元变量便已完美，再多变量搭配必定引入主变量上游的上游或者下游的下游，逻辑上自降一格。当我们面对三元细胞组合时，同一个主变量无法两次穿梭于两两细胞间，能够作为供体细胞和受体细胞的也仅有二元，第三个细胞无论吸收信号还是执行效应均不见主变量身影，内容优先级也只能屈尊次席，这就有了省略论证的恰当理由。变量、分子、交互、细胞四重嵌套的最效率配置——三个变量、两组交互、两种细胞，在此基础上再加变量、加交互、加细胞则注意分清主次，详略得当，方证大道。

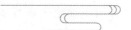

第六章

重为轻根

第六章"重为轻根"，语出《道德经》第二十六章，原文是："重为轻根，静为躁君。是以君子终日行不离辎重，虽有荣观，燕处超然。奈何万乘之主，而以身轻天下？轻则失根，躁则失君。"老子言及重是轻的根本，静是躁的主宰。道具备重的属性，称为静；人的想法易摇摆，有轻的属性，即为躁。得道君子面对诱惑，能够淡泊超然。治天下以天道为基础，正确路径需守静避躁，顺应趋势无为而无不为。

重为轻根蕴含的哲理，令我们始终培养以静制躁的修为，用内在规律的恒定性应对外在形式上的多样性，从而破解多重逻辑嵌套背后不变的道，化繁杂为简单，化多变为不变，此系 36 策修成之际，心中应有的觉悟。自然科学追求绝对理性，相关性、因果关系、相互作用，条条证据罗列，充分性、必要性正反逻辑推导。"西学西用"仅满足了本书方法论的基本使用，可对照套路指南逐条落实论证规范，"中学西用"才符合我们的思维习惯，科研规律凝缩提炼，终究回归本源，所有千变万化均属一种规律，体现出中国人的智慧——天人合一。支撑学术价值的新、深、广三大柱石，新的标准即独有，深的本质为嵌套，广的内涵在重复。假设独有、要素嵌套、论证重复，这十二字已经将基础研究的要义剖开，等待一次顿悟进入一个全新的认知层次。

　　本书共六章，每章对应一种逻辑嵌套格式，从浅到深铺开，从表型嵌套、变量嵌套到分子嵌套、交互嵌套、细胞嵌套，最后还有并行嵌套。并行嵌套有三种形式：殊途同归、反馈环路、主角分裂，归根到底是将原本可发表两篇文章的故事融合成了一篇。既然微观之处套无可套，机制在宏观上并行走两条线，也成了高分文章惯有的叙事逻辑，简单地把并行套路一拆两半，依旧在四维架构之中。一路走来，要素嵌套演化出"变量套恒量""变量套变量""分子套分子""交互套交互""细胞套细胞"，在最终章还原"套路套套路"的真谛。

第31策

累屋重架

如果将一篇文章一套机制看作单线程，则一篇文章多套机制呈现多线程结构，如同牛肉芝士汉堡升级为双层牛肉芝士汉堡，自然有显著的加分效果。多套机制所描绘的调控关系，从线性进阶为网状模式，内容并行还能给出理由融为一体，其内在逻辑不外乎一头多尾、多头一尾、首尾相连三种套路形态。

在学术界存在一条鄙视链：意识流鄙视技术流，技术流鄙视工业流。意识流喜欢以问题为导向开展研究，每一篇文章旨在解决一个本领域悬而未决的难题，不拘泥于论证套路、实验方法，需要用什么就用什么，数据在他们手上行云流水、信手拈来。技术流没有那种肆意挥洒的自如，但会坚持守住一些有壁垒的关键技术平台，把自身竞争优势发挥好，一个实验室的系列文章有明显亲缘痕迹，平常人想模仿还只能望洋兴叹。技术流与工业流之间的鸿沟在于有没有独门秘笈，如果内容结构化、设计套路化，除了一两个变量动一动其他要素都不动，沉迷于低水平重复，哪怕高产也算不上科研高手。

一个新分子被报道功能后，不管原作者会不会开展延续性工作，一定会有一群工业流先锋蜂拥而至，移植到自己的疾病体系里"水"一遍。背后的逻辑经得起推敲：分子参与调控从来不是孤立的，往往纵横交错、四通八达，一条路暴露意味着周围还有众多蛛网脉络隐藏，寻踪探秘极可能事半功倍。意识流种树，技术流砍树，工业流捡树枝，生态链上各个环节各行其道。此外，还有泰斗级人物直接定义树，此般境界非努力能及。既然一个实验室可以围绕一个分子上下游发掘不同交互对象孕育多篇文章，不同的研究者也可以围绕一个分子编织各自的故事，那么势必有这样一种策略：在一篇文章里将多个并行的机制悉数剖析，集合多篇文章的工作量于一篇，在穷尽一套机制基础上更上一层楼，再押上一套机制，从而大功告成。

这种汇聚了分子交互、位点解析，还有交互嵌套或者细胞嵌套，机制阐释登峰造极之后，再合锅并灶平行演绎一套，同样行至极限、一丝不苟的"套路＋套路"，可称为并行嵌套，在一区腰部以上（一区期刊的前50％，全部期刊的前 2.5％）文章范围屡有所见。两个套路在同一篇文章里并行阐述，必须有一个合理的理由，比如主变量经历两条路线最终导向了同一种表型效应甚至同一个效应分子，放在一起讨论就顺理成章。在开篇第 1 策，我们提到疾病与表型之间一对多的"百川归海"，以及多对一的"同源异流"两种逻辑关系，①一头多尾或者②多头一尾均能有效串联两套机制，而不至于看起来毫不相干。有时候，源头与归处也许是同一个，③信号传导首尾相连，即下游又反回来调控上游，两条相反方向的机制路线化矛盾为和谐，变成你中有我的一个整体。

在全书最后的 6 策，我们将领悟：①殊途同归；②主角分裂；③反馈环路三种并行机制模式（编号与上一段的三类逻辑关系相对应），同时解决多重交互嵌套遗留的难题——三元交互，科研逻辑方法论行将圆满。区分三种并行嵌套的差异：①殊途同归是把单个主变量介导表型的单一路径，升级为多重路径靶向同一目标；②主角分裂颠覆单一主变量规则，同时平行研究多个亲缘主变量的协同、拮抗或独立作用；③反馈环路淘汰线性调控的单一方向，转变为双向的环路调控形态。三者唯一的相同之处仅仅是彼此都具备充分理由合并多个套路，在逻辑上拼接情节没有违和感。

至此，构建深邃的分子机制内容，我们手握六重嵌套法门。从恒量表型的因果嵌套，到多元变量因果嵌套，再加分子嵌套分子的交互作用，以及交互嵌套交互的多重交互，还有细胞嵌套细胞的多元细胞，最终套路加套路的并行嵌套。套路似海深，谜底共六层，破解之后并不神秘！表型嵌套、变量嵌套归属二维逻辑，分子嵌套、交互嵌套纳入三维逻辑，细胞嵌套、并行嵌套位居四维逻辑。如同学习语言自词汇起步，掌握语法入门，熟练修辞精通，中间有两次明确的升维。逻辑嵌套的三阶六重结构，可谓基础科研"深度"本质，一切分子机制复杂性之根源所在。

三阶六重逻辑嵌套实现了科学假设因果逻辑的串联和递进，表型嵌套和变量嵌套均描述上下游调控关系的因果串联（二维），而分子嵌套达成了用交互解释调控的因果递进（三维），多重交互嵌套仍停留于由交互产生调控的理解层次中（三维），但增加了二元细胞的空间注解或者直接机制两套并行则套路再度升华（四维）。第31策取名"累屋重架"，蕴含了层级堆叠的精华奥义。如果说间接机制二维到直接机制三维是业余科研水平与专业之间的分水岭，那么三维到四维就代表了学术高手有别于普通职业选手的境界差异，对应的文章区间也以一区腰部（前2.5％）为界。普通人有机会奋力攀上一区底部（前5％），但站稳腰部的没有籍籍无名之辈，大部分人终其一生无法跨越。当然，在实验室做出来顶刊论文（前1％）需历经煎熬，要读懂顶刊却并没有那么难，有效识别逻辑嵌套，运用模块化拆解手段，文章可读性会变得友好。你可能会被某个具体的数据图，或某个不熟悉的实验或者陌生的标注卡住，但不会丧失对论证全局的把控。一旦科学假设的要素确定，文章套路定型，规范化论证按逻辑推导等同于客观规律，不随作者的主观想法而变化。一旦辨明套路属性即反应出证据链条目，就没有任何文章能打乱我们统一的底层框架，论证不足之处也能一眼洞悉。

科研套路的认知觉醒会经历三个阶段：第一阶段，看山不是山，观水不是水。读一篇文章云里雾里，此时无法感知套路的存在。随着经验的积累，大概同一领域读个几十篇文章之后，达到第二个阶段，看山是山，观水是水。这个状态能读懂每个数据图表的意思，并且产生自己的体会，通过相互比较开始发现文章数据编排上有相似，察觉到了套路存在。往上还有第三个阶段，看山不过是山，观水不只是水，一种悟道的领域。看山不过是山，指文章在面前能立刻识别哪里是套路规范动作，哪里是作者自由发挥，文章数据背后的逻辑线条清晰可见，所以说出"不过"两字。观水不只是水，表示读一篇文章能够推演出普遍适用的规律，在读的过程中总结和升华套路，读一篇的收获远"不只"一篇本身的营养。修炼完三阶六重逻辑嵌套，我们都应该到了第三阶段。

逻辑嵌套的运用与文献档次匹配，秉承循序渐进原则。目标期刊在三区、四区水平，灵活组合表型嵌套和变量嵌套两件套，极限装载两个表型三个变量，论证得当可突破二区障壁。真正胜任二区的两件套是变量嵌套以及分子嵌套，常用三元一组交互套路格式。二区代表作在申请国家自然科学基金时已有一战之力，表型嵌套、变量嵌套、分子嵌套三连发，发表一区文章也有机会。进入一区期刊范围，变量嵌套、分子嵌套几乎篇篇必有，而交互嵌套、细胞嵌套可选其一。假如盘桓一区底部还不满足，谋划占领一区腰部甚至头部顶刊的话，并行嵌套应纳入考虑。此时交互嵌套仍必不可少，细胞嵌套或并行嵌套搭配一种，基本到了套路演绎的尽头。按需活用逻辑模块，不拘泥于固定形式，忘却套路大功告成。

六重逻辑嵌套的实操，重点在领悟由浅入深的组装过程，从课题设计延展性中体会模块嵌套的进退有序。主变量选择什么分子类型，一定程度上带有主观倾向，继而对模块缝合的走向造成决定性影响。miRNA 的路线发展最简单，筛猜主变量后，证实 miRNA 介导表型，完成单变量论证我们站在了十字路口：①以四区为目标，miRNA＋通路二元间接可行；②以三区为目标，miRNA-靶基因二元直接够格，miRNA-靶基因＋通路的三元一组更稳妥；③以二区为目标，TF-miRNA-靶基因的三元两组信号接力比较合适，转录因子论证难度适中，有了这一套二元交互轻松立住二区；④以一区为目标，筛外泌体 miRNA 尚能一战，依旧用 TF-miR-NA-靶基因的结构，再不行给靶基因下游加个明星通路，四元两组交互的跨细胞 Rescue 节点纷杂，具备了一区文章的高端气质。

当我们的主变量切换成 lncRNA 或 circRNA，单变量证明结束，机制套路演进一样从二元间接开始，接下来三元间接，然后 ceRNA，进而三元一组包含 RNA-蛋白交互模块（RNA-蛋白论证难度高于两组 RNA-RNA 的 ceRNA），此时已到二区期刊水平。进一步地，TF-lncRNA/cir-cRNA-蛋白的三元两组信号接力，或者下游跟一个通路的四元两组，把交互位点和回复增加的论证环节照顾好，擒获一区绰绰有余。如果两组交互选了 RNA-蛋白嵌套蛋白-蛋白，设计三元两组竞争结合，哪怕位点解析缺失也还能混迹一区。此外，还可以从非编码 RNA 分子修饰的交互嵌套格式中求解，上游蛋白酶修饰非编码 RNA，下游修饰的非编码 RNA 与识别蛋白（Reader）交互。总结来说，两组交互机制框架胜任一区恰到好处，细胞嵌套和并行嵌套除非追求巅峰否则没有必上的理由。

主变量为编码基因的情况，与 lncRNA/circRNA 路径相似，二元间接、三元间接可视作三区锚定点的套路对标。以二区作目标应当根据蛋白功能类型，在蛋白-DNA、蛋白-RNA、蛋白-蛋白中选一组二元交互加以完整论证。而一区则需引入两组交互嵌套，三元两组信号接力包含一组转录因子交互，或者竞争结合一组交互已知的减配模式，都是性价比不错的思路。不难发现，变量嵌套、分子嵌套、交互嵌套三件套是我们高频使用的嵌套格式，表型嵌套与增加变量的效果相仿，可等价替换，而细胞嵌套、并行嵌套专属于高分区，一区腰部以下较少使用。等交互嵌套都压不住欲望时，后面的道路也已然铺好：要么从一开始就搭建好细胞交互框架；要么一套机制做完再尝试加一套并行，都能抵达梦想的彼岸。

交互嵌套中的分子修饰、细胞交互和并行机制是三种普遍的高分套路，其中分子修饰和细胞交互一开始就要规划好，前者筛猜主变量需瞄准修饰，后者研究模型建立在细胞间有调控的基础上。这两种设计等变量嵌套、分子嵌套的机制做完，再转换套路补充一种修饰或细胞对象颇为勉强。一方面，有表型的主变量并不一定存在修饰介导表达调控的情况；另一方面，在胞内发挥功能的主变量也没有去胞外传递信号的必然性，会导致两条路无法走通。单一细胞内可自由堆叠的机制模块只有分子交互，所以交互嵌套（不带修饰）才是不同分子类型从二区到一区文章套路迭代都必经的中间驿站。然而，交互嵌套虽好，也受制于分子数量，变量嵌套最佳数量为三，上下游各一分子与主变量搭配两组二元交互正好，继续增加分子交互势必变成三个分子组成复合物的三元交互。三元交互、四元交互论证的逻辑负担沉重，作者、审稿人和读者均受折磨。除此策略外，唯有一种思路既可堆砌交互又能避免逻辑阻塞：在主线机制基础上，再并行展开一条线，由此诞生了本章研习的并行机制模式。增加了另一条线上的调控分子，交互嵌套数量也同时突破了瓶颈，可以重置刷新一到两组交互而不伤害逻辑表现，如同细胞交互将分子机制成功"隔开"了。

　　假设 A 调节 B 到 C 发挥效应，同时 A 又调节 D 到 C，两种机制并行，AB、BC、AD、DC 两两之间有存放 4 组独立分子交互的可能性，这就是并行嵌套的逻辑功能——释放了更多的交互嵌套操作空间。三元交互已经是一篇文章的顶级机制套路，并行嵌套在分子交互数量上毫不逊色，但是免除了交互间相互影响的论证，以交互介导调控关系代之，质量降低和数量增加两相平衡之后，并行嵌套也属顶级套路。由此可见，分子修饰、细胞交互两类高阶套路永不触碰一样可行，倒是分子交互六种类型躲不开，从蛋白-DNA 的 ChIP，到蛋白-蛋白的 co-IP，再到蛋白-RNA 的 RIP、Pulldown，这些实验原理相通、操作相似，应该尽数拿下。如果交互论证的关键实验没有阻碍，多重交互嵌套的发文上限，可以一直到顶刊。四种核心套路：信号接力（初级）、竞争结合（中级）、并行机制（高级，含 3～4 组交互）、三元交互（究极）架设了逐层闯关的晋级之路，也是唯一不可回避的机制研究核心主路。

　　　　并行机制如何拆解？一句话：两条路分开论证，遵循各自的套路规则。并行嵌套并没有带来新的论证规律，一切的动作符合前五章所学，也因此科研四维的结论在上一章已提炼出来，这里注意几种常见的平行堆叠工作量的样式即可。本策领悟的标志，在于读文献看到主变量不在其中的机制叙述，划归支线论证厘清主次，对于主变量在其中但显然另做一套的机制线路，识别为并行嵌套模式。科研实践中，多线并行可提升研究效率，当我们强大到一个分子两套机制两个课题能同时开垦，也就自然理解了并行机制的由来，以及为什么它值得高分期刊。

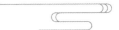

第 32 策

殊途同归

一个分子不会只有一个交互对象、一种调控机制，因此有经验的科研者围绕同一主变量并行展开多条线的机制挖掘不足为奇，也是体现"通量解决概率问题"的高产秘诀。当两套机制恰好导向相同的表型效应，甚至命中一致的效应分子时，就具备了在同一篇文章发表的逻辑自洽性。

一个分子多种机制调控同一疾病或者同一表型功能在文献中普遍存在，甚至有些系列文章出自同一作者之手，前后发文间隔不出半年，由此推测出这些文章的批量产出，与研究者实施课题的"一鱼多吃"有关。通量解决概率问题不仅表现在筛猜主变量分子要上通量，法和标的实验验证要上通量，其实机制研究也可以上通量。筛、猜多条机制路线主、副课题平行推进，确保一段时间内至少有一个课题开花结果，走到论文刊发的那一步。所有年年发表文章、同时有几篇文章在投稿、修稿的高产作者，往前追溯一定有多个课题并行开展的经历。通量是克服成果焦虑的一剂良药，一切恐惧都来源于火力不足，归根结底无非经费和时间投入不够。

一个分子有表型必有机制，且不会只有唯一的一种机制。在交织的调控网络里找出一条线、三个节点，即构成一篇从哪来、到哪去叙事完整的文章。逻辑套路格式固定，实验设计尽量严谨周全，剩下成与不成属于科学研究的概率风险问题。我们只需要一条路走不通换一条，最后文章不展示失败数据，只报道发现了什么新效应和新途径。一次机制探索的筛猜，必然产生一对多的数量裂变，接下来是一个对象一个对象地尝试，还是一批靶标一起通量化验证？筛间接调控机制时，操作主变量观察下游潜在效应分子变化的测序，之后的 qPCR 我们知道要批量验证，那么直接机制以主变量为饵钓取的候选交互分子，高通量筛完一个个确认难免过于局促，也应该上通量。

以蛋白-蛋白交互为例，免疫共沉淀＋质谱鉴定获得的交互蛋白，目标蛋白加一个标签（Tag），所有需验证的交互蛋白加另一个标签，可以在外源 co-IP 实验中批量证实哪些蛋白确实存在交互，且能满足双向互作的论证要求，只需要用到标签的抗体。如果其中恰巧有两个交互蛋白，都已知与表型有关，接下去继续往下组织故事闭环，可能偶然间就形成了殊途同归的两条并行机制路线。显而易见，最初这一类型的文章也许出于巧合，但是后来跟进者完全可以刻意为之，只需在机制研究中加大通量，并关注去往同一个结局的多条分子途径，一旦成功则文章至少上升一个档次。哪怕不成功，也至少有一套机制保底，高手们工作量饱和打击的科研做法，已经无关运气均靠实力。

殊途同归归于何处？有三种层次递进的效果：①归于同一个疾病的不同表型；②归于同一个表型的不同效应分子；③归于同一个效应分子的不同调控水平。第一种等同于平行表型嵌套，即使多种表型各自阐明了分子机制，逻辑收敛感仍不甚理想，很难让这样的套路登上一区的大雅之堂。正牌的殊途同归并行机制多采用第二种和第三种，第三种优于第二种，因其格局更精巧，实现难度也更大。同一表型的不同效应分子能够通过调控关系来构建，操作主变量测序后的大量下游被调控对象，选出两个介导表型的已知明星分子，回复验证可回复即搭起了框架。后面继续解析交互，将两组调控来源于什么分子交互阐释清楚，殊途同归命题成立。而同一效应分子在调控的不同水平上被主变量干预的模式，武断地锁定一个效应变量，从其 DNA、RNA、蛋白不同分子类型反筛交互，碰巧同时交互主变量的概率较低，正确策略应该从主变量的不同交互对象（多种分子类型）

全局来筛，在交互及调控的广泛下游中取交集求解。主观上带着效应归一的目的挖掘机制，却不能强求每个主变量都能中奖，然而课题做得多了，遇到一个或早或晚。

殊途同归的推导形成，均从主变量筛选交互分子出发。第一种思路，主变量一次筛猜获得的多个交互分子，查阅这些分子背景与它们已知的下游调控对象，聚焦于表型关联的效应变量进行深入验证。在"交互分子"以及"交互分子已知的调控下游"这两个分子集范围内，无法走通两条线路合围到同一表型，则果断单线机制发表或转向其他思路。第二种思路，针对主变量潜在交互的 DNA、RNA 和蛋白，进行至少两种分子类型的交互筛选。比如 lncRNA 可以筛 ceRNA 和交互蛋白，转录因子可以筛交互 DNA 和蛋白，RBP 可以筛交互 mRNA 和蛋白。总之预设两种调控模式，筛猜两种不同类型的交互分子，随后各自延展调控下游，找到介导同一表型的效应变量，两条机制路线两个效应变量共同调控表型，殊途同归得解。第三种思路更苛刻一些，在同时筛猜两种不同分子类型的交互对象时，取交集看是否有同一个效应分子，主变量通过两种不同分子水平的调控作用于同一个效应分子介导表型，此为殊途同归第三类归法，也是情节最紧凑的一种表现形式。如果研究的每个分子都这样穷尽所有交互可能去尝试多线并行，通量打败概率，终有一天会实现殊途同归。

主变量为 RNA 或者蛋白，并不是所有分子都能同时交互核酸与蛋白，按照分子类型交互分不开时，我们还可以按照亚细胞定位将交互一分为二。比如 lncRNA 和蛋白皆可同时具有细胞核定位与细胞浆定位，显然在不同地点的交互对象和功能机制必有所不同。细胞核与转录调控相关，主变量的交互对象核心关注转录因子蛋白，而细胞浆与转录后及翻译、翻译后修饰有关，交互对象依然选蛋白，但可聚焦于调节 RNA 稳定性或者蛋白稳定性的关联蛋白，这样一个主变量（无论 RNA 还是蛋白）做Pulldown 交互筛选，可以胞核蛋白拉一次，胞浆蛋白再拉一次（有试剂盒可以分离胞核与胞浆蛋白），两次拉下的蛋白分别往同一个效应分子或者表型上讲故事，也可以殊途同归完成套路蜕变。

当我们踏上殊途同归的求索之路，多重分子交互嵌套势在必行，这里需要领会殊途同归的交互嵌套与信号接力或者竞争结合在逻辑上有什么区别。信号接力的上游交互和下游交互对主变量来说不一定是同一个分子类型，DNA 在源头、mRNA 在中间、蛋白在末端，信号接力的下游交互由主变量的蛋白形态与另一个分子构成，上游交互可以发生在编码蛋白的 mRNA 和 DNA 序列上，分子类型不同而交互各自独立。竞争结合中，主变量可通过结合二元交互中的一个分子破坏这组交互，也可以被两个交互分子拉扯竞争。无论哪一种假设（主变量参与一组交互或者两组都参与），始终是一组二元交互影响了另一组，两组交互有因果嵌套的逻辑。殊途同归同样主变量一种分子类型参与了两组交互，且最后都传递信息给相同的下游表型效应。但逻辑上却是平行关系，两组交互间不构成因果。殊途同归的两组交互为了相互独立，往往涉及不同分子类型，又或者发生在不同的亚细胞结构上。仔细辨别三种套路，虽同属交互嵌套逻辑，但交互之间组合的方式差异显著，不难区分。

到了一区的档次，设计交互嵌套应该意识到六种二元分子交互类型里面，没有蛋白参与的 RNA-DNA、RNA-RNA 难以给文章带来实质上的提升，所以多重交互的模块选择就在蛋白-DNA、蛋白-RNA、蛋白-蛋白和 RNA-蛋白 4 种有蛋白参与的二元交互之中。不再一一排列组合，核心思路为锁定一组交互，再去搭配另一组甚至更多组交互。第一种，锁定一组蛋白-DNA 交互，另一组可以用蛋白-蛋白和蛋白-RNA，两组转录因子嵌套的形式显得单调，都懂转录因子论证简单一点，来两遍就有点过分讨巧了；第二种，锁定一组蛋白-RNA 交互，即主变量为 RBP，跟转录因子思路类似，去搭配蛋白-蛋白或蛋白-DNA，尽量避开已经用过的蛋白-RNA，保持品种多样性；第三种，锁定一组蛋白-蛋白交互，另外的交互也可以尽量用蛋白-蛋白或掺入一组蛋白-DNA。在非编码 RNA 现世之前，蛋白-蛋白交互是高端机制研究的主流，多个蛋白在一起编织戏码，凸显效率之处在于来来回回只有 co-IP、Pulldown 几种经典实验方法。WB 伴你新手入门，co-IP 带你登峰造极，技术上的关卡必须跨越。脱离实践谈科研套路如镜花水月，终究一团泡影；第四种，锁定一组 RNA-蛋白，此时主变量为 lncRNA/circRNA，引入蛋白-蛋白、蛋白-DNA 可用竞争结合及信号接力模式，再来一组 RNA-蛋白分开交互胞核蛋白与胞浆蛋白也顺理成章，两条分子途径作用于同一结局。

交互嵌套愈演愈深，不知诸位是否察觉，我们一直在尽量令不同组的交互彼此独立，最多设计成竞争结合——有影响但不共存，避免发展成交互且共存的三元交互。如果在第 35 策 "三花聚顶" 体会过三元交互论证的艰巨，就能充分认同交互嵌套时保持各自独立的重要性。殊途同归既是套路与套路的主动组合，还是可以选择简单＋复杂套路组装，或者复杂＋复杂的双倍工作量，但不至于复杂×复杂，为自己徒增烦恼。简单＋简单套路搭配也算殊途同归不假，但 miRNA 结合两条 mRNA，共同调节同一个表型，抑或转录因子靶向两个效应分子影响转录表达，共同作用于同一个表型，这样平行重复两种简单二元交互的例子，恐怕连一区期刊的门都敲不开，学过三元两组信号接力肯定不会再选这么尴尬的套路。

　　殊途同归的套路演化，重在把握典型的套路组合模式，先从简单＋复杂套路嵌套参悟。比方说，lncRNA/circRNA 在胞浆论证一套 ceRNA，在胞核发现结合转录因子，胞浆和胞核都是三元两组竞争结合，一共涉及 2 组 RNA-RNA、1 组 RNA-蛋白、1 组蛋白-DNA 交互的五元四组交互逻辑结构。该课题的线索展开，首先建立在主变量 lncRNA/circRNA 的 FISH 实验证实在胞浆和胞核均有分布。随后单变量论证完成，机制的简单线路 ceRNA 预测和验证如第 20 策 "蝶使蜂媒" 所述。同时复杂线路由主变量 RNA pulldown 筛胞核交互蛋白，从潜在的交互 TF 中查文献找已知的靶基因，缘分到时恰好与 ceRNA 的效应 mRNA 合为一体，缘分不足退而求其次，找两个靶向同一个表型功能的效应分子，殊途同归假设搭建完毕。接下来论证主变量结合 TF，对 TF 调控靶基因转录的影响，一套规范化数据全剧终。

　　如果摒弃核酸交互的简单套路，殊途同归复杂＋复杂的套路组合等于蛋白-蛋白或者蛋白-RNA 来两遍。假设主变量为蛋白，在胞浆可以结合效应蛋白介导表型，在胞核可以结合 TF 调控靶基因转录。主变量为转录因子时，除了在胞核调控下游靶基因，还可以到胞浆与其他蛋白或 RNA 分子交互。主变量为 RBP 时，除了在胞浆调控 RNA 的降解和蛋白翻译，还可以在胞核影响 RNA 的加工和转运。倘若主变量为 lncRNA/circRNA，胞浆、胞核结合两个蛋白来殊途同归自然是可行的。还可以结合 DNA 或者 RNA 影响蛋白与之交互（竞争结合或三元交互），另一组交互转向结合蛋白。总之，主变量不同的交互分子类型，或者同种交互分子类型但位于不同细胞亚单位，进而靶向调控同一效应分子或者多个效应分子同一表型，全部归属于殊途同归的逻辑框架。

刻意将两条机制路线在物理上隔开，是殊途同归套路实施的一种技巧。胞浆、胞核为最常见的两个场所，其实胞浆和细胞器如线粒体上的蛋白也可以有效分离，细胞浆和细胞膜、胞内和胞外，都有类似的效果。这样设计旨在避免审稿人的一个问题：既然一个分子两种机制同时发生，那么理论上彼此有相互竞争，请证明两组交互是否存在竞争关系。分辨殊途同归与竞争结合，意义在于区分多重交互的因果和平行逻辑，这一步还不能通过操作主变量观察另一组二元交互来实现，因为主变量两组交互都参与了。合理的论证需要用主变量的结合位点截短（Truncation）载体特异性阻断一组交互，观察另一组交互的影响，如此麻烦避开自然最好。

既然提及胞内、胞外也可作为殊途同归的路线隔断，不难领悟细胞交互兼容了殊途同归并行机制的嵌套。主变量转录、转录后或翻译水平调控效应变量一个细胞因子的表达，同时通过另一组交互影响它的分泌，就能殊途同归两套机制调控细胞交互的媒介分子。还可以同时调控两个不同的细胞因子，后续这两个因子携手诱导交互的免疫细胞亚群分化或扩增（细胞激活经常需要联合多个信号）。甚至直接分泌一套机制，囊泡运输一套机制共同作用于受体细胞介导表型改变。发挥自己的想象力，凡是在文献中两篇文章拼图有可能拼到一起的，都有机会出现在同一篇文章里，只要作者有多线并行的魄力和野心。此类高水平论文永远不至于泛滥，因为背后的实力和运气异于常人，还是机缘更关键一些。

　　殊途同归——同一个起点，不同种路线，走向同一个终点。下一策介绍并行机制的第二种模式：主角分裂，即多个亲戚关系的平行主变量，可以执行协同、拮抗、独立的效应。不同的起点不同的路线，路线间可能有交叉也可能无关联，但平行主角亲缘关系板上钉钉，放在一起研究倒也自然。

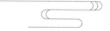

第33策

并行不悖

平行逻辑逊色于因果嵌套，这是我们从恒量表型中就领悟的知识。之前的教学一直强调文章只需唯一的主变量，以确保论证焦点集中。本策掌握一种平行主变量的并行机制模式，即多头一尾，多个主变量一起登场意味着多套机制与效应共存，这些效应之间构成协同、拮抗、独立三种逻辑关系。

  并行嵌套叠加多套机制故事，最简单的方法无疑为一篇文章平行多个主变量各自展开论证。只是牵强附会地拼凑在逻辑上过分生硬，解决问题的关键在于交代清楚多个主变量间有什么亲缘关系。一旦师出同门的事实明确，并行研究也就有了合理的理由。此类分子间的内在关联包括：①不同基因但因序列、结构相似性归入同一分子家族；②同一基因经转录后剪切加工形成不同转录本和蛋白亚型；③同一个基因产生的编码和非编码RNA；④同一个RNA的非编码和编码产物。除了第一种，本质上我们还是关注在一个基因上，只是因为基因本身的调控模式导致了分身，数个分身联合研究，即主角分裂的并行嵌套。

  家族（Family）为群体之概念，分子家族的归类原则基于序列，相似的序列产生相似的结构，执行一致的功能。同一家族的分子取名时遵从共同的家族名称，并进行数字编号，一般认为家族基因具有同样的进化起源。超家族用于描述一大群远亲分子，而亚家族则定义一小群近亲分子，"远"和"近"的区别在于序列相似度的高低。我们确定一个研究对象后，该基因是否有家族成员可以通过检索数据库或文献而获知，当一次筛猜发现同一家族的多个分子差异显著且尚无报道，平行开展表型和机制研究一方面符合通量解决效率的风险防控策略，另一方面也保留了多主角共织一文的套路升级可能性。只需注意一点：讨论家族成员的功能完全一致难免乏善可陈，一定要讲出大体相同之下的细微区别，揭示导致差异的驱动条件，才能将情节有效融合为一，增加可读性。

从家族延伸还有分子簇（Cluster）的概念，即分子家族多个成员在染色体上成簇排列的基因群，蛋白、miRNA、lncRNA、circRNA 都有邻近分布的分子簇。成簇基因可能共享表达调控元件，被批量化调节产生共表达模式，进而发挥协同的功能。当然分子簇的表达水平也不绝对趋同，允许有不同的表达模式，存在转录层面或转录后加工成熟过程的调控差异。分子簇的研究平行增加了主变量的数量，一簇同一类型的分子，靶向不同的靶基因介导协同的表型功能，或者承担各自不同的功能最终影响同一个疾病。

结构、位置上的亲缘关系定义了分子家族及分子簇，这些分子在一篇文章中搭台唱戏理所当然。还有一种天然的分子"一变多"的分裂形式，称为可变剪切（Alternative splicing），英文术语字面翻译又叫选择性剪切。一个基因在 DNA 序列上包含内含子与外显子的穿插间隔，转录出来的 mRNA 前体（pre-mRNA）需要经历转录后的 RNA 剪接体加工，去除内含子拼接外显子化身成熟 mRNA，此程序即剪切（Splicing）。可变剪切是指同一个前体 mRNA 通过不同的剪接方式生成不同的 mRNA 剪接异构体（Transcript variant）或称转录本（Description），最后编码形成多个长短不一的蛋白亚型（Isoform）。在文章里看到可变剪切、选择性剪切、剪切异构体、转录本、蛋白亚型其实说的都是一件事，是同一个基因生出来的亲兄弟姐妹。不同外显子拼接组成不同的转录本转译各自的蛋白亚型，体现了生物体效率原则，一个基因编码多个不同转录产物和蛋白产物，能够产生丰富的多样性，适应各种内外部环境。

可变剪切现象由 Walter Gilbert 在 1977 年提出，但直到 2000 年前后也只发现了数百个有可变剪接的基因，由此推测在高级真核细胞生物中存在约 5％的基因有可变剪接。不过，这种观点是受制于技术手段落后、传统分子生物学研究通量太低造成的误解，其后的高通量测序技术不仅揭开了非编码 RNA 的大幕，对可变剪切事件的发现也具颠覆性。根据测序和生物信息学分析结果提示，整个人类基因组大概有 35％～60％的基因存在可变剪接形式。为什么是一个范围？因为不同的组织和发育阶段，很可能存在不同的剪接变异体，目前还没有办法把所有的组织类型都做全，只能有个估算值。经由大量的高通量研究可以获得一个结论：可变剪切为普遍性事件，一半左右的基因都有多个转录本。模块普适且百搭，加入套路应用可左右逢源。

怎么知道一个编码基因有没有可变剪切形式？在信息数据库中的三大基因组数据库——NCBI、UCSC、Ensembl 中都能查到。以 NCBI 为例，查基因用 GENE 子数据库，输入基因名称比如 PTEN（基因 ID：5728），在检索结果界面里选择种属 *homo sapiens*，显示基因介绍详情页，下拉找到 NCBI Reference Sequences（RefSeq）子项，收录了 NCBI 数据库里相关序列信息的链接，其中 mRNA and Protein（s）是该基因的 mRNA 和蛋白序列。NM 编号代表 mRNA 序列，NP 编号指示蛋白序列，可见 PTEN 有 3 个 NM 对 NP 的已知转录本（蛋白亚型）。第一个转录本的"Description"栏中写到"The most abundant isoform"，即表达丰度最高的，就是常规意义上的 PTEN（403 个氨基酸），下面还有另两种剪切形式，一种更长一些叫 PTENα（576 个氨基酸），另一种更短一点叫 PTENβ（206 个氨基酸），现有报道已经证实三个转录本在组织、细胞的表达分布和功能均有所不同。

基因名称后面有数字 1、2、3……表明同一家族有多个基因，而基因名称后面跟着拉丁字母 α、β、γ……或者小写的 a、b、c……，则提示同一个基因的不同转录本和蛋白亚型。在一篇文章里探讨同一家族的多个基因或同一基因的不同亚型，多个主变量分子间并非上下游调控关系，而是平行逻辑结构。只要目标分子存在家族同伙、转录本兄弟，在构思课题时就可以从主角分裂的角度来并行设计。可变剪切适用普遍，所以移植到各种疾病、表型的研究都畅通，不过一个基因转录本太多的情况下，做起来还是有点头疼，最佳的数量是 2 个或者 3 个已知转录本。3 个以上在一篇文章里负载过大，应该用预实验确定表达分布，选高表达的转录本进行研究。或只关注那些调节某种表型的亚型，没有功能的略过，合理缩减范围依然可以实现多个平行主变量的内容架构。

我们推导一下不同的转录本会造成什么样不同的结局。第一种：可变剪切产生不同序列的转录本 RNA，不意味着必然分别形成差异化的蛋白亚型，有可能不同转录本编码同一个蛋白。但这种情况比较不同转录本 mRNA 的非翻译区一定不同，可想而知翻译过程中结合分子有别，造成蛋白调控潜在不同，可作为机制来深挖。第二种：不同转录本编码不同的蛋白，然而功能却一样，至少在观察到的表型范围内一样。这种剧情味同嚼蜡，等于间接承认从转录本切入解析机制无意义，难发高水平论文。第三种：编码不同的蛋白功能不一样。一个基因编码的蛋白具有多样功能很正常，既往我们会用不同的调控对象、交互对象来解释背后原因，用基因产出不同转录本经不同机制执行不同功能来回答，有焕然一新的感觉，也不失为揭晓谜题的良策。在第 21 策"三头两绪"曾言及所有两两关系可分为协同（1+1＞2）、拮抗（1+1＜2）、独立（1+1＝2）三种典型效应。无论分子家族还是可变剪切导致主角分裂时，多个平行主变量有不同功能，彼此间的功能交互也注定落入协同（Synergy）、拮抗（Antagonism）和独立（Independence）三种境遇之中。

最精彩的要数拮抗效应，细胞内不同转录本的表达发生相对比例改变，基因的功能居然可以反转。我们有时候会在实验中发现人家报道分子是癌基因，自己偏偏做出来抑癌基因的表型，趋势正好相反。稍微有些科研经历的人都知道这种现象并不少见，人体本身极其复杂，复杂现象之下有复杂的机制，无法一眼洞穿。当研究者数据与文献矛盾，即使是客观事实，在审稿人问起原因时还是不好回答，只能强行辩解出自模型的异质性，机制不清背后有太多可能性了，没法细说。但是，一旦建立不同转录本表达有差异，分别执行相互拮抗功能的假说，瞬间完美解开了表型矛盾现象的原因，堪称化腐朽为神奇。大部分人遇到这种困难，会换个分子避开矛盾，没有几个人能真正锲而不舍挖掘内在机理，也使得此类题材的文章尤为稀少。

不同的蛋白亚型，可能因为不同的结构域结合不同的分子，产生协同、拮抗或独立作用。也可能因为序列存在部分重叠，有相同的结构域结合同样的分子，此时构成了竞争结合模式造成拮抗效应。虽然并行机制最干脆的做法是两套机制互不干扰，但如果两者间有"化学反应"，无疑增加了故事的曲折性，可显著提升文章品质。哪怕各自是独立效应，也应该有共同调控的表型，体现出如殊途同归的逻辑收敛感。协同或者拮抗基于不同转录本在 RNA 或蛋白水平上有交集的交互分子来构建，促进交互或者抑制交互，最终正调控或负调控下游同一个效应分子。

同一个基因以及基因相邻的位置，还可以同时转录出编码的 mRNA 和非编码的 lncRNA、circRNA。以非编码 RNA 为主变量时，要特别关注其宿主基因和邻近基因的表达情况，这一点我们在第 17 策"移花接木"中已有阐述。lncRNA/circRNA 的研究一般从筛猜创新主变量开始，单变量证实有表型，如果恰好宿主基因已知跟表型有关，则验证非编码 RNA 对编码基因的调控作用，将宿主基因当作效应变量来处理。这里面潜藏的机制，也跟同一基因编码位置的序列相似性或者互补性有关。假基因（Pseudogene）与同源基因序列相似，可能竞争结合同源基因 mRNA 上的 RBP 蛋白；而反义链编码（Antisense）能互补 DNA 或者 mRNA，导致 TF 或者 RBP 调控的失活，这类情节总体还停留在单线程机制的范畴内。然而，当宿主基因功能未知，对宿主基因做一套单变量和分子机制研究，并且论证有亲戚关系的非编码 RNA，通过调控宿主基因参与表型控制，借此课题就演变成了平行主变量结构，且两个主变量之间还有调控关系，让两者共处一文理由更加坚实。

长链非编码 RNA 除了与核酸、蛋白交互，还有第三种通用的作用机制：编码短肽（分子量较小的蛋白）。一个 lncRNA/circRNA 其中一段序列有 ORF 可以编码短肽，它本身在 RNA 层面还会有其他调控功能吗？根据我们积累的经验，分子发挥效应是多方位的，交互和调控对象均不唯一。因此既交互核酸或蛋白，同时还编码短肽的 lncRNA/circRNA 作为主变量，实际上的主角分裂为一个非编码 RNA 和一个编码蛋白短肽，属于同一个分子的两种表现形式，可以分别发表，合并在一个项目中就等于并行嵌套。非编码 RNA 筛猜交互蛋白用 RNA pulldown，编码的短肽筛猜交互蛋白用 GST pulldown，两条线路分头尝试闭环。有没有可能最后的效应归于一处甚至靶基因是同一个？保持殊途同归的敏感意识，至少满足导向同一种表型，展露出一个分子分饰两角多渠道的紧密协作，为作品加分。

　　不管应用哪一种并行嵌套格式，研究工作量的翻倍几成定局。比如挑战一个基因三个转录本（a、b、c）解析功能，除了三个平行主变量各自有三套单变量论证外，还需考虑两两组合是否产生协同或拮抗，以及三个在一起是什么情况。操作主变量观察表型，变成了操作 a、b、c，加上双操作 ab、ac、bc，再加三操作 abc 一共 7 组评价表型（还要配各自的对照组）。表型之后分头展开 a/b/c 各自的分子机制，如果不同转录本介导的功能之间有交互，就应该找到共同作用的效应分子，全文数据图景有一种令人望而生畏的压迫感。不过，内容饱满也建立了竞争门槛，一个人难以完成就多人合作，高水平实验室从不惧怕仅靠堆人力就能克服的问题。如果套路继续演化，可变剪切还有共同的上游驱动因素——剪切因子或者转录因子，这些前体 RNA 或者启动子 DNA 可能发生分子修饰，影响上游蛋白与 RNA/DNA 的交互作用。用足够的想象力组装模块，推演过程奥妙无穷，没见过的新套路也只是零件排列组合而已。

　　　并行机制主角分裂的模式，当主变量为编码基因，从 DNA 上分析有基因家族、基因簇，从 RNA 上发掘有可变剪切，前者不同基因但结构相似，后者同一个基因化作不同蛋白亚型。当主变量为非编码基因，又多了位置相近或序列相似的宿主编码基因牵连，也可以搜索非编码 RNA 上的 ORF 序列，从编码短肽的角度将一个基因拆解成两个不同分子。这些多姿多彩的研究框架，在基础科研常识积累过程中不断丰富，将两套原本相互独立的机制合体，进而创造出归于一路的逻辑收敛，这便是多主变量并行嵌套的精髓。

第 34 策

环环相扣

　　一篇文章讲述晨昏到日暮，另一篇描绘暗夜至黎明，高人洞察内在规律，提出黑白交替、周而复始的假说，超凡境界有目共睹。本策学习并行嵌套的第三种也是最后一种形式：两条方向相反的线条，首尾相连形成反馈环路。三元成环比三元变量高一档，分子嵌套、交互嵌套一样稳稳安放。

　　踏入第六章并行机制，颠覆了两种既定认识：主变量唯一和信号传导单向。原有的观念是调控作用从上游到下游，就像是时间过去了不能重来，操作下游时上游不会随之而动，因果关系无法逆转。从今天开始，这一看法需要拓展，严谨来说，在科学研究中两个要素间构成因果关系，谁为因、谁为果角色明确，在二元关系里上下游的信息流向单一。但如果信号传递经过了多个节点，调控的链条可能编织成网络状，下游的作用返回上游产生因果循环，在基础科研中有专门的名词称为反馈环路（Feedback Loop）。

　　循环的概念无处不在。科研中的反馈环路指上游信号与下游信号首尾相连，输出端又返回输入端导致变量间调控循环的情况。当下游信号反过来调控上游，倘若对自身表达或活性起促进作用叫正反馈环路，反之起抑制作用就是负反馈环路。正反馈能够进一步放大信号，发挥四两拨千斤的作用，一点点刺激可引起强大的生物学效应。而负反馈的目的为精细控制，避免过度的反应从而令系统趋于稳定。一个体系用简单的线性调节其实非常脆弱，某一种持续的外部因素改变只要干预了线性链条中的任一环节，都潜在诱导效应失控和整体崩溃。

自然界本身成一个系统：当食肉动物数量增加，食草动物会减少，剩下的越来越精，吃肉的要被饿死一批，此即反馈调节，用于保持系统内部的稳态。细胞内生物学过程也一样，一个分子表达上升引起一层层的调控涟漪。然而池塘巨大，单个分子的涟漪不会造成惊涛骇浪，网状调节系统里"反馈"是常见的平衡作用方式。疾病相关的生理、病理效应，我们拼图上拼一块就产出一项研究、一篇文章，从来没有要求把全局都解析完了才能发表论文，以目前的技术水平和研究通量，还远远满足不了解决问题的客观需求。当然，也不是没有人做这方面的努力，有一门学科叫系统生物学（Systems biology），跟关注单个基因、蛋白的分子生物学不同，系统生物学以信号传导途径和基因调控网络这种多分子体系为研究对象，主要用到了计算机模拟的算法。基于分子和细胞水平的医学科研主要流派，也并非只研究线性调控关系，有时候研究者把信号传递的头和尾接起来形成环状调控模型（环路），再复杂的网络调控就真的做不了了。大量分子的多组交互与调控论证是一项研究难以承受的重量，机制到正/负反馈环路双向并行也算到了极致。

反馈环路有三个特点：第一个特点，反馈模式必定包含多元变量组合，最少需要两个。有文章报道两个分子相互反馈，但这种情况绝对少见，复杂体系节点越多越稳定，二元反馈近乎先天缺陷，不是在内耗（负反馈）就是可能过载（正反馈）。假设一个分子可以调控 100 个下游靶基因，两个分子（A、B）相互调节，就意味着 A 的 100 个下游里要包含 B，而 B 的 100 个下游里还要包含 A。分子编码加非编码有上百万那么多，能发生这种交叉肯定属极小概率事件。那么三个分子（A、B、C）成环呢？A 有 100 个靶基因，每个靶基因 B 再有 100 个靶基因范围，信号传递到第三个环节 C 的时候，已经有一万个分子的可能性了，就算去掉重合的数量也有几千，从这里找一个兜回去能调控 A 的相对就容易很多。以此类推，如果是 4 个分子构成的链条就是 100 万种候选组合，与分子总的数量都差不多，能成环的概率极大。相当于从无数条路径的调控网络中剥离出来一个成环的分子链条，虽然比截取一段线性调控关系难度高不少，毕竟多一个限制条件——信号必须兜回来，但还是可实现的。

经过简单的数学计算，可以推导出三个分子的反馈环是最经典的格式，多一个分子会增加不少的论证规定动作，所以环内成员绝非越多越好。哪怕设计成四元变量的反馈环，常规处理其中也至少有一组二元关系用已有文献报道的（不包含主变量的二元关系论证可减配），本质上这样的四元逻辑复杂度和创新性跟三元成环差不多，只是因为三元变量组合实在兜不回来，从已知的二元延伸出去一个变量扩大范围再兜回来也行。反馈环作为一种高等级的机制设计，作者往往在一开始搭建课题逻辑框架的时候就有刻意营造的动机，一步一步挖掘机制变量的时候也始终为了凑成环而努力。这也回答了为什么某些实验室一旦发表过反馈环文章会逐步形成系列。哪有这么巧全是碰巧发现？并行机制第一次可能在偶然中发现，但要重复运用定然带有主观意图。

第二个特点，信号成环遵循多元变量搭配规则，变量依然有主次区别，但是上下游的关系不再绝对。在反馈环路中围绕主变量按照先下后上的顺序，先完成下游机制内容，然后把下游的下游与主变量的上游取交集，研究下游的下游如何调控主变量的变化。不是每一个下游分子都能兜回来变成上游，所以可走通必是众多调控线路中的小概率组合，中间摸索的工作量不可低估。在逻辑上我们不该将三元成环的模型理解为三元变量主变量在中间，先做下游机制后做上游机制，然后把下游和上游两个机制变量串联。应如伪三元套路一般，主变量放在三元最上游，主变量调控下游这组二元要重点论证，下游如何调节下游的下游简单一点，但是下游的下游还能调节主变量也需要重点论证。层次清晰、主次有序，与三元变量有上有下且论证聚焦主变量的规律一样。

第三个特点，反馈成环既然属于高级别的机制套路，多重交互嵌套自然是标配。主变量上游、下游两组交互，与甲基化、乙酰化、磷酸化、泛素化等分子修饰半套组合，此类设计常有。至少三元变量中有一组直接交互，RNA-蛋白或蛋白-蛋白介入也能把档次撑起来。三元两组信号接力无疑最适合嵌套反馈环路，包含两组基础版二元交互的 TF-miRNA-靶基因，当靶基因已知的下游里有预测＋验证能调控 miRNA 的 TF，这组低配的三元两组又一次提升了格调。经济实用型的 miRNA-靶基因交互模块，出现在反馈环路中归于"套路高配、组件低配"的形式，有些作者就喜欢运用这样的策略，既拔高文章的层次，又不至于累到自己。

有个概念叫"信号轴"（Axis），没有严格定义，纯粹从英文翻译，经常被人滥用。信号通路（Signaling Pathway）包含了一堆分子，数量十几个或更多，其中的一段就可称作信号轴。有的文章把两个分子间的作用说成信号轴，个人认为两两关系用调控（Regulation）或者交互（Interaction）可以非常精准，没必要引入信号轴。信号轴应该指代一组串联的多节点关系，三元变量称信号轴就挺简练的，4 个、5 个分子的文章都可以叫信号轴。我们将几个分子组成的信号链描述为信号轴时，链条上每个环节的必要性论证必不可少，这样的信号轴才令人信服。如果所有的要素都是间接调控，没有交互机制也没有必要性证明，所谓的信号轴说服力便很弱。高规格的概念要有匹配的研究设计，从信号轴升级的反馈环（Loop）更不能敷衍了事，必须拿出两组标准二元交互完整论证的真情实意。

一项研究课题始于筛、猜主变量和确认表型单变量因果，可以说一个创新的分子就是一篇文章，只是后续的研究设计决定了文章发到多高的水平。倘若以一区腰部以上为目标，编码基因在锁定主变量之后就可以开始分子家族或可变剪切的并行延伸。非编码基因可以在操作主变量观察下游调控变化的测序结果中，关注主变量的宿主基因或邻近基因是否有表达改变，同时从序列中找 ORF 进行编码短肽鉴定，尝试主角分裂的可能性。如果这些鲜明的线索没有走通，不妨将下游调控对象中的转录因子摘录出来，用数据库预测主变量上游的 TF，看能否有机缘遇到"天选之子"，架构反馈环路的科学假设。有交集的多个候选 TF，验证主变量调控 TF表达，操作 TF 也调控主变量，荧光素酶报告基因实验证实 TF 影响主变量转录活性，由此有希望将反馈环理想照进现实。接下来，多重交互嵌套的机制内容必然在下游继续筛猜交互变量，把主变量交互对象与调控下游比对分析，从中发掘有效闭环的线路。这里可以对主变量的不同交互分子类型执行多轮筛猜，寻觅组成殊途同归的蛛丝马迹，甚至考虑从中意的效应分子的 DNA、RNA 和蛋白出发向上筛猜交互分子，看看有没有同时与主变量也存在交互的交叉对象。两次、三次、更多次的交互筛选，频繁应用 Pulldown、co-IP、RIP 等关键实验手段，在量变积累下破茧成蝶，终于孕育出一篇代表作论文，此乃高手行文的风格。从进入套路的次序判断，主角分裂最易，反馈环路居中，殊途同归最难。这些并行嵌套的难度显然超过三元两组交互嵌套，位于更高维的世界中，没发过三元两组，勿妄谈机制并行。

在反馈环路中纳入一组转录因子二元交互颇为常见，一者所有分子都需转录，TF 可预测，预测的准确性也尚可；二者蛋白-DNA 不像 miRNA 这般庸俗，但也高性价比，论证实验相对简单。这一通用模块自然可以替换为同样百搭的 RBP 调节 RNA 稳定性，或者泛素酶/去泛素酶影响蛋白稳定性，交互嵌套的味道会更加醇厚。三元两组竞争结合效应的靶分子（或它的已知下游）反馈回来调节主变量，逻辑上也没问题，直接交互取值范围有限，运用间接调控二元关系为零件，各种套路全面兼容。交互论证双向互作、位点解析规则不变，调控论证数据变化体现在操作主变量、下游随之而动的同时上游也动，并且环路上各个节点对于主变量介导表型均必要（回复证明）。

细胞交互能不能与反馈环路合体？答案是肯定的。二元细胞可以相互激活，互为供体和受体，相当于论证两组二元细胞交互，数据容量并行翻倍。免疫细胞的调控研究中有大量反馈环路的例子，一种细胞分泌因子介导下游另一种细胞识别与激活，同时后者再分泌因子反馈调节上游的细胞，主动和被动的位置互换，原本单向传导的模式一式两份。中间两个胞外交互的信号分子一新一旧，那么一个为主变量一个作效应变量，假如两个都是新分子，无所谓孰轻孰重，在这个环路里就创造了并行主变量的结构。因为在同一个环路里，两个不同基因的分泌蛋白具备了平行研究的合理理由，达到了套路加分目的。每个新的分泌因子都应该鉴定靶细胞膜上的受体蛋白，至少两组蛋白-蛋白交互起步。注意是至少，如此大格局的顶级课题岂能两组交互便草草收场，做到哪一步就看作者的决心，稍有松懈，反馈环路立刻降格，不提环路可省略诸多证据陈列。

有一种情况，细胞分泌的因子和返回刺激的因子为同一个，此时细胞交互简化成了自分泌模型。细胞自分泌作用于自身受体，不一定成环调控原有细胞因子的表达或分泌，但膜上受体结合配体还能调节胞内配体（细胞因子）自分泌成环，一定比二元细胞或更多细胞成环简洁得多，更利于驾驭。单一细胞的自分泌假设，也不需要将分泌因子列为主变量，可以在细胞内找一个创新主变量，主变量调控分泌因子表达，而分泌因子已知可以反馈调节自身细胞，我们只需要验证膜上受体分子接受了分泌信号是否会激活主变量的表达。一旦设想成立，课题便有高分潜质。一个分子未必那么巧合，十个分子呢？主变量筛猜完有多个选择，批量按照这个假设思路验证呢？科研到最后是实力＋运气，再次印证了这个道理。

并行嵌套三种款式，到这里就修习完了。下一策我们解决交互嵌套的极限配置——三元交互。之所以不把三元交互放在交互嵌套的第四章，是因为三元交互已经符合了比三元两组套路升一级的数据要求（逻辑上归为"四维"套路），论证工作量成倍有余。作为局部细节机制顶配的代表，它值得放在倒数第二策，为整本书带来论证格式最为繁复的一策，尽显逻辑思维之美。

第 35 策

三花聚顶

精气神三华（通"花"）合一，是修炼的至高境界。分子机制到位点水平已细无可细，多重交互嵌套到三元交互即荣登极位，涓滴不漏的规范化论证条目严谨周密，衬托出科研逻辑推导的完美无瑕。本策为全书难度至尊，同时也是悟道的终点，三元交互犹如创造一方小天地，一沙一世界，方寸内藏大乾坤。

第 21 策"三头两绪"以狼、狗、羊为例讲解多重交互关系时，有交互独立、交互抑制，也提及有交互促进。当狗交互羊促进了狼与羊的交互，则狗不能称之为狗，视作狼狈为奸才合适。协同、拮抗、独立，三种交互嵌套的逻辑关系本在同一体系内，但协同作用导致多元交互复合物形成，在论证结构上比另外两种三元两组交互嵌套复杂了一个层次（上升至四维），故而放在第六章并行机制之后再进行阐释。论逻辑精巧程度，三元交互当之无愧排第一。并行嵌套的工作量不逊于三元交互，然而两套机制之间有明显的隔断，处理论证条线相对容易，而三元交互全部证据链浑然一体、相互纠缠，要有一定功力才能一口吞下。

在课题实践中，竞争结合与三元交互是一体两面、从同一个筛猜框架

234

下获得的产物，有两条常用操作路线。路线一：从主变量筛猜交互变量，交互分子文献检索已知的交互和调控对象，寻找符合与表型关联要求的效应变量。如果主变量抑制已知的交互，并影响下游调控，套用三元两组竞争结合模式，如果主变量促进已知交互，则应用三元交互来求解。路线二：从主变量筛猜效应变量，"调控＋回复"一套论证完成，接下来主变量和效应变量同时筛猜交互分子，观察两者是否存在有交集的共享交互对象，如果交互排斥则为竞争结合，交互促进就是三元交互。一区底部水平，将交互嵌套的模型尽量控制在竞争结合，而避开三元交互是惯常做法，以一区腰部为目标应当迎难而上，不惧三元交互的雪雨风霜。

　　三元交互有多少种套路类型？分子有 DNA、RNA、蛋白三种形式，三元交互组合理论上有 3 乘以 3 乘以 3 共 27 种排列组合。我们只需要按照一种特定的逻辑思维记住其中 6 种即可，方式为锁定一组经典的二元交互，再用一个 RNA 或蛋白分子去促进它。蛋白是一切功能的执行单元，可以与 DNA、RNA、蛋白交互，介导各种各样的生物学功能。我们假定蛋白-DNA、蛋白-RNA、蛋白-蛋白已知存在，当发现一个新的非编码 RNA 或蛋白参与促进了此二元交互成型，产生三元复合物，就有了 RNA-蛋白-DNA、RNA-蛋白-RNA、RNA-蛋白-蛋白、蛋白-蛋白-DNA、蛋白-蛋白-RNA、蛋白-蛋白-蛋白，一共 6 种三元交互套路格式。其中 3 个分子中第一位的 RNA 或蛋白为主变量，第二位的蛋白结合 DNA 时作转录因子，结合 RNA 时即 RBP，结合蛋白影响蛋白稳定性可以是泛素修饰酶，最终效应介导了靶基因在 DNA、RNA 或蛋白水平的表达调控。

　　注意，并非所有的三元交互都会导致其中一个单元表达上的改变，不影响表达只作为结构的"脚手架（Scaffold）"也是一种机制模式，而一个媒介分子促进另外两个分子交互催生表达调控的三元交互可定义为引导（Guide），反之通过交互竞争抑制交互叫诱骗（Decoy），还有一种交互独立的接力传递称信号（Signal）。Signal、Decoy、Guide、Scaffold 是学术界大名鼎鼎的长链非编码 RNA 四种典型机制模式，文献中多有应用。其实并非非编码 RNA 所专有，代入蛋白一样成立，按照交互嵌套的逻辑来划分会对它们有更清晰的内涵理解。因为用 qPCR 和 WB 检测表达调控，比 co-IP、RIP、ChIP 验证分子交互，实验难度上简单得多，所以研究者们更倾向于在三元交互中采纳引导（Guide）假设而非脚手架（Scaffold），智者多思择善解。

我们在第 12 策"一元三形"涉及双向性的概念，分子机制研究中的百搭模块都具有双向调控可逆的特点，但凡单向不可逆的组件都无法到处兼容。竞争结合与三元交互同样也是可逆的套路，要区分交互促进或抑制与表达调控的正向或负向无关，双向都适用。当主变量竞争结合的对象对效应靶分子原本为负调节效应，则抑制了负调节变成"负负得正"，推理出主变量正调节效应变量。如果主变量促进了原本介导效应变量负调节的一组二元交互，则正负得负主变量负调节效应变量。千万不能将交互的促进与抑制跟正调控还是负调控机械地联系在一起，其结局完全取决于促进或抑制了正义或邪恶，一共可以有促进正义、促进邪恶、抑制正义、抑制邪恶四种情况，两种正反可逆的结果。

三个分子共处一个复合物，有两种理论模型：一种是三个分子两两交互，一共三组二元交互组合；另一种是一个分子与另两个都交互，而有两个分子间不交互，只有两组二元交互。前者可形容为"三角铁"模型，后者称其"双节棍"模型。从论证难度分析，当然双节棍比三角铁更易于解构，毕竟少了一组交互证明，但并不是这一组交互可以不做，是允许其中一组交互呈阴性结果。三元交互一定是成员表达越多，结合越紧吗？也不尽然。生物体大多讲究动态平衡，三元交互中的一元同时结合另二元，但是一个分子增多也可能抑制另两个分子交互。这种交互促进和交互抑制可以在一个复合物里共存，原因在于某些条件可以诱导三元复合物从"三角铁"向"双节棍"变形。例如原本的 A、B、C 三个蛋白组成复合物，因为 A 蛋白上调而转向 A 形成多聚体再结合 B、C 蛋白，此时复合物结构就变了，B 与 C 交互可能减弱。不过，一般在文章中，三元交互只论证交互促进，避免发展成更多元组合或者掺杂特定情境下交互还有抑制的假设，逻辑论证的负担会比较重。

在第 22 策"桃李争妍"，我们推导过三元变量组合的 7 种"调控＋交互"嵌套的逻辑递进关系：第一种三元变量间接调控，第二、三、四种三元一组交互（区分调控 1 组还是 2 组，调控与交互彼此独立还是嵌套），第五种三元两组信号接力，第六种三元两组竞争结合，第七种三元交互。作为终极套路的三元交互（三角铁模型），假设以 A 为主变量，B 为交互变量，C 为效应变量，论证规则除去基本的单变量论证、调控关系以及回复论证之外，直接机制证据链由 3 条一段总共四段 12 条线索组成。

第一段 3 条"两两交互"的双向互作＋位点解析论证：A 与 B 交互（①）；B 与 C 交互（②）；A 与 C 交互（③）。在此基础上，进一步证明"第三者调控了两两交互"，提供第二段 3 条操作分子同时检测二元交互变化的数据：A 调控 BC 交互（操作 A 观察 BC 交互）（④）；B 调控 AC 交互（操作 B 观察 AC 交互）（⑤）；C 调控 AB 交互（操作 C 观察 AB 交互）（⑥）。接下来，确认两两交互是否对效应变量表达（调控）和表型功能（效应）有作用，利用 Truncation 突变载体完成第三段 3 条"交互影响调控与效应"的验证：AB 交互影响调控与效应（干预 AB 交互观察 C 表达和表型）（⑦）；BC 交互影响调控与效应（干预 BC 交互观察 C 表达和表型）（⑧）；AC 交互影响调控与效应（干预 AC 交互观察 C 表达和表型）（⑨）。最后，继续用突变体证实三组二元交互之间是否相互影响，第四段 3 条"交互影响交互"的结果：A 突变体影响 BC 交互（干预 AB 和/或 AC 交互观察 BC 交互）（⑩）；B 突变体影响 AC 交互（干预 AB 和/或 BC 交互观察 AC 交互）（⑪）；C 突变体影响 AB 交互（干预 AC 和/或 BC 交互观察 AB 交互）（⑫）。这里，三元交互因为一个分子有两个交互对象，截短（Truncation）载体可以针对一个或两个交互位点来突变，产生不同的证据侧重。

言至于此，相信大部分人都需深吸一口气来消化以上 12 条加前面三点（单变量＋调控＋回复）一共 15 条证据链。与并行机制类似，三元交互研究内容也比三元两组多了一倍有余，其逻辑递进分为三个层次：①二元交互论证（第一部分）；②二元交互必要性（第三部分）；③三元交互必要性（第二部分和第四部分）。主要增加点在于④～⑥、⑩～⑫，分别操作分子或者干预一组交互，观察对象为另一组二元交互。证明了分子存在或者分子介导的交互存在，对于三元复合物中另一组不包含该分子的二元交互影响。以交互为评价对象，需要行 co-IP、RIP 等难度实验，我们只在竞争结合模式中遇到过一次这样的论证手段，而三元交互中用了三倍的重复工作量来佐证。当然，没有一篇文章按照理论上最佳的论证条目罗列数据，根据变量主次关系，一定有合理的步骤省略。每一部分论证角度选择一两条最关键的证据来代表性展示，也可以满足正常审稿人的要求。

下面代入一个案例，说明如何简约论证。科学假设为主变量 ln-cRNA（A），通过三元交互模式结合转录因子（B）和靶基因的启动子 DNA（C），影响靶基因的转录表达。此三元交互中，RNA、蛋白、DNA 三种不同分子形式齐全，拥有多样性的美感。三组两两交互分别为：RNA-蛋白、蛋白-DNA、RNA-DNA，样式丰富、难度适中（一组核酸交互降低了难度），与转录因子有交互报道的 lncRNA 颇多，也算得上文献中的典型套路。证明假设的第 1 步，lncRNA 的相关性研究和单变量论证。第 2 步，lncRNA-靶基因调控关系（qPCR、WB），可省略 B 调控 C，而 AB 之间也不需要有调控作用。第 3 步，lncRNA 依赖靶基因调节表型的回复，省略 BC 双操作的回复。第 4 步（第一部分），lncRNA-转录因子的二元交互（RNA pulldown、RIP），以及 lncRNA-DNA 的二元交互（CD、FRET），省略 BC 交互。第 5 步（第二部分），lncRNA 调控蛋白-DNA 交互（Luciferase、ChIP），省略操作 B 观察 AC 交互以及操作 C 观察 AB 交互。第 6 步（第三部分），解析 lncRNA 与转录因子的结合区域，还有 lncRNA 与靶基因 DNA 交互的基序（Motif）。制备两个序列截短突变体 ΔGain 和 Δloss（ΔGain 仅有交互区域，Δloss 缺失交互区域），将 ΔGain、Δloss 与全长的 lncRNA 比较，观察靶基因调控（qPCR、WB）和下游表型变化，省略所有突变 B 和 C 的操作。第 7 步（第四部分），将 ΔGain、Δloss 与全长的 lncRNA 分别在细胞中过表达，观察转录因子与靶基因 DNA 的交互变化（荧光素酶、ChIP），省略所有突变 B 和 C 的操作。上述三元交互论证，证据链每一段只取了最重要的一条内容加以证明，只围绕主变量寻踪觅源，逻辑表现反倒详略分明。

我们在一开始就省略了转录因子与靶基因的二元交互实验，虽然后面还有两次用到了（第 5 步和第 7 步），也算完善了证据，但不让蛋白-DNA 分散关注点，不失为一种聪明的策略。因为这一组二元交互里没有主变量 lncRNA 参与，其重要性自然位于从属地位，省略非常合理。此时你会发现，倘若转录因子-靶基因这组交互关系已知，其实对整个故事的发展没有太大的影响，7 步关键数据也没有包含这一组二元交互单独的情节。既然不重要，那还不如直接用文献已知的交互关系，过滤掉次要论证更加合理。三元交互其中一组二元交互已知，与三元两组竞争结合一组交互已知，有着不谋而合的减配智慧，对逻辑套路的影响了无痕迹，数据工作量却少了一半有余，简直神来之笔。引入一组已知二元交互，使三元交互的质地降维成三元两组的同等难度，散发着愈加接地气的可操作性。

锁定一组已知的转录因子或者 RBP 蛋白与明星效应分子的已知交互，再次革故鼎新迭代了多重交互嵌套的课题思路。我们不妨先实验复现一组高分文献中的二元交互作用，然后从二元中的调控者（比如说 RBP 蛋白）出发筛猜交互的 lncRNA、circRNA 或蛋白（选一种分子类型关注），这些候选的创新交互对象中，批量验证两个条件：①候选分子满足调控已知二元中的被调控者（靶基因 mRNA 表达 qPCR）；②候选分子可以影响已知的这组二元交互（经典结合实验 RIP-qPCR），两个条件均达标，如果交互促进则为三元交互套路，如果交互抑制运用三元两组竞争结合，无论哪一种模式都是交互嵌套的高级框架。本策开篇所述三元交互六种套路推演，构思成型是通过将非编码 RNA 或蛋白插入到一组蛋白-DNA、蛋白-RNA、蛋白-蛋白的二元交互中，实际研究过程也可以从已报道的二元交互关系反向筛选创新主变量。

三元交互利用一组已知交互减配的同时还可以增配。犹记得三元两组中存在分子修饰的顶级规格套路，三元交互与分子修饰的组件嵌套，即三元交互包含一组交互为 6 种二元分子修饰形式之一（半套修饰），档次顷刻间得以升级。理论上，"修饰不修饰"介导"交互不交互"，三元交互中主变量的修饰与否，可能建立或破坏其参与的分子交互，并对复合物结构或功能造成决定性影响。另一方面，非编码 RNA 和蛋白都可参与协助蛋白酶对修饰底物的识别和结合，也可促进识别分子（Reader）对修饰分子的交互，修饰场景自带高品质属性，效应的结果关注到修饰不修饰，检测难度明显增加。除此之外，三元交互与细胞交互的半套嵌套也是可行的，只需要把三元交互的效应变量往介导细胞交互的分泌因子去引导，下游就自然对接了另一种细胞的表型问题。然而，全套的细胞交互并不适合三元交互，因为三元交互于一体发生，无法匹配二元空间。两种细胞两套机制的二元细胞交互中，将三元交互如此重的一套论证内容压在一个细胞内，难免打破逻辑平衡感，可谓过犹不及。同样，并行机制其中装一套三元交互也有结构不和谐的风险，一套机制用三元交互，另一

套只论证二元交互显得潦草，加配置又自己受苦，比较少人走的路比较
大概率不是好道。

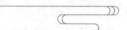

　　　　主变量、交互变量、效应变量三华合聚，交互嵌套以三元
交互为顶配。发展至四元交互、五元交互势必引入多组已知
交互，从而简化论证到至多三元交互的水准。在套路演化上，
三元交互的构件不仅有二元交互标准中的六款，还可以替换
为带有分子修饰的论证模块。如果组合上胞内胞外细胞交互、
胞核胞浆殊途同归、信号反馈成环之类的极限套路演化，简
直贵不可言。

第 36 策
等量齐观

本书完整统一的科研逻辑方法论，所用之处在文献阅读（拆）和课题设计（装）两个方面。拆的步骤识别套路、对照标准、评价得失；装的过程构建假设、通量筛猜、规范论证。摸清每一模块的内在数据制度，并且熟稔模块间嵌套组合的规律，还原论领悟入木三分，学术生涯受益无穷。

文献是一切科研思路、套路的来源，阅读文献的效率、理解能力构成了科研入门的第一道屏障。思路需博采众长，在前人工作基础上跨越一小步；套路应有章可循，运用规范化论证验证科学假设。每年海量的文献产出，研究者不可能尽数吸纳，两种文献阅读方法：①泛读由面到点，从众多文献中快速搜寻到值得精研的与自己研究高度相关的论文；②精读由点及面，从模板文献中淬炼提取研究框架和实验范式。可以说，没有高效泛读作为筛选，盲目精读所获营养稀薄，此为初学科研者一大误区。从套路方法到文献泛读再到文献精读，会比通常意义上的文献精读到文献泛读到套路方法效率提升数倍。

文献包含的信息有常识和常理两部分，常识即恒量疾、型、模、法、标，应该在进入一个研究领域的最初阶段，利用不超过 10 篇同样疾病、表型参数的案例文献系统进行模型、实验方法和标志物总结。这些文献中所涉实验的交集认作最简论证要求，并集视为完整论证框架，保证每一条论证有 2～3 种不同原理的重复实验可选，常识体系便搭建完毕。常理即逻辑规律，也就是本书阐述的科研思维方法。以逻辑为纲，拆解论证动作，批判性地阅读数据，不沉迷于作者编排的剧情，只将每一个结果在自己不变的标准格式中填空，哪里做到位、哪里有缺失了然于心。同一疾型组合，文章从低到高形式多样，相关性研究、单变量、多元变量组合、二元交互、三元一组交互、三元两组交互，逐一在文献阅读的实践中检验常理。等基础模块融会贯通之后，再体会细胞交互、并行机制、三元交互顶级配置的论文，这一过程在精读 30 篇文献左右可以脱胎换骨。

有些人会耗费大量时间找寻套路模板，此过程有一条规则必须遵守：在读完文章标题和摘要之后，无法判断属于什么逻辑套路，切勿指望读完全文就能领会。应该训练自己提取关键信息的能力，把变量与变量间的关系整理出来，回到"三十六策"比对套路。识别套路大部分通过读题即可，高分文章因为变量多、变量间关系复杂，标题难以尽述，需要从摘要中补充情报。而摘要关于研究结果的概述，一定涵盖了多少变量、谁主谁次、谁上谁下、谁与谁交互、谁调控谁的逻辑信息，还原套路类别不在话下。

文章标题有四要素——3W1H，一般句式为：**Who**（主变量）mediates/induces/promotes/suppresses **What**（表型）of/in **Where**（疾病）by/via/through **How**（机制）。标题句经由动词和介词将两个恒量（疾病、表型）和两个变量（分子、机制）的关键信息连接，可推导出在"A 疾病中，X 分子经由 Y 机制介导了 B 效应"的科学假设通用句。有时，标题中的机制要素会出现两个变量，但数量再多就得去摘要里补充描述。标题极限能承受五要素，超过此数句子难懂，影响阅读体验。摘要也有模块化的结构：先介绍疾病背景（起），再交代科学问题和分子既往研究（承），一共 2～3 句。然后，一句转折（转），提出问题有待解决，引出本文研究内容（合）。在起、承、转、合的框架中，只有"合"的三五句有助于梳理文章逻辑关系，分子调控、分子交互要点均在其中，聚焦于这几句定位套路。

　　文献泛读并不需要读正文，而是直接跳到数据部分读图解论证过程。这是基于我们已经积累了足够多的常识，文章中的数据内容从图片特征、分组标识、关键词等信息可以判断出什么实验，从实验类型反推出论证什么逻辑关系。通读文章所有大图（Figure）的标题，划分为三部分：①证实主变量有功能；②主变量介导功能的分子机制；③针对科学假设在动物和组织水平的验证。①和③逻辑简单，快速浏览，而②决定研究档次，里面的论证细节需要一一核实。七成以上的时间花在中间机制的阐释上，一旦机制最深处破解，全文一片坦途。每个大图中的小图对应每个实验的结果，用于核对论证过程的细节，比如相关性研究是否多个数据集来源、多种因素比较？单变量论证是否一正一反、多模型多方法展开？调控关系是否正反操作、回复齐整并且细胞＋动物？交互关系是否双向互作、有位点解析的内容？针对小图中图例没有说明清楚的细节，回到正文的结果（Results）部分补全未知信息。没有理解障碍情况下，结果不用阅读一样可建立数据与结论之间的因果联系。

　　文章泛读的达标标准，是在读完全文后可以复述论证过程。从文题四要素推导出科学假设，根据假设套路列举论证条目，对照条目梳理图表之间的逻辑关系，并逐条检查每个论证模块做了什么、缺了什么数据结果，此时已经不只能读文献还可以做审稿人了。领悟"拆"字诀核心在于对复杂机制的条件反射般分解：①并行嵌套拆分成不同机制线程分别梳理；②细胞嵌套拆分成两个细胞两套机制；③交互嵌套拆分成二元交互逐一论证；④变量嵌套拆分成两两关系各自证明。一眼识别出数据所代表的逻辑论证线索，对于提升泛读速度至关重要。另一个阅读提速的诀窍在于：预判数据的趋势规律。发表的论文其中绝大部分数据都是阳性结果，阴性数据沉默在图表之外，论文存在数据表达的惯性。例如开篇出现高通量筛选作者只为引出一个主变量；正反操作主变量则必定有功能表型改变；讨论相关性是为论证因果作铺垫；动物实验旨在佐证细胞数据而不是反对它；出现回复实验是为了说明可回复；揭示交互关系目的在于解释调控来源；构建了突变必能解析作用位点；交互位点缺失时定然功能失活。我们应该顺应数据的惯性趋势，这样虽然会丢失一些细节，但泛读过程只为提取关键信息，不为检查论证得失，只有与自己研究方向一致的模板文献才值得细嚼慢咽。

文章如同一出木偶戏，没学本书之前你是观众视角，看得热闹但里面的玄机猜不透。掌握逻辑方法论之后，我们能从提线操作的角度，把一出戏怎么演的奥妙找到。大多数人看小说是当观众，最多把自己代入到角色里。不如从作者的角度思考：怎么构思情节，怎么描述人物，怎么设置伏笔，怎么反转结局。从读者到作者不仅仅是一种观察视角的转变，更重要的是打开了一扇洞悉事物本源的门。一篇高水平的研究论文也不可能临时起意，随随便便拼凑出来，同样需要顶层思维、高屋建瓴。读文献的时候常以作者的身份来思考问题，就能快速地过渡到自己设计课题的能力层次。

亲近文献构成了驾驭课题的前提条件，文献阅读中积累的拆解素质，换个方向用就成了装配课题的实操。课题设计第一原则是本书中提了十数遍的"通量解决概率问题"，科学研究存在失败的概率，能战胜偶然性的策略只有工作量的饱和打击。追求性价比的简约论证只流行在低分区，到了高分水平满足工作量应做尽做为基本要求，正文放不下就放在补充材料里。高通量的筛猜加批量验证获得创新主变量，随后主变量做完表型继续高通量筛猜加批量验证架设分子机制，选择什么套路丰俭由己，此时直面课题设计的第二原则：取法其上得其中，即套路比目标高配。高配的套路实际做的过程损失一些阴性结果，依然可以达到发表预期，中等的设计大概率会得到差一档的数据，最终沦落到层次更低的杂志上。

课题设计的装与文献阅读的拆最大区别在于文献有"幸存者偏差"，那些有坑的地方不为人所见，但是自己实施的时候却都可能遇到。分子机制的模块组装虽然有主观选择交互类型的自由，但具体交互到什么分子无从预知，而不同分子延伸机制的走向也大相径庭。从第六章并行机制模式的讨论中也可以悟出课题设计的第三原则：主副课题多线并行。这样既可能创造出两条路合拢一处的高维故事，有利于多个创新分子平行研究类似套路的机制（共用实验技术），增加规定时间内拿到至少一份成果的可能性。科研到了一定阶段并非单兵作战而强调团队配合，一个老师两个学生各自做一套并行，对于老师来说同样是多线程的思维体现。

由此，引出了课题设计的第四原则：模块化拆解项目分工。不仅套路可以拆解，在科研项目中的人也可以作为模块拆解成不同的角色。一个研究者能达到的学术高度由两方面的参数组成：第一为学术力，强调个人的文章课题输出能力；第二为资源力，拥有组织人、财、物来实现目标的整合能力。大家终究会从个人单打独斗走到依靠科研团队的这一步，整个课题分为构思、实验、分析、写作四种核心职能，我们重点把握两头：起点的构思和终点的文章写作与投稿、修稿和发表。而随着年龄增长将实验操作、数据分析（如 R 语言）这些耗时多、技能专业门槛高的步骤拆分给团队成员来完成。逆向思考，需要什么关键技能就去找擅长的人加入团队。自己 co-IP 做不好不要紧，只要与精于此技的实验好手合作，由这个人作为模块化平台来解决所有项目中需要蛋白交互机制的实验验证问题，本质上流水线运作项目效率更高。学会将项目中的人及其对应的核心技能配合课题的需求进行组装，对还原论应用可谓深入骨髓，在学术管理中也如影随形。

本书的上半部，前 18 策总结了 30 种科研套路，下半部后 18 策同样有 30 种，其中：三元两组信号接力 4 种；三元两组竞争结合 6 种，分子修饰升级的二元交互 6 种；分子修饰全套三元两组 3 种；细胞交互 2 种；并行机制 3 种；三元交互 6 种，一共 4＋6＋6＋3＋2＋3＋6＝30 种。上 30 下 30 全套 60 种，并没有穷尽所有的模块组合，但已覆盖了文章中典型的大多数。60 种套路的频次分布也非平均，有些套路出场率高，有些套路相对少见，我们重在吸收推演套路的逻辑方法，得到模块化解构任何套路的能力。所有的套路最后融为一体，只有一种套路：以因果逻辑为中心，多维论证、多重嵌套两种演绎形式。读遍全书，规律就只浓缩在"一个中心、两种演绎"里。

一个中心：因果逻辑。科学假设的内核为因果，有分子机制便是串联因果。表型是疾病的因，疾病是表型的果；表型嵌套中一种表型为因另一表型为果；变量嵌套时上游为因下游为果；有分子交互则交互为因调控为果；细胞交互过程供体细胞是因受体细胞是果；受体细胞中变量调控作因表型改变作果。一切逻辑推导最终都是因果关系，因果逻辑是科研论证的本源，是方法论的基石。论证因果关系，提供的关键证据只有：操作因，观察果。操作变量、操作位点、激活或者抑制表型都可以在模型中实现，评价变量的变化、表型的变化也都有实验方法，这套研究体系成熟，不需要我们去创造，只需要复制沿用。因果逻辑还包含充分性和必要性两部分，充分条件、必要条件说的是因果关系的条件逻辑。一正一反单操作、两个要素双操作的回复、突变位点的截短体，这些手段为了证明充分且必要而存在，形成了因果证明中不可缺失的一环。

两种演绎：多维论证与多重嵌套。可理解为广度与深度，横向展开和纵向深挖的思维概念。恒量模型有组织、细胞、动物三个维度，所以同一条因果结论在实验证据上势必需要提供多种模型以及多种不同原理的实验方法平行验证，得到的结论彼此间相互佐证体现出推导科学结论的严谨性、可靠性。而六重逻辑嵌套构建了立体的分子机制模型：立体的 X 轴包含表型嵌套（第一重）和变量嵌套（第二重），上下游因果逻辑链式组合。Y 轴囊括分子嵌套（第三重）和交互嵌套（第四重），交互脱离了调控的线性关系，进入了局部更微观的观察尺度。X 轴与 Y 轴结合在一起还是讲述信号从上游到下游再到表型的因果传递，就像时间从过去到现在至未来，单一的走向不可回转。除了时间，科研还有空间，细胞交互诠释空间场景，并行的两套机制也有明显逻辑隔断，这是涵盖细胞嵌套（第五重）和并行嵌套（第六重）的 Z 轴。科研套路的变化褪去形式后，隐藏着不变的逻辑骨架和统一的论证原则。这是无数前人积累的经验，是文章里面约定俗成的规矩，也是我们做学问应该去遵守的指南。破解科研套路将一件原本玄妙的事，撕去伪装暴露出简单的真实，然而谜题揭晓不能一知半解而轻视它，细细品味之下，朴素的规则中闪烁着前人凝结的智慧，蕴含着科学逻辑严谨的美。

　　"三十六策"有"三三不尽、六六无穷"之古意，每一策都能衍生无数细枝末节，全套理论体系也可以高度精练概括。三阶六重嵌套格式并非归纳海量文献所得，其实来自少数案例的举一反三和逻辑推演，只是倾注了浩瀚时间思考和感悟。曾有位前辈指引过我一条人生哲理——专注可通神。在穿越不惑的过去五年，个人全情专注于医学科研方法论教学，相关内容历经数十万学员检验，持续优化更迭三版终成书。正所谓"天雨虽宽，不润无根之草；道法无边，难度无缘之人"。但愿此籍在手，成为启迪学术思维的一扇门，照亮有缘人的漫漫科研路。

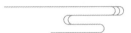